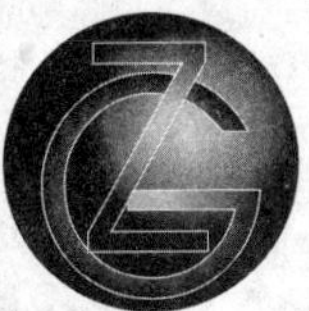

高职高专护理专业工学结合规划教材

国家高职高专示范专业建设成果

儿童护理

PEDIATRIC NURSING

主　编　马宁生

主　审　施长春

副主编　盛　蕾

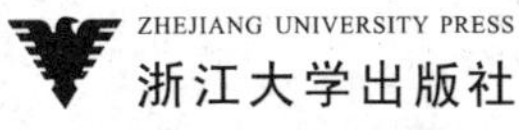

ZHEJIANG UNIVERSITY PRESS
浙江大学出版社

图书在版编目(CIP)数据

儿童护理/马宁生主编. —杭州：浙江大学出版社，2012.1

ISBN 978-7-308-09482-5

Ⅰ.①儿… Ⅱ.①马… Ⅲ.①儿科学：护理学—高等职业教育—教材 Ⅳ.①R473.72

中国版本图书馆 CIP 数据核字(2011)第 270924 号

儿童护理

马宁生　主编

丛书策划　孙秀丽

责任编辑　孙秀丽

封面设计　联合视务

出版发行　浙江大学出版社

（杭州市天目山路 148 号　邮政编码 310007）

（网址：http://www.zjupress.com）

排　　版　杭州大漠照排印刷有限公司

印　　刷　临安市曙光印务有限公司

开　　本　787mm×1092mm　1/16

印　　张　11.5

字　　数　286 千

版 印 次　2012 年 1 月第 1 版　2012 年 1 月第 1 次印刷

书　　号　ISBN 978-7-308-09482-5

定　　价　29.00 元

浙江大学出版社发行部邮购电话　(0571)88925591

本书编写人员名单

主　编 马宁生

主　审 施长春

副主编 盛　蕾

编　委（以姓氏笔画为序）

马宁生　（金华职业技术学院医学院）
马腹婵　（宁波天一职业技术学院）
王小萍　（衢州职业技术学院）
陈菊萍　（金华市中心医院）
应延风　（金华职业技术学院医学院）
陶　然　（丽水学院医学院）
姚静婵　（金华职业技术学院医学院）
袁　芬　（浙江省海宁卫生学校）
盛　蕾　（浙江医学高等专科学校）
赖香菊　（金华职业技术学院附属医院）

INTRODUCTION

内容简介

本书从5个项目、18个任务来阐述。项目1儿童护理基本理论，阐述了儿童发育评估、儿童保健指导与儿童喂养指导；项目2儿童护理基本技能，阐述了住院患儿的护理及儿科常用护理技术操作；项目3新生儿常见健康问题护理，重点介绍了新生儿惊厥、新生儿呼吸困难、新生儿黄疸及新生儿反应低下的护理；项目4儿童常见健康问题护理，重点介绍了营养障碍、发热咳嗽、腹泻、青紫、浮肿、贫血及皮疹患儿的护理；项目5儿童常见急症护理，重点介绍了惊厥与心跳呼吸骤停患儿的护理。

本书适合于高职高专护理专业(包括助产专业、涉外护理专业等)教学使用，也可供成人教育、临床护理工作者参考。

前　言

为适应我国高职高专护理教育改革与发展的需要，满足实用型护理人才培养的实际需求，我们编写了本系列工学结合护理专业教材之一《儿童护理》。

本书的编写团队除了具有多年教学经验的医学院校专家外，还吸纳了长期从事临床工作一线的优秀护理专家加入。本课程的设计理念是以基础护理、医学专业课程为基础，以临床护理工作为标准而展开；以理论为主，并与实际操作相结合，始终贯穿患者的临床专业护理。经过本课程的学习，学生毕业后能从事儿童保健指导、儿童患者的护理，并达到执业护士上岗证考核标准的基本要求。

本教材具有下列特点：在编写中打破以往教材的编排体系，以儿童常见问题或症状为任务，在每一任务前先以案例导入的方式引导学生讨论后得出诊断，并引出工作任务；再通过背景知识、知识拓展等内容对相关知识进行介绍；每个任务后均附有能力训练，以供学生练习。全书共分 5 个项目 18 个任务，在课程内容的选择上突出对学生职业能力的训练，理论知识的选取注重与临床护理工作相结合，并融合执业护士上岗证考核标准对知识、技能和态度的要求，同时结合高职学生的学习特点和接受能力，注重学生自主学习和实际动手能力的培养。

本教材适用对象为高职高专护理专业（包括助产专业、涉外护理专业等）的学生，也可供临床护理工作者参考。本课程总学时为 54 学时，其中理论教学 42 学时，实践教学 12 学时。

由于我们在高职高专护理专业进行的“工学结合”教学改革还在深化探索中，经验还不丰富，有待进一步的实践与完善。希望使用者对本书中的不足之处提出建议与批评指正，以便我们在下一轮教材编写与修改过程中进一步完善。

编者

2011 年 9 月

目　录

项目五　儿童常见急症护理 159

参考文献 173

儿童护理课程概论

儿童护理是研究小儿生长发育、卫生保健、疾病预防和临床护理，以促进儿童身心健康的护理科学。

儿童护理的目的是保护儿童避免或减少疾病和受伤，帮助儿童在疾病和康复过程中达到最佳健康状态。

一、儿童护理的任务和范围

（一）儿童护理的任务

儿童护理的任务是通过研究儿童的生长发育特点、儿童疾病防治与保健规律，为儿童提供综合性、广泛性的护理，以提高儿童保健和疾病防治的质量，增强儿童体质，最大限度地降低儿童发病率和死亡率，保障和促进儿童身心健康。

（二）儿童护理的范围

一切涉及儿童健康与卫生的问题都属于儿童护理的范围。随着医学模式的转变，儿童护理已由单纯的疾病护理发展为以儿童及其家庭为中心的身心整体护理，由单纯的病童护理扩展为包括儿童生长发育、疾病防治与护理及促进儿童身心健康的所有研究，由单纯的医疗保健机构承担其任务逐渐发展为全社会都来承担儿童的预防、保健和护理工作，因此，多学科协作是儿童护理发展的必然趋势。

二、儿童护理的特点

儿童护理的研究对象是不断处于生长发育过程中的小儿，其在生理、心理和临床各方面均与成人不同，且各年龄期的小儿之间也存在差异。

（一）儿童基础特点

1. 解剖特点 小儿从出生到长大成人均处在不断变化的过程中，且具有一定的规律，如体重、身长（身高）、头围、胸围、骨骼的发育，牙齿的萌出及身体各部分比例的改变等。熟悉小儿的正常发育规律，才能做好保健和护理工作。

2. 生理特点 小儿的生长发育快，各系统器官的功能也渐趋成熟，当其功能尚未成熟时易发生消化功能紊乱及营养不良等疾病。此外，不同年龄的小儿有不同的生理生化正常值，如心率、呼吸、血压、周围血象及其他化验值等都与成人不同，熟悉这些生理、特殊化特点才能作出正确的判断和护理。

3. 免疫特点 小儿的特异性和非特异性免疫功能均不成熟，新生儿虽可从母体获得IgG，但6个月后其浓度逐渐下降，而自行合成的IgG一般要到6～7岁时才达到成人水平，故小儿易患感染性疾病。因此，在护理过程中，应特别注意消毒隔离，以预防感染。

4. 病理特点 儿童机体对疾病的反应性与成人不同，在疾病的发生、发展及预后等方面均与成人有差别，如维生素 D 缺乏时婴儿易患佝偻病，而成人则表现为骨软化症。

（二）儿科临床特点

1. 疾病特点 儿童病情发展过程易反复、波动，且变化多、快，小儿急性传染病和感染性疾病较多，且起病急、来势凶、进展快，并常伴有呼吸、循环衰竭和水、电解质紊乱。

2. 诊治特点 不同年龄阶段小儿患病有其独特的临床表现，且年幼儿在病情诉说上不够准确，故在诊断时应重视年龄因素。小儿患病时虽起病急、病情重、变化多，但如诊治及时、有效，护理恰当，则好转恢复也快。

3. 预防特点 小儿的绝大多数疾病都是可以预防的，通过开展计划免疫和加强传染病管理，已使麻疹、脊髓灰质炎、白喉、破伤风等许多小儿传染病的发病率和病死率明显下降；同时，儿童保健工作的重视，也使营养不良、肺炎、腹泻等常见病、多发病的发病率和病死率大大下降。

（三）儿童心理社会特点

儿童时期是心理行为发育和个性发展的重要阶段，由于其身心发育未成熟，思维不能与成人的思维相等同，缺乏适应及满足需要的能力，因此，需给予特殊的照顾和保护。儿童的成长、发育过程从不成熟到成熟，从不定型到定型，是可塑性最大的时期，并受家庭、环境和教养的影响。因此，在护理工作中应以儿童及其家庭为中心，与小儿父母、幼教工作者、学校教师等共同配合，根据不同年龄阶段小儿的心理发展特征，采取相适应的护理措施，从而使护理工作顺利进行。

（四）儿童护理特点

1. 评估难度大 如：婴幼儿不能准确进行叙述，影响健康史的采集；年长儿可因害怕打针、吃药而隐瞒病情，可使健康史的可靠性受到干扰；患儿常不能主动配合，导致体格检查、标本采集及其他辅助检查较为困难。

2. 观察任务重 由于小儿在健康出现问题时不能及时、准确地表达自己的痛苦，而且病情变化快，处理不及时易恶化甚至危及生命。因此，护理人员要有高度责任心和敏锐的观察力，进行细致观察。

3. 护理项目多 由于小儿生活自理能力不足，在护理过程中有大量的生活护理和教养工作；同时，还要加强安全管理，防止发生意外事故。

4. 操作要求高 由于小儿认知水平有限，护理操作时不能配合，加之小儿的生理解剖特点与成人不同，增加了操作难度，对护理人员的操作技术提出了更高的要求。

三、儿童年龄分期及各期特点

儿童生长发育处于不断的动态变化过程中，随着各系统组织器官的逐渐发育和功能的日趋完善，心理和社会行为方面也随之发展。根据儿童生长发育不同阶段的特点，将儿童年龄划分为以下几个时期：

1. 胎儿期 从受精卵的形成到小儿出生统称为胎儿期。其中，从形成受精卵至不满 12 周为妊娠早期，自 13 周至未满 28 周为妊娠中期，满 28 周至婴儿出生为妊娠晚期。此期胎儿完全依靠母体生存，孕母的健康、营养、情绪状况对胎儿的生长发育影响极大。如孕期母亲感染、服药或营养缺乏等均可导致胎儿发育障碍，尤其是妊娠早期影响最大。

胎儿期护理重点是做好孕期保健和胎儿保健工作。

2. 新生儿期 从出生后脐带结扎起至生后足28天止，称新生儿期。此期是小儿生理功能进行调整以逐渐适应外界环境的阶段。由于机体各系统生理调节和适应能力差，易发生窒息、出血、溶血、感染等疾病。因此，发病率高，死亡率也高(约占婴儿死亡率的1/2～2/3)，尤其以生后第1周死亡率最高。

新生儿期护理重点是注意保暖，合理喂养，清洁卫生，消毒隔离等，使之尽快适应外界环境。

3. 婴儿期 从出生至满1周岁之前为婴儿期，又称乳儿期。此期为小儿出生后生长发育最迅速的时期，因此，需要提供足够多的营养素及热量。但此期儿童的消化吸收功能尚不够完善，容易发生消化紊乱和营养不良。此外，由于从母体获得的免疫抗体逐渐消失，而自身免疫力尚未成熟，易患感染性疾病。

婴儿期护理重点是进行科学的喂养指导，提倡母乳喂养，按时添加辅食；有计划地接受预防接种，完成基础免疫程序。

4. 幼儿期 1周岁到3周岁之前为幼儿期。此期儿童的生长发育速度较婴儿期减缓；由于活动范围加大、与外界事物接触增多，语言、思维和社会适应能力逐渐增强，故智能发育较快；此期小儿对各种危险的识别能力不足，易发生意外创伤和中毒事件；由于机体免疫功能仍低，传染性疾病的发病率仍高；饮食从乳类转换为饭菜食物，并逐渐过渡到成人饮食。

幼儿期护理的重点是注意断乳后的营养，加强体质锻炼，预防各种疾病的发生。

5. 学龄前期 3周岁到入小学前(6～7岁)为学龄前期。此期儿童的体格发育稳步增长，智能发育更趋完善，求知欲强，知识范围不断扩大。由于活动范围进一步扩大，喜模仿而又无经验，各种意外的发生仍较多；免疫功能逐渐增强，感染性疾病发病率降低，而急性肾炎、风湿热等免疫性疾病增多。

学龄前期护理的重点是培养良好的生活习惯和道德品质，加强安全管理，防止意外事故的发生，做好学前期教育。

6. 学龄期 从入小学(6～7岁)开始至青春期前为学龄期。此期小儿体格生长仍稳步增长，除生殖系统外其他器官的发育到本期末可接近成人水平。智能发育较前更加成熟，理解、分析、综合等能力增强，是接受科学文化教育的重要时期。感染性疾病的发病率较前降低，而近视、龋齿的发病率增高。

学龄期的护理重点是注意安排有规律的生活、学习及锻炼，保证充足的营养和休息，防治精神、情绪和行为等方面的问题。

7. 青春期 女孩从11～12岁开始到17～18岁，男孩从13～14岁开始到18～20岁，称为青春期。此期体格发育突然加速，生殖系统迅速发育，第二性征逐渐明显，是小儿生长发育的第二次高峰。此期女孩出现月经，男孩发生遗精，但个体差异较大。此阶段由于神经内分泌的调节功能不够稳定，且与社会接触增多，受外界环境的影响不断加大，常可引起心理、行为、精神方面的问题。此期常见健康问题有痤疮、贫血等。女孩还可出现月经不规则、痛经等。

青春期的护理重点是供给充足的营养，加强体格锻炼，及时注意生理、心理卫生和性知识方面的教育，培养良好的思想道德品质。

四、儿童护理对护士素质的要求

随着护理学科的迅速发展，对护理人员的要求也不断提高。做好儿童护理不仅要求护理人员承担起不同的角色，如儿童的直接护理者、健康教育者、健康协调者、支持和健康咨询者、小儿及家庭的代言人等，而且同时应具备特殊的素质，即要有强烈的责任感，爱护并尊重儿童，具有丰富的知识和熟练的技术操作能力，同时还必须掌握一定的人际沟通技巧。

(一) 思想道德素质

1. 热爱护理事业，热爱儿童，尊重儿童，具有为儿童健康服务的奉献精神。

2. 有强烈的责任感和同情心，具有诚实的品格、高尚的道德情操，以理解、友善、平等的心态，为儿童及其家庭提供帮助。

3. 要理解儿童，善于创造适合儿童特点的环境与气氛，具有言行一致、严于律己、以身作则的思想品格。

(二) 科学文化素质

1. 具备一定的文化素养和自然科学、社会科学、人文科学等多学科知识。

2. 掌握一门外语及现代科学发展的新理论、新技术。

(三) 职业技能素质

1. 掌握护理学科的理论和技能，具有丰富的专业理论知识和较强的临床实践技能，操作准确，技术精湛，动作轻柔、敏捷。

2. 熟悉相关临床学科的知识和技能，具有敏锐的观察力和综合分析判断能力，能用护理程序解决患者的健康问题。

3. 掌握科学的思维方法，具有较强的组织管理能力，并具有开展护理教育和护理科研的能力。

(四) 身体心理素质

1. 具有健康的身体素质，有较强的适应能力及自我控制力。

2. 具有良好的心理素质，乐观、开朗，同事间能相互尊重，团结协作。

3. 具有强烈的进取心，不断学习知识，丰富和完善自己。

4. 要善于与小儿和家长沟通，具有与小儿成为好朋友、与小儿家长建立良好人际关系的能力。

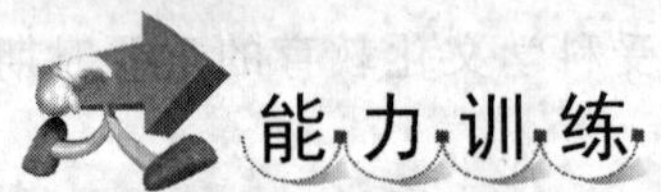

一、单项选择题

1. 小儿年龄分期正确的是 ……………………………………………………… (　　)

A. 新生儿期，出生后脐带结扎起至生后30天

B. 婴儿期，出生后2～12个月

C. 幼儿期，1周岁后到满3周岁之前

D. 学龄前期，出生后4周岁到6周岁

E. 学龄期，7周岁开始到17～18岁

2. 出生后小儿生长发育最迅速的时期为 ……………………………………… (　　)

A. 新生儿期　　B. 婴儿期　　C. 幼儿期　　D. 学龄前期

E. 学龄期

3. 下列哪项不是幼儿期的特点 ………………………………………………… (　　)

A. 从1周岁后到满3周岁之前为幼儿期

B. 活动范围加大，智能发育较快

C. 识别危险的能力不足，易发生意外创伤和中毒

D. 机体免疫力增强，传染病发病率下降

E. 饮食转换，需注意防止营养缺乏和消化功能紊乱

4. 胎儿期是指 …………………………………………………………………………（　　）

A. 受精后的39周　B. 受精后的28周　C. 受精后的270天　D. 受精后的42周

E. 从受精到分娩约40周

二、名词解释

1. 围生期
2. 新生儿期
3. 婴儿期
4. 青春期

三、简答题

1. 做好儿童护理对护士有哪些素质要求？
2. 简述小儿年龄阶段的划分及各期特点。

（马宁生）

项目一　儿童护理基本理论

任务一　儿童发育评估

学习目标

知识目标

- 掌握儿童体格发育常用判断指标。
- 熟悉儿童神经心理发育评价。
- 熟悉小儿发育的基本规律和影响因素。

能力目标

- 能分析影响儿童发育的各种因素。
- 学会儿童发育常用指标的判断。
- 能采取常用方法对儿童发育进行评估。

生长发育是小儿区别于成人的基本特点。生长(growth)是指小儿身体各器官、系统的长大和形态变化,可测出的"量"的改变;发育(development)是指细胞、组织、器官的分化完善和功能上的成熟,表示机体"质"方面的变化。生长和发育紧密相关,生长是发育的物质基础,生长量的变化可在一定程度上反映身体器官、系统的成熟状况。儿童护理工作者要掌握儿童生长发育的规律,监测与评价儿童生长发育,促进儿童健康成长。

一、工作任务描述

展示案例: 某家长带着一 18 个月小孩前来进行健康咨询,检查结果为:体重 10kg,身长 80cm,头围 47cm,胸围 48cm,坐高 48cm,上臂围 13cm,牙齿 12 颗。

问题:家长觉得小儿偏瘦,请你对其生长情况做出评价。

(待续)

二、评估内容及方法

(一)儿童体格生长常用指标及测量

1. 体重　体重为各器官、组织和体液的总重量,是最易获得的反映儿童生长与营养状况的重要指标,也是决定临床补液量和给药量的重要依据。

正常新生儿出生时平均体重约为3kg。我国2005年九市城区调查结果显示男婴出生体重平均为3.33±0.39kg，女婴为3.24±0.39kg，与世界卫生组织的参考值相近（男3.3kg，女3.2kg）。生后一周内由于摄入不足、水分丧失及排出胎粪等因素，可出现暂时性体重下降或称生理性体重下降，约在生后第3～4日达最低点，下降范围为3%～9%，常于生后第7～10日恢复到出生时的水平。生后如及时喂哺可减轻或避免生理性体重下降的发生。小儿年龄越小，体重增长越快，一般生后3～4个月时体重可达出生时的2倍，1周岁时体重约为出生时的3倍，2岁时体重约为出生时的4倍，2岁后到青春前期体重增长减慢，年增长值约为2kg。

为便于日常应用，可按以下公式粗略估算小儿体重：

1～6个月：体重(kg)＝出生体重(kg)＋月龄×0.7

7～12个月：体重(kg)＝6＋月龄×0.25

2～12岁：体重(kg)＝年龄×2＋8

正常情况下，同年龄、同性别儿童的体重增长存在个体差异，但其波动范围不超过正常值的10%。

体重测量应在晨起空腹排尿后进行，脱去衣裤、鞋袜，只剩单衣裤。小婴儿用载重10～15kg盘式杠杆秤测量，准确读数至10g；幼儿用载重20～30kg坐式杠杆秤测量，准确读数至50g；学龄前小儿用载重50kg，学龄期儿童用载重100kg站式杠杆秤测量，准确读数不超过100g。

2. 身高(长)　身高(长)指从头顶至足底的全身长度，是反映骨骼发育的重要指标。3岁以下儿童采用仰卧位测量，称身长；3岁以后立位测量，称身高。正常新生儿出生时平均身长约为50cm，生后第1年身长增长最快，约为25cm，1周岁时身长约75cm，第2年身长增长10～12cm，2周岁时约87cm，2岁后身高每年增长6～7cm。

2～12岁小儿身高，可按下列公式粗略推算：

身高(cm)＝年龄×7＋70

身高(长)的个体差异较大，容易受遗传、内分泌、营养、运动及疾病等因素影响，一般低于正常身高平均数的30%以上，才为异常。

儿童身高包括头部、躯干(脊柱)和下肢的长度。这三部分的增长速度并不一致，一般头部发育较早，下肢发育较晚。某些疾病可使身体各部分比例失常，这就需要分别测量上部量(从头顶至耻骨联合上缘)和下部量(从耻骨联合上缘至足底)，以检查其比例关系。新生儿上部量大于下部量，中点在脐上；2岁时中点在脐下；6岁时中点移至脐与耻骨联合上缘之间；12岁时，上、下部量相等，中点恰在耻骨联合上缘(图1-1-1)。

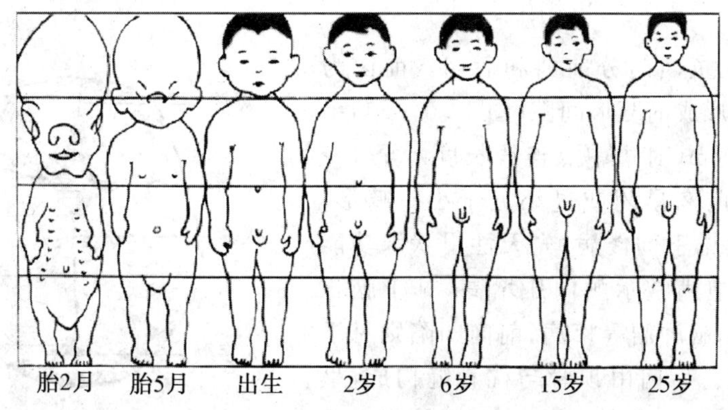

图1-1-1　小儿各年龄段上、下部量

身高(长)测量：3岁以下小儿用量板卧位测身长。小儿脱帽、鞋、袜及外衣，仰卧于量板中线上，由助手帮助使小儿头顶接触头板，测量者一手按直小儿膝部，使两下肢伸直紧贴底板，一手移动足板使其紧贴小儿两侧足底并与底板相互垂直，读刻度至0.1cm。3岁以上小儿可用身高计或将皮尺钉在平直的墙上进行测量。小儿脱鞋、帽，直立，双眼正视前方，挺胸抬头，脚跟靠拢，足尖分开约60°，使两足后跟、臀部及肩胛间同时接触立柱或墙壁。测量者移动身高计头顶板与小儿头顶接触，板呈水平位时读立柱上的数字(cm)，记录至0.1cm。

3. 坐高(顶臀长) 头顶至坐骨结节的长度称坐高，3岁以下取仰卧位测量，称顶臀长。坐高反映头颅与脊柱的生长。

3岁以下儿童平卧于量板上，测量者一手握住小儿小腿使其膝关节屈曲，大腿与底板垂直而骶骨紧贴底板，一手移动足板紧压臀部，读刻度并记录至小数点后一位数。3岁以上小儿则坐于坐高计凳上，身躯先前倾使骶部紧靠量板，再挺身坐直，大腿靠拢紧贴凳面与躯干成直角，膝关节屈曲成直角，两脚平放于地面，测量者移动头板并读数至小数点后一位数。

4. 头围 自眉弓上缘经枕后结节绕头一周的长度为头围。出生时头围平均为33～34cm，1岁以内增长较快，至1岁时约为46cm，2岁时约为48cm，5岁时约为50cm，15岁时头围接近成人。头围大小反映脑、颅骨的发育程度，头围过小常提示脑发育不全，头围过大时应注意有无脑积水和佝偻病后遗症等。

测量者用左手将软尺0点固定于小儿头部右侧眉弓上缘，右手将软尺紧贴头皮经左侧眉弓上缘绕枕骨结节最高点回至0点，记录读数至小数点后一位数。

5. 胸围 胸围是沿乳头下缘绕胸一周的长度。出生时胸围比头围小1～2cm，约32cm。1岁时胸围与头围大致相等，以后胸围超过头围，其差数(cm)约等于小儿岁数减1。胸围反映胸廓、胸背肌肉、皮下脂肪及肺的发育程度。显著的胸廓畸形见于佝偻病、肺气肿和先天性心脏病等。

测量时小儿取卧位或立位，两手自然平放或下垂，测量者一手将软尺0点固定于小儿一侧乳头下缘，一手将软尺紧贴皮肤，经背部两侧肩胛骨下缘回至0点。测量时应取吸气与呼气时的平均值，记录至小数点后一位数。

6. 上臂围 沿肩峰与尺骨鹰嘴连线中点的水平绕上臂一周的长度为上臂围。常用以评估5岁以下小儿营养状况。评估标准为：＞13.5cm为营养良好，12.5～13.5cm为营养中等，＜12.5cm为营养不良。

测量时小儿取立位、坐位或仰卧位，两手自然平放或下垂，将软尺0点固定于小儿上臂外侧肩峰至鹰嘴连线中点，沿该点水平将软尺轻沿皮肤绕上臂一周，回至0点，读数记录到小数点后一位数。

7. 囟门 儿童囟门分前囟和后囟。前囟为顶骨和额骨边缘形成的菱形间隙(图1-1-2)，出生时约1.5～2.0cm(对边中点连线长度)，至1～1.5岁时闭合。前囟早闭或过小见于小头畸形；前囟迟闭或过大见于佝偻病、先天性甲状腺功能减低症等；前囟饱满常示颅内压增高，见于脑积水、脑炎、脑膜炎、脑肿瘤等疾病；前囟凹陷则见于极度消瘦或脱水。后囟由顶骨与枕骨缝构成，呈三角形，在出生时即已很小或闭合，至迟约于生后

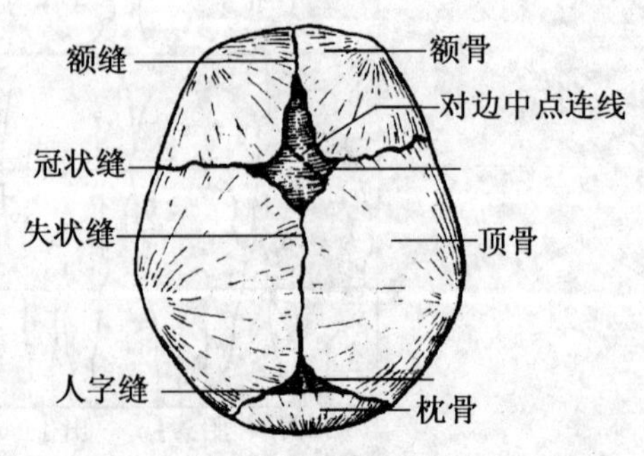

图1-1-2 小儿前囟的大小与测量

6～8周闭合。颅骨缝在出生时尚分离，约于3～4个月时闭合。

8. 牙齿　人一生有乳牙和恒牙两副牙齿。乳牙于生后6个月（4～10个月）左右开始萌出，2～2.5岁出齐，共20个。2岁以内小儿的乳牙数目约等于月龄减4～6。出牙顺序见图1-1-3。6岁左右萌出第一颗恒牙即第一磨牙，6～12岁乳牙逐个被同位恒牙替换。12岁左右出第二磨牙，18岁以后出第三磨牙（智齿）。恒牙共28～32个，一般于20～30岁出齐。

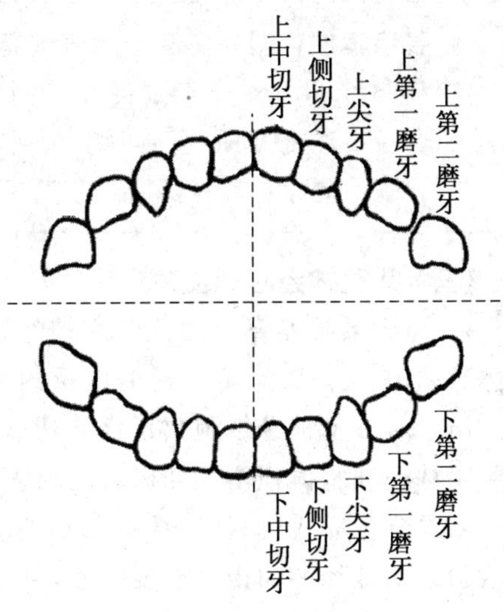

图1-1-3　小儿的出牙顺序

出牙是一种生理现象，个别小儿在出牙时可有低热、流涎、睡眠不安等反应。佝偻病、营养不良、先天性甲状腺功能低下及先天愚型等患儿可有出牙延迟、牙质差等。

（二）儿童体格生长评价

儿童处于快速生长发育阶段，身体形态及各部分比例变化较大，充分了解儿童各阶段生长发育的规律与特点，正确评价儿童生长发育状况，及早发现问题，给予适当的指导与干预，对促进儿童的健康生长十分重要。

1. 体格生长评价的常用方法

（1）均值离差法　正常儿童生长发育状况多呈正态分布，常用均值离差法，以平均值（X）加减标准差（SD）来表示。如68.3%的儿童生长水平在X±1SD范围内，95.4%的儿童在X±2SD范围内，99.7%的儿童在X±3SD范围内。

（2）百分位数法　当测量值呈偏正态分布时，百分位数法能更准确地反映所测数值的分布情况。均值离差法计算较简单；百分位数法计算相对较复杂，但精确。

（3）中位数法　当样本变量为正态分布时，中位数等于均数或第50百分位数。当样本变量分布不是完全正态时，选用中位数而不是算术平均数作为中间值。以第50百分位（P_{50}）为中位数，其余百分位数为离散距；常用P_3、P_{10}、P_{25}、P_{50}、P_{75}、P_{90}、P_{97}，一般P_3～P_{97}（包含95%的总体）范围内被检小儿为正常儿。

（4）生长曲线图评价法　用同性别、各年龄组小儿的某一项体格生长指标（如身高、体重等）的各主要百分数值（或离差法的均值和标准差值）画成曲线，可制成生长发育曲线图，供个体小儿生长发育监测使用。优点是较数字直观，且通过定期纵向观察不仅能准确了解儿童的发育水平，还能判断儿童某项指标的生长趋势有无偏离，便于及早发现原因和采取干预措施。

2. 体格生长评价的注意事项　为了能客观、正确的对儿童体格生长状况进行评价，必须注意以下几点：

（1）应采用规范的测量用具和正确的测量方法，力求获得准确的测量数据。

（2）必须定期纵向观察，以了解儿童的生长趋势，不能单凭一次检查结果就作出结论。

（3）应根据不同的对象选用合适的参考人群值。

（4）体格生长评价内容应包括发育水平、生长速度和匀称程度三个方面。

展示案例(续)：在健康检查与健康咨询过程中获知该小儿自幼人工喂养，2个月能抬头，5个月会对母亲微笑，7个月会坐，12个月开始学走路，现在已经会爬3～5级楼梯。每日送托儿所，会跑、跳，会用2～3个字构成的句子与父母进行言语交流。

问题：请你对其神经心理发育情况作出评价。

（三）儿童神经心理发育评价

1. 神经系统发育 胎儿时期神经系统的发育领先于其他各系统，新生儿脑重约370g，占体重的10%～12%，6个月时脑重约600～700g，2岁时达900～1000g，7岁时接近成人脑重。出生时大脑神经细胞数目已与成人接近，但其树突与轴突少而短。出生后脑重的增加主要是神经细胞体积增大和树突的增多、加长，以及神经髓鞘的形成和发育。3岁时神经细胞已基本分化完成，而神经纤维髓鞘的形成和发育则到4岁时才完成。故婴幼儿时期各种刺激引起的神经冲动传导速度缓慢，且易于泛化，不易形成明显的兴奋灶。出生时的神经活动主要由皮质下系统调节，以后随脑实质的逐渐成熟，运动转为由大脑皮质中枢调节。

脊髓随年龄而增长。出生时脊髓下端位于第2腰椎下缘，4岁时上移至第1腰椎，故作腰椎穿刺时应予注意。出生时儿童即具有觅食、吸吮、吞咽、拥抱、握持等一些先天性反射，这些反射随年龄增长而消失，否则将影响动作发育。3～4个月前小儿肌张力较高，克氏征(Kernig)可为阳性，2岁以下小儿巴宾斯基(Barbinski)征阳性亦可为生理现象。

2. 感知觉发育

(1) 视感知发育 新生儿已有视觉感应功能，瞳孔有对光反应，在清醒安静状态下可短暂注视物体，但只能看清15～20cm范围内的物体。第2个月起可协调地注视物体，有初步头眼协调；3～4个月时喜看自己的手，头眼协调较好；5～7个月时目光可追随跌落的物体，并开始认识母亲和常见物品如奶瓶等；8～9个月时开始出现视深度感觉，能看到小物体；18个月时能区别各种图形；2岁时可区别垂直线和横线；5岁时能区分各种颜色；6岁及以后视深度充分发育。

(2) 听感知发育 出生时因中耳鼓室无空气，听力较差，但生后3～7天听觉已相当好，声音可引起呼吸节律改变；3～4个月时头可转向声源方向，听到悦耳声时会微笑；6个月时能区别父母声音；7～9个月时能确定声源，区别语言的意义；1岁时能听懂自己的名字；2岁时能区别不同高低的声音；4岁时听觉发育已经完善。

(3) 味觉和嗅觉发育 出生时味觉和嗅觉已基本发育完善。新生儿对不同味道如甜、酸、苦等可产生不同的反应；3～4个月时能区别好闻和难闻的气味；4～5个月的婴儿对食物的微小改变已很敏感，故应合理添加各类辅食，使之适应不同味道。

(4) 皮肤感觉发育 皮肤感觉可分为触觉、痛觉、温度觉和深感觉。触觉是引起儿童某些反射的基础。新生儿触觉已很灵敏，尤以眼、口周、手掌、足底等部位最为敏感；痛觉在出生时已存在，但较迟缓，第2个月起才逐渐改善；新生儿温度觉很灵敏，尤其是冷的刺激。

3. 运动功能发育 运动发育分为大运动和细运动两大类。小儿动作发育遵循一定规律：① 由上至下或由头至尾；② 由近到远；③ 由不协调到协调；④ 由粗动作到精细动作；⑤ 先有正面动作后再有反面动作。

(1) 平衡与大运动 大运动包括颈肌和腰肌的平衡性活动，大运动发育过程可归纳为："二抬四翻六会坐，七滚八爬周会走"。① 抬头：新生儿俯卧时能抬头1～2秒；4个月时抬头很稳并能自由转动。② 坐：6 个月时能双手向前撑住独坐，8 个月时能坐稳并能左右转身。③ 翻身：6～7 个月时能有意识地从仰卧位翻身至俯卧位，然后从俯卧位翻至仰卧位。④ 爬：应从 3～4 个月时开始训练，8～9 个月可用上肢向前爬。⑤ 站、走、跳：9 个月时可扶物站立，11 个月时可独自站立片刻，15 个月可独自走稳，18 个月时能跑及倒退行走，2 岁时能并足跳，3 岁时能双足交替走下楼梯。

（2）细动作　细动作指手的精细捏弄动作。3～4 个月握持反射消失之后开始有意识地取物；6～7 个月时能用单手抓物，出现换手与捏、敲等探索性动作；9～10 个月时可用拇、食指取物，喜撕纸；12～15 个月时学会用匙，乱涂画；18 个月时能叠 2～3 块方积木；2 岁时可叠 6～7 块方积木，会翻书；4 岁时能独自穿、脱简单的衣服。

4. 语言发育　正常儿童天生具备发展语言技能的机制和潜能，但是环境必须提供适当的条件，如与周围人进行语言交往，其语言能力才能得以发展。语言发育需听觉、发音器官和大脑功能正常并须经过发音、理解和表达 3 个阶段。

（1）发音阶段　新生儿已会哭叫，婴儿 1～2 个月开始发喉音；2 个月发“啊”、“伊”等元音；6 个月时能发辅音，听懂自己的名字；7～8 个月能发“爸爸”、“妈妈”等音；8～9 个月时喜欢模仿成人的口唇动作练习发音；12 月龄时能说简单的单词。

（2）理解阶段　理解语言在发音阶段已开始。小儿通过视觉、触觉等与听觉的联系，逐步理解一些日常用语。而亲人对婴儿自发的“爸爸”、“妈妈”等语言的及时应答，可促进小儿逐渐理解这些音的特定含义。

（3）语言表达阶段　小儿在理解的基础上学会语言的表达。1 岁左右开始会说单词，后可组成句子；先会讲简单句，后会说复杂句。

儿童说话的早晚与父母的教育、关注是分不开的。护理时应能评估儿童语言发展的状况，以确定可能存在的发育异常或迟缓。应为儿童提供适于语言发展的环境，鼓励家长与儿童进行交流，向小儿提供多听、多说的机会。

儿童动作、语言、适应性能力的发育过程见表 1-1-1。

表 1-1-1　儿童动作、语言和适应性能力的发育过程

年　龄	粗细动作与行为	语　言	适应周围人物的能力
新生儿	无规律、不协调动作；紧握拳	能哭叫	铃声使全身活动减少
2 月	直立及俯卧位时能抬头	发出和谐的喉音	能微笑，有面部表情；眼随物转动
3 月	仰卧位变为侧卧位；用手摸东西	咿呀发音	头可随看到的物品或听到的声音转动 180°；注意自己的手
4 月	扶着髋部时能坐；可在俯卧位时用两手支持抬起胸部；手能握持玩具	笑出声	抓面前物体；自己玩弄手，见食物表示喜悦；较有意识的哭和笑
5 月	扶腋下能站得直；两手各握一玩具	能喃喃地发出单词音节	伸手取物；能辨别人声；望镜中人笑
6 月	能独坐一会；用手摇玩具		能认识熟人和陌生人；自拉衣服；自握足玩

续 表

年 龄	粗细动作与行为	语 言	适应周围人物的能力
7月	会翻身;自己独坐很久;将玩具从一手换到另一手	能发“爸爸”、“妈妈”等复音,但无意识	能听懂自己的名字;自握饼干吃
8月	会爬;会自己坐起来、躺下去;会扶着栏杆站起来;会拍手	重复大人所发简单音节	注意观察大人的行为;开始认识物体;两手会传递玩具
9月	试独站;会从抽屉中取出玩具	能懂几个较复杂的词句,如“再见”等	看见熟人会手伸出来要人抱;或与人合作游戏
10~11月	能独站片刻;扶椅或推车能走几步;拇、食指对指拿东西	开始用单词,一个单词表示很多意义	能模仿成人的动作;会招手、“再见”;抱奶瓶自食
12月	独走;弯腰拾东西;会将圆圈套在棍上	能叫出物品的名字,如灯、碗;指出自己的手、眼	对人的事物有喜憎之分;穿衣能合作,用杯喝水
15月	走得好;能蹲着玩;能叠一块方木	能说出几个词和自己的名字	能表示同意、不同意
18月	能爬台阶;有目标地扔皮球	能认识和指出身体各部分	会表示大小便;懂命令;会自己进食
2岁	能双脚跳;手的动作更准确;会用勺子吃饭	会说2~3个字构成的句子	能完成简单的动作,如拾起地上的物品;能表达喜、怒、怕、懂
3岁	能跑;会骑三轮车;会洗手、洗脸;脱、穿简单衣服	能说短歌谣,数几个数	能认识画上的东西;认识男、女;自称“我”;表现自尊心、同情心、害羞
4岁	能爬梯子;会穿鞋	能唱歌	能画人像;初步思考问题;记忆力强、好发问
5岁	能单腿跳;会系鞋带	开始识字	能分辨颜色;数10个数;知物品用途及性能
6~7岁	参加简单活动,如扫地、擦桌子、剪纸、泥塑、结绳等	能讲故事;开始写字	能数几十个数;可简单加减;喜独立自主

5. 心理活动的发展

(1) 注意的发展　注意可分无意注意和有意注意,婴儿时期以无意注意为主,3个月开始能短暂地集中注意人脸和声音;随着年龄的增长、活动范围的扩大,小儿逐渐出现有意注意,但幼儿时期注意的稳定性差,5~6岁后儿童才能较好地控制自己的注意力。

(2) 记忆的发展　记忆是将所学得的信息贮存和读出的神经活动过程,包括识记、保持和回忆。回忆又可分为再认和重现。5~6个月婴儿虽能再认母亲,但直到1岁以后才有重现。婴幼儿时期的记忆特点是时间短、内容少,易记忆带有欢乐、愤怒、恐惧等情绪的事情。随着小儿年龄的增长及有意识的逻辑记忆的发展,记忆内容也越来越广泛,记忆的时间也越来越长。

(3) 思维的发展　1岁以后的儿童开始产生思维,婴幼儿的思维为直觉活动思维,如拿着玩具汽车边推边说“汽车来了”,如果将汽车拿走,活动则停止。学龄前期儿童则以具体形象思维为主,如在计算活动中,知道3个苹果加3个苹果是6个苹果,但对3+3=6的计算感到困难。随着年龄增大,小儿才逐渐学会综合、分析、分类、比较等抽象思维方法。

(4) 想象的发展 新生儿无想象能力;1～2 岁儿童仅有想象的萌芽;3 岁后儿童想象内容仍是片断、零星的;学龄前期儿童仍以无意想象和再造想象为主;学龄期儿童有意想象和创造性想象迅速发展。

(5) 情绪与情感的发展 新生儿常表现出不安、啼哭等消极情绪;6 个月左右对母亲产生依恋心情,9～12 个月时依恋达高峰,以后随着与别人交往的增多,逐渐产生比较复杂的情绪。婴幼儿的情绪表现特点为时间短暂,反应强烈,容易变化,外显而真实。随年龄增长和与周围人交往的增加,能够有意识地控制自己,使情绪反应渐趋稳定。

(6) 意志的发展 意志为自觉主动克服困难以完成预期目标的心理过程。新生儿无意志,随着语言、思维的发展,婴幼儿开始有意行动或抑制自己某些行动时即为意志的萌芽。随着年龄增长,语言思维不断发展,社会交往也越来越多,加上成人教育的影响,小儿意志逐步形成和发展。

(7) 性格的发展 性格是重要的个性心理特征,生活环境和教育等因素对性格的形成有重要影响。婴儿期需依赖成人来完成一切生理需要,并由此建立起对亲人的依赖性和信赖感。幼儿时期已能说出自己的需要,并能自我控制大小便,故有一定自主感,但又未脱离对亲人的信赖,常出现违拗言行与信赖行为相交替现象。学龄前期小儿活动能力增强,并有较强的主动性,但主动行为失败时易出现失望和内疚。学龄期儿童开始正规学习生活,重视自己勤奋学习的成就,如不能发现自己的学习潜力将产生自卑。青春期少年体格生长和性发育开始成熟,社交增多,心理适应能力加强但容易波动,在感情问题、伙伴问题、职业选择、道德评价和人生观等问题上处理不当时易发生性格变化。

(四) 儿童神经心理发育评估

儿童神经心理发育的水平表现在儿童在感知、运动、语言和心理等过程中的各种能力,对这些能力的评价称为心理测验。目前国内外采用的心理测验方法主要包括筛查性测验和诊断性测验两大类。

1. 筛查性测验 筛查性测验方法简便、快速,可于短时间内粗筛出正常或异常。异常者需进一步作诊断性测验。

(1) 丹佛发育筛查测验(DDST) DDST 筛查测验是测量儿童心理发育最常用的方法,主要用于 6 岁以下小儿智能筛查,不能测智商。DDST 共有 104 个项目,分布于 4 个能区:应人能,细动作-应物能,语言能,粗动作能。检查时逐项检测并评定其通过或失败,最后评定结果为正常、可疑、异常、无法判断。初测结果为后 3 项者,2～3 周后应复试,可疑或异常者应进一步作诊断性测验。

(2) 图片词汇测验(PPVT) PPVT 筛查测验适用于 4～9 岁儿童。共有 150 张图片,每张有黑白线条画 4 幅。检查时测试者讲一个词汇,要求小儿能指出其中相应的一幅画。方法简便,测试时间短,尤其适用于语言或运动障碍者。

(3) 绘人测验 适用于 5～9.5 岁儿童。要求被测儿童依据自己的想象绘一全身正面人像,以身体部位、各部比例和表达方式的合理性计分。绘人测验结果与其他智能测验的相关系数在 0.5 以上,与推理、空间概念、感知能力的相关性更为显著。该法可个别测试,也可进行集体测试。

2. 诊断性测验

(1) Bayley 婴儿发育量表 适用于 2～30 个月的婴幼儿。包括精神发育量表、运动量表和婴儿行为记录，顺利完成测试需45～60分钟，评定结果另有规定。

(2) Gesell发育量表　适用于4周至3岁的婴幼儿，从大运动、精细动作、个人-社会、语言能及适应性行为5个方面进行检查，每次检查约需60分钟，结果以发育商(DQ)表示。

(3) Standford－Binet智能量表　适用于2～18岁儿童，测试内容包括幼儿的具体智能及年长儿的抽象智能，用以评价儿童学习能力以及对智能发育迟缓者进行诊断及程度分类，结果以智商(IQ)表示。年幼者测试时间为30～40分钟，年长儿约需1.5小时。

(4) Wechsler学前及初小儿童智能量表(WPPSI)　适用于4～6.5岁儿童。通过编制一整套不同测试题，分别衡量不同性质的能力，将得分综合后可获得儿童多方面能力的信息，较客观地反映学前儿童的智能水平。

(5) Wechsler儿童智能量表修订版(WISC-R)　适用于6～16岁儿童，内容与评分方法同WPPSI。每次测试需1～1.5小时。

三、背景知识

(一) 生长发育的规律

1. 生长发育的连续性和阶段性　儿童生长发育是一个连续的过程，但各年龄阶段生长发育又非等速进行，具有阶段性。一般年龄越小，体格增长越快，如体重和身长在出生后第一年，尤其是前3个月生长最快，第一年为生后的第一个生长高峰。第二年以后生长速度逐渐减慢，至青春期又猛然加快，出现第二个生长高峰。

2. 各系统器官发育的不平衡性　人体各器官、系统的发育快慢是不同步的，有先有后。如神经系统发育较早，生殖系统发育较晚，淋巴系统在儿童期迅速生长，于青春期达高峰，以后逐渐下降。其他系统如心、肝、肾、肌肉等的发育基本与体格生长平行(图1－1－4)。

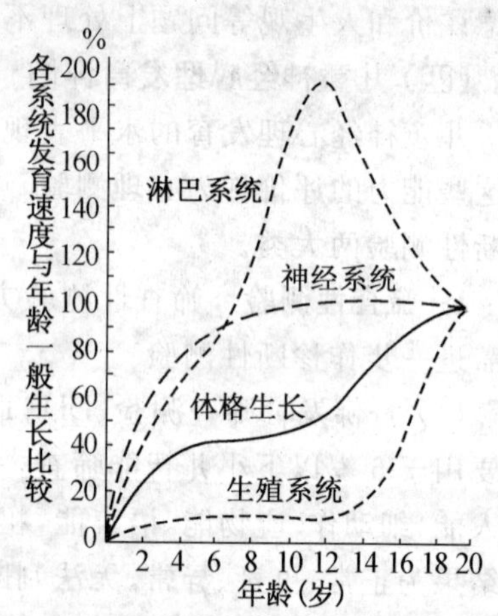

图1－1－4　各系统生长发育的不平衡性

3. 生长发育的顺序性　生长发育遵循由上到下、由近至远、由粗到细、由低级到高级、由简单到复杂的顺序或规律。如出生后运动发育的规律是：先抬头，后抬胸，再会坐、立、行(上下规律)；先抬肩、伸臂，再双手握物(由近至远)；先会用全手握持物品，再发展到能以手指端摘取(由粗到细)；先学会观看、感觉和认识事物，再发展到记忆、思维、分析和判断(由低级到高级)；先学会画直线，进而能画图、画人(由简单到复杂)。

4. 生长发育的个体差异性　儿童生长发育虽按一定规律发展，但在一定范围内因受先天和后天各种因素影响而存在较大的个体差异。一般平均常数只能代表大多数小儿的标准，而正常值一般是从本国正常小儿用科学方法统计出来的。因此，在判断小儿发育是否正常时应充分考虑各种影响因素，并应作连续动态的观察，才能做出正确的判断。

(二) 影响生长发育的因素

遗传因素和环境因素是影响儿童生长发育进程的两个最基本因素。遗传决定了机体生长发育的潜力，环境则决定了生长发育的速度及最终能达到的程度。

1. 遗传因素　儿童生长发育的特征、潜力、趋向、限度等方面都受父母双方遗传因素的影响。父母的种族、体型、皮肤和头发的颜色、面型特征、身材高矮、性成熟的早晚及对疾病的易感性等，均影响着儿童的生长。

2. 环境因素

（1）营养　充足和合理的营养是小儿生长发育的物质基础，是保证小儿健康成长极为重要的因素。当营养素供给充足且比例恰当时，可使生长潜力得到充分的发挥；而营养摄入不足则可导致体重不增或减轻，且年龄越小受营养的影响越大。长期营养不良，会影响身长增长及引起机体各器官功能低下；相反，儿童摄入过多热量所致的肥胖也会对其生长发育造成严重影响。

（2）疾病　疾病对儿童生长发育产生很大影响。急性感染常使体重下降，长期慢性疾病则同时影响体重和身高的增长；内分泌疾病可引起骨骼生长和神经系统发育迟缓。

（3）孕母状况　胎儿宫内发育受孕母各方面的影响。母亲在妊娠期间的生活环境、营养、情绪、疾病、接受放射线照射及药物等各方面的因素均会影响胎儿在宫内的发育，如妊娠早期的病毒性感染可导致胎儿先天畸形。

（4）生活环境　儿童的生活环境不仅包括物理环境，还包括家庭的经济、社会、文化状况和背景。良好的居住环境、卫生条件如阳光充足、空气新鲜和水源清洁等，能促进儿童生长发育。健康的生活习惯、科学的护理措施、正确的教养方法及完善的医疗保健等，也是保证和促进儿童生长发育达到最佳状态的重要因素。

四、知识链接

（一）青春期生殖系统发育

小儿进入青春期后，在性激素的作用下，性腺和性征开始发育。青春期按发育特点可分为 3 个阶段：青春前期：女孩 9～11 岁、男孩 11～13 岁，体格生长开始加速，第二性征出现；青春中期：14～16 岁，出现体格生长的第二个高峰，第二性征全面出现；青春后期：17～20 岁，生殖系统发育全部完成并完全成熟，体格生长停止。① 女性生殖系统的发育：进入青春前期后，在垂体前叶促性腺激素的刺激下，生殖器官迅速发育，卵巢开始增大，并出现发育程度不等的卵泡。随着卵巢的迅速增长，雌激素水平不断上升，子宫体亦明显增大，子宫内膜受雌激素的作用呈周期性变化，出现月经，初潮年龄一般为 10～16 岁。通常 9～10 岁乳房开始发育，骨盆变宽；10～11 岁出现阴毛；13 岁以后有较多的阴毛和腋毛。整个过程约 1.5～6 年。② 男性生殖系统的发育：进入青春期后，受内分泌影响，睾丸容积开始增大，随即出现阴囊增长，皮肤变薄、变红、颜色加深，阴茎变粗、增长和阴茎头变大。继而出现阴毛、腋毛、胡须和声音低沉等男性第二性征。一般在 10～11 岁时睾丸、阴茎开始增大；12～13 岁时开始出现阴毛；14～15 岁出现腋毛、声音变粗，并出现首次遗精，比女孩平均月经初潮年龄晚 2 年；16 岁后长出胡须，出现痤疮。全过程历时约 5 年或更久。

（二）性意识萌发

青春期开始，由于性生理迅速发育，性心理也随之发生变化。青少年意识到两性的差别开始对异性关注，渴望与异性交往。青春期少年对自身及异性的性发育有强烈的神秘感和好奇心。他们渴望了解性知识，但却羞于向成人询问，也不敢公开阅读有关青春期的知识。因此，他们常常是通过伙伴间相互传播或其他途径探究获得，所得到的信息是零星的、支离破碎的，甚至是错误的。因而对青少年开展正规的、系统的性教育十分重要。

能力训练

一、单项选择题

1. 关于体重的叙述，下列哪项属不正常？ …………………………………………（ ）
   A. 体重是组织、器官和体液的总重量
   B. 是临床给药、补液和供给能量的主要依据
   C. 是判断营养情况的重要指标
   D. 1 岁时体重达 12kg
2. 正常 10 个月小儿，下列哪项属不正常？ ……………………………………（ ）
   A. 体重 8kg　　B. 身长 74cm
   C. 乳牙 4 颗　　D. 头围 48cm
3. 关于小儿骨骼发育，下列哪项是正确的？ …………………………………（ ）
   A. 前囟最晚闭合的时间是 10 个月　　B. 后囟最晚闭合的年龄在生后 2 周
   C. 颅缝一般闭合的年龄为 2 个月　　D. 上、下部量相等的年龄为 12 岁
4. 下列哪一点不是小儿生长发育的一般规律？ ………………………………（ ）
   A. 由上到下　　B. 由远到近
   C. 由粗到细　　D. 由低级到高级
5. 关于小儿感知觉发育，下列哪项是正确的？ ………………………………（ ）
   A. 新生儿视觉不敏感　　B. 出生时味觉和嗅觉已发育完善
   C. 新生儿出生时听力较差　　D. 出生时触觉、温觉及痛觉灵敏
6. 男婴，4 个月，下列说法哪项不妥？ ……………………………………………（ ）
   A. 啼哭应考虑系看见陌生人所致　　B. 会大笑
   C. 尚未出牙　　D. 骨缝已闭合
7. 男孩，体格检查：体重 10.5kg，身长 80cm，前囟已闭，出牙 12 颗，胸围大于头围，下列哪项动作该儿尚不能进行？ …………………………………………（ ）
   A. 独走　　B. 弯腰拾东西
   C. 爬台阶　　D. 跑

二、简答题

1. 简述小儿生长发育的规律及影响因素。
2. 简述前囟的特点及临床意义。
3. 简述小儿出牙的规律。

三、论述题

1. 如何正确运用体格生长的常用指标来判断儿童的生长发育？并举例说明。
2. 有哪些常用评价方法来评估儿童的生长发育？

（马宁生）

任务二 儿童保健指导

学习目标

知识目标

- 掌握卫生部规定的计划免疫程序。
- 熟悉小儿各年龄期保健重点。
- 熟悉体格锻炼的原则。

能力目标

- 能向不同年龄阶段儿童提供保健指导。
- 学会并能指导婴幼儿体格锻炼。
- 能指导并实施儿童计划免疫程序。

儿童保健的主要任务是研究儿童各年龄期生长发育的规律及其影响因素，以通过有效措施，促进有利因素，防止不利因素，保障儿童健康成长。

一、工作任务描述

案例展示： 一年轻母亲带出生 2 个月婴儿前来儿童保健门诊建立健康档案，并要求给予健康保健指导。

问题：1. 2 个月婴儿在健康保健中应注意什么？

2. 各年龄期儿童健康保健有哪些要求？

（待续）

二、保健工作内容

（一）各年龄期儿童保健指导

1. 新生儿期保健指导 新生儿期，尤其是生后一周内的新生儿发病率与死亡率极高，婴儿死亡中约 2/3 是新生儿，＜1 周新生儿的死亡数占新生儿期死亡数的 70%左右，故新生儿保健是儿童保健的重点。

新生儿期保健重点：注意保暖；细心喂哺；预防感染；做好新生儿访视工作。

（1）保暖 新生儿房间应阳光充足、通风良好，且备有空调及空气净化装置。足月新生儿室内温度应保持在 22～24℃，湿度保持在 55%～65%为宜。新生儿尤其是低体重儿在寒冷季节更应注意保暖，以预防新生儿寒冷损伤综合征。

（2）喂养 提倡母乳喂养，宣传母乳喂养的优点，教授哺乳的方法和技巧，应及早开奶、按需哺乳。新生儿哺乳后安静入睡、大小便正常、体重增长正常是母乳充足的表现，如确系乳汁不足或无法进行母乳喂哺者，应指导采取部分母乳喂养与科学人工喂养相结合的方法。

（3）日常护理 新生儿衣着不宜包裹过紧，应采用柔软的棉布制作，清洁干燥，宽松而少接缝，易脱且不妨碍肢体活动。尿布应用柔软、吸水性好的材料制作，勤换，以防发生尿布皮炎。保持皮肤清洁，指导家长为婴儿沐浴。要经常保持臀部和会阴部皮肤清洁干燥。

(4) 预防感染　注意脐部、皮肤、口腔黏膜护理；保持居室空气清新；指导卡介苗和乙肝疫苗的及时接种。

(5) 新生儿访视　在新生儿期内，医务人员应根据新生儿的生理特点进行家庭访视 3～4 次。即生后 1～2 天的初访，生后 5～7 天的周访，生后 10～14 天半月访和生后 27～28 天的月访。每次访视应有重点，根据新生儿及家庭的具体情况进行有针对性的指导。

2. 婴儿期保健指导　婴儿期生长发育快，营养需求高，但消化功能尚未成熟，易患各种营养障碍性疾病和消化紊乱性疾病。

婴儿期保健重点：合理喂养，预防营养障碍与消化紊乱性疾病；增强体质，预防感染；定期健康检查，做好生长发育监测。

(1) 合理喂养　提倡母乳喂养，对部分母乳喂养或人工喂养婴儿则应选择配方奶粉。自 4～6 个月开始应添加辅食，为断奶做准备。

(2) 预防感染　婴儿从母体中获得的天然被动免疫逐渐消失，自身后天获得的免疫力开始增长，但仍很弱，因此易患感染性疾病。应指导家长按时给儿童预防接种，避免交叉感染，减少疾病的发生。

(3) 日常护理　婴儿的衣着应简单、宽松，易于穿脱和肢体活动。养成让儿童单独入睡的习惯，保证儿童睡眠时间，6 个月前每天睡 15～20 个小时，1 岁时每天睡 15～16 小时。注意清洁卫生，每日早晚应给儿童部分擦洗或每日沐浴，常洗手，哺乳或进食后可喂少量温开水清洁口腔。及时训练大小便，婴儿 3 个月以后可以把尿，会坐后可以练习大小便坐便盆，每次 3～5 分钟，1 岁时训练白天不兜尿布，逐渐训练晚上也不用尿布。家长应每日带婴儿进行适当的户外活动，呼吸新鲜空气和进行日光浴，以增强体质和预防佝偻病发生。

(4) 生长发育监测　生长发育监测 (growth monitoring)是一种适合于家庭和基层儿童保健人员使用的婴幼儿保健措施。它是利用一张绘有 0～2 岁正常儿童体重曲线的生长发育监测卡，基层儿保人员定期为小儿称量体重，把历次的体重值标记在监测卡上，观察儿童体重曲线的增长趋向，从而判断儿童的营养状况，早期发现儿童营养状况的异常，早期采取干预措施，达到预防营养不良、增强儿童体质的目的。

生长发育监测方法：定期测量体重，一般是生后 6 个月内每个月 1 次，6～12 个月每 2 个月测 1 次，1～2 岁每 3 个月测 1 次。根据婴幼儿生长发育的特点，实行儿童定期体格检查，可以系统地了解生长发育和健康状况，早期发现发育缺陷和疾病，早期进行矫正和治疗。根据小儿生长发育的规律，定期体格检查的时间和次数为：1 岁以内在 3、6、9、12 个月时各检查 1 次，共 4 次；1～2 岁小儿每半年检查 1 次，每年 2 次；3～6 岁小儿每年检查 1 次。这种定期检查简称"四二一"体检。

3. 幼儿期保健指导　幼儿期神经心理发育迅速，行走和语言能力增强，与外界环境接触机会增多，自主性和独立性不断发展，发病率和意外伤害发生率较高。

幼儿期保健重点：保证均衡的营养，合理安排小儿生活，培养良好生活习惯；预防疾病和意外；进行生长发育系统监测；继续计划免疫；重视早期教育。

(1) 营养　幼儿乳牙逐渐长齐，喂养食物逐步变为普通食物，而生长发育仍相当快，应注意供给足够的能量和优质蛋白。食物应细、软、烂、碎。烹调应多样化，并注意色、香、味。

(2) 日常护理　幼儿衣着应宽松、保暖、轻便，易于小儿活动；颜色应鲜艳，因为儿童喜欢明亮的颜色，同时也便于识别；穿脱简便，便于自理。幼儿3岁左右应学习穿脱衣服、整理自己的用物。家长应为他们创造自理条件，如不用系带式鞋子。幼儿的睡眠时间随年龄的增长而减少。要从小养成良好的睡眠习惯。幼儿睡前不宜过度兴奋；居室温度适宜、空气新鲜；被褥柔软舒适；不要蒙被睡觉；培养午睡的习惯。

(3) 早期教育

1) 大小便训练：养成主动坐便盆，不随地大小便的习惯。儿童1岁左右即能主动表示要大小便，大便训练常较小便训练先完成。在大小便训练过程中，家长应注意多采用赞赏和鼓励的方法，训练失败时不要表示失望或责备。已经形成排泄习惯的幼儿在环境突然变化时会出现退化反应行为，当情绪安定后，排泄习惯会恢复。

2) 卫生习惯的培养：要使小儿养成爱清洁的习惯，如经常给孩子洗澡、洗头，每天洗屁股，定期剪指甲，饭前、便后洗手；2岁开始培养小儿早晚漱口，3岁学会刷牙。

3) 行为语言能力的培养：1岁后逐步学会走路，1岁半后在走稳的基础上培养跑、跳、攀登等能力；逐步培养小儿精细动作的发展，如玩积木、木珠子等。语言能力的培养对发展小儿智力有重要意义，并可依靠语言的帮助，提高小儿的记忆力。可通过户外活动、观看图片、实物和玩具等进行认知能力的培养，教小儿认识生活用品、水果、蔬菜、交通工具等，并分辨大小、形状、颜色和数量等。

(4) 预防疾病和意外　按计划进行免疫接种，定期为幼儿作健康检查，进行生长发育系统监测，预防龋齿，筛查听、视力异常，指导家长防止各种意外事故发生。

4. 学龄前期保健指导　学龄前期儿童智力发展快，独立活动范围扩大，自理能力增强，机体抵抗力逐渐增强，但仍易患传染病和发生意外事故。

保健重点：加强学前教育，培养独立生活能力和良好的习惯；加强体格锻炼；防治传染病，防止意外事故的发生。

(1) 营养　学龄前儿童饮食接近成人，食品制作要多样化，并做到粗、细、荤、素食品搭配。注意培养儿童健康的饮食习惯和良好的进餐礼仪。学龄前儿童喜欢参与食物的制作和餐桌的布置，家长可利用此机会进行营养知识、食品卫生和防止烫伤等健康教育。

(2) 日常护理　学龄前儿童已有自我照顾的能力，他们在学习自我进食、洗脸、刷牙等自理行为时，虽然动作缓慢、不协调，常需他人帮助，但应给予鼓励，不要包办。学龄前儿童十分活跃，他们从日常游戏和活动中可以得到较多锻炼，并在游戏中学会遵守规则，学会与人交往。医护人员还应指导家长充分利用日光和水等进行体格锻炼。

(3) 预防疾病和意外　每年对小儿进行1～2次健康检查和体格测量，筛查矫治近视、龋齿、缺铁性贫血、寄生虫病等常见病。学龄前儿童由于活动范围扩大并喜欢模仿成人的活动，常易发生各种意外伤害事故，需注意防范。

(4) 常见的心理行为问题　包括吮手指和咬指甲、遗尿、攻击性行为、破坏性行为等，家长应针对原因采取有效措施。

5. 学龄期儿童保健指导　学龄期儿童的认知和心理社会发展非常迅速，同伴、学校和社会环境对其影响较大；机体抵抗力大为增强；除生殖系统外其发育接近成人；乳牙开始换成恒牙；急性传染病发病率逐渐减少。

保健重点：注意营养，保护视力，预防龋齿；促进德、智、体全面发展。

(1) 营养　学龄期应保证充足而均衡的营养，以满足儿童体格生长、心理和智力发展、紧张学习和体力活动等需求。重视早餐和课间加餐。要特别重视补充强化铁食品，以降低贫血发生率。由于此期儿童独立性更强，家长在安排饮食时，可让儿童参与制订菜谱和准备食物等工作，以增加食欲。学龄儿童的饮食习惯和方式受大众传媒、同伴和家人的影响较大，在学校有必要开设营养教育课程。

(2) 日常活动　学龄儿童基本已能生活自理。要注意培养良好的生活习惯和卫生习惯。注意积极参加户外活动、体格锻炼，还可进行空气浴、日光浴、温水浴或游泳等活动。

(3) 预防疾病和意外　培养良好的学习习惯，养成正确的坐、立、行走和读书、写字的姿势，预防脊柱异常弯曲等畸形的发生。保护视力，预防龋齿，防止变态反应性疾病及结核病的发生，预防肠道寄生虫病，做好学校卫生保健工作。学龄期常发生的意外伤害包括车祸、溺水，以及在活动时发生擦伤、割伤、挫伤、扭伤或骨折等。应对儿童进行法制教育，学习交通规则和意外事故的防范知识，减少伤残的发生。

(4) 教养　加强品德教育，培养良好的心理素质、性情和品格，养成良好行为习惯。

(5) 常见的心理行为问题　学龄儿童对上学不适应是此期常见问题，表现为焦虑、恐惧或拒绝上学。其原因较多，例如不愿意与父母分离，上学时产生分离性焦虑；不喜欢学校的环境；害怕某位老师；与同伴关系紧张；或害怕考试；等等。学校应与家长相互配合，帮助儿童适应学校生活。

6. 青春期保健指导　青春期体格发育速度猛增，生殖系统发育加快，认知、心理社会和行为发展日趋成熟。

保健重点：保证充足的营养；形成健康的生活方式；加强青春期生理和心理卫生教育；培养良好的品德。

(1) 营养　青春期为生长发育的第二个高峰期，体格生长迅速，需要大量营养，必须增加热量、蛋白质、维生素及矿物质(如铁、钙、碘等)等营养物的摄入。避免因偏食，不吃早餐或因害怕体形改变拒绝进食而导致营养不足，以免影响体格发育或引起贫血等。家长、学校和医护人员均有责任指导青少年选择营养适当的食物和保持良好的饮食习惯。

(2) 日常活动　养成良好的个人卫生习惯，保证充足的睡眠及体格锻炼对青少年的健康成长十分重要。青少年已具备自理能力，但应加强少女的经期卫生指导，包括保持生活规律，避免受凉、剧烈运动及重体力劳动，注意会阴部卫生，避免坐浴等。青少年需要充足的睡眠和休息以满足此期迅速成长的需求。利用多种方法大力宣传吸烟、酗酒、吸毒及滥用药物的危害作用，强调青少年要开始对自己的生活方式和健康负责，坚持体育锻炼，使其养成良好的生活方式。

(3) 教养　此期开始面临升学、就业、恋爱等问题，来自社会的压力较大，也是人生观初步建立的阶段，要培养远大的目标，培养其不怕苦、不怕挫折的精神。对压力问题的解决能力还较差，成人应尊重和理解他们，给予一定帮助和心理支持，使他们能够渡过心理危机。

(4) 常见健康问题　继续防治儿童期的急性传染病、寄生虫病及沙眼、龋齿、近视眼和脊柱弯曲等。由于青春期神经内分泌调节不稳定，痤疮、结核病、甲状腺肿、高血压、肥胖、神经性厌食、月经病等成为此期的特殊健康问题，需要积极预防。意外创伤和事故是青少年尤其是男性青少年的重要问题，包括运动、创伤、车祸、溺水以及打架斗殴造成的意外伤害。此期应继续进行安全教育工作。此外，吸烟、酗酒、吸毒与滥用药物和自杀等社会心理行为成为此期特殊的健康问题，需要积极预防。

案例展示：该家长在进行健康咨询中熟知了2个月婴儿应做的保健内容及今后年龄阶段的保健知识，同时想进一步了解一些具体的保健措施，如预防接种、体格锻炼等。

问题：3．如何具体进行计划免疫？

4．指导如何进行体格锻炼？

5．怎样预防意外事故的发生？

（二）体格锻炼

1．体格锻炼的原则

（1）从小开始、循序渐进　根据小儿的生理特点和生长发育规律，有计划、有步骤地进行体格锻炼，合理安排运动的复杂程度、锻炼的强度与时间。通常采取由易到难，由简到繁，由小运动量到大运动量，由短时间到长时间，循序渐进地逐步提高。这样才能使小儿机体有一个逐渐适应的过程，逐步提高适应能力。

（2）持之以恒　体格锻炼时，小儿要完成一个动作，从不会到会，再从会到技巧熟练，必须多次反复练习才能实现，持之以恒才能达到效果。

（3）注意个体差异　对不同的小儿，选择的锻炼方法应有所不同。年龄小的锻炼项目不宜过多，锻炼时间亦不宜过长，应注意个体差异性。

（4）因地制宜多样化　体格锻炼的内容和方法，可根据具体的条件和设施因地制宜，采取多种方法进行。锻炼中不应只限于某一种游戏或运动项目，单调地重复某一种锻炼内容会使小儿对锻炼失去兴趣和积极性，影响锻炼的效果。

（5）合理的营养和生活安排　合理的营养和生活制度可使小儿的生活有张有弛、动静结合，使锻炼、休息及其他活动有规律地交替进行，达到增强体质的目的。

2．体格锻炼的方法

（1）户外活动　户外活动的目的是让小儿有更多的机会认识环境；通过阳光、空气的刺激，增强机体对环境突然变化的适应能力，增加机体的新陈代谢；对婴幼儿还可以促进生长发育并预防佝偻病。

户外活动应根据年龄、身体状况和季节特点具体安排。新生儿满月后即可抱到户外接触新鲜空气，在夏季出生的新生儿生后2周即可开始户外活动。开始户外活动时间由每天1～2次，每次10～15分钟开始，逐渐延长到1～2小时；冬季户外活动时仅暴露面、手部，注意身体保暖。年长儿除恶劣气候外，鼓励多在户外玩耍。

（2）皮肤锻炼

1）婴儿皮肤按摩：按摩时可用少量婴儿润肤霜使之润滑，在婴儿面部、胸部、腹部、背部及四肢有规律地轻柔捏握，每日早晚进行，每次15分钟以上。按摩可刺激皮肤，有益于循环、呼吸、消化功能及肢体肌肉的放松与活动，同时也是父母与婴儿之间最好的情感交流方式之一。

2）温水浴：利用水的温度和水的机械作用给人以刺激，促进血液循环和新陈代谢，提高体温的调节功能。用一较大的盆盛水，水量以婴儿半卧位时锁骨以下全浸入水中为宜。浸浴锻炼时，室温应保持在20～21℃，水温33～35℃，每次浸泡时间不超过5分钟，浸浴结束后随即擦干，用温暖毛巾包裹。浸浴锻炼每天1次，应常年坚持，不宜中断。

3）擦浴：擦浴是水浴锻炼中刺激作用比较温和的一种方法，适合 6 个月以上婴儿，操作简单。水温开始在 32～33℃，待婴儿适应后，水温可逐渐降至 26℃。先用毛巾浸入温水，拧至半干，然后在婴儿四肢做向心性擦浴，擦毕再用干毛巾擦至皮肤微红。擦浴的顺序按上肢、下肢、胸腹部、背部顺序依次进行，每次擦浴持续时间约 5～6 分钟。

4）淋浴：适用于 3 岁以上的儿童，效果比擦浴更好。淋浴的顺序是先冲淋背部，后冲淋两侧，再冲淋胸腹部，但不能冲淋小儿头部。冲淋的时间约为 20～40 秒，冲淋完毕后用干毛巾擦干全身皮肤，在寒冷季节应进一步摩擦至全身皮肤稍发红后再穿衣。

5）游泳：游泳综合了水、空气、日光及全身活动的锻炼作用，对儿童体格发育和健康极为有利。游泳需有一定的条件，即具备水质清洁、附近无污染源、活水、水底平坦、水深适宜的沙质浴场或者有清洁水源的儿童游泳池。游泳应从夏季开始，学龄前儿童下水时 气温不应低于 24～26℃，水温不低于 22℃。

（3）体操锻炼　应根据小儿不同时期的生长发育和生理特点采取不同的体操锻炼方法。婴儿被动操和主动操的主要目的是促进其动作发展，并能增强肌肉、骨骼的发育，加强血液循环和呼吸功能，促进新陈代谢。做婴儿操时最好安排在婴儿情绪最好的时间，一般是在哺乳前、后 0.5 小时到 1 小时进行，每天进行 1～2 次。可把婴儿置于一张铺有垫褥床上，尽可能少穿衣服，并用温和的声音和婴儿说话，同时可放一些轻音乐，使之心情舒畅。动作要轻柔、有节律。运动量要逐步增加，儿童生病期应停止做操。

1）婴儿被动操：被动操是指由成人给婴儿做的四肢伸屈运动，可促进婴儿大运动的发育，改善全身血液循环，适用于 2～6 个月的婴儿，每日 1～2 次为宜。

2）婴儿主动操：适用于 7～12 个月婴儿，此时大运动开始发育，通过主动操可训练婴儿爬、坐、仰卧起身、扶站、扶走、双手取物等动作。

3）幼儿体操：12～18 个月幼儿学走尚不稳时，可在成人的扶持下，帮助婴儿进行有节奏的活动。18 个月～3 岁幼儿可配合音乐，做模仿操。

4）儿童体操：如广播体操、健美操，以增进动作协调性，有益于肌肉、骨骼的发育。

（三）意外事故预防

儿童由于认知能力缺乏，识别危险能力差，更没有自身防卫能力，加上好奇心重、活泼好动等因素，成人看护若一时疏忽，而发生意外事故，如外伤、气管异物、中毒、溺水等。故预防意外是儿童保健工作中的一个重要组成部分，社会各方应给予关注和支持，建立儿童意外伤害和死亡的信息网络系统和社区管理。

1. 窒息与异物吸入　<3 个月的婴儿应注意防止因被褥、母亲身体挤压、吐出的奶液等造成的窒息；较大婴幼儿应防止食物、果核、纽扣、硬币等异物吸入气管。

2. 中毒　引起儿童中毒的物品较多，常见的急性中毒包括食物、有毒动植物、药物、化学药品中毒等。保证儿童食物的清洁卫生，防止食物在制作、储备、出售过程中处理不当所致的细菌性食物中毒；避免食用有毒的食物，如毒蘑菇、含氰果仁（苦杏仁、桃仁、李仁等）、白果仁（白果二酸）、鱼苦胆等；药物应放置在儿童拿不到的地方；儿童内、外用药应分开放置，防止误服外用药造成的伤害。

3. 外伤　儿童常见的外伤有骨折、脱位、灼伤及电击伤等。婴幼儿居室的窗户、楼梯、阳台、睡床等都应置有栏杆，防止坠床及从高处跌落；远离厨房，避免开水、热油、热汤等的烫伤；暖气管道应加罩，指导家长正确使用热水袋或代用品保暖，以免烫伤；妥善存放易燃品、易伤品；教育较大儿不可随意玩火柴、打火机、煤气等危险物品；室内电器、电源应有防止触电的安全装置。

4. 溺水与交通事故　教育儿童不可独自或结伴去无安全措施的池塘、江河玩水或游泳；绝不可将婴幼儿单独留在澡盆中。教育儿童遵守交通规则，对学前儿童要做好接送工作。

（四）传染病管理与计划免疫

做好传染病管理和预防工作是减少小儿传染病发病率和死亡率的重要措施。为有效地控制传染病的流行，应抓好传染病的管理工作。

1. 控制传染源

（1）隔离传染病患儿　对传染病患儿必须做到早诊断、早隔离、早治疗。对传染病患儿所在班级的接触儿童应进行检疫和保护。对传染病接触儿检疫的目的是观察传染病的早期症状，以便早期发现续发患儿，一旦发现可及早隔离。

（2）切断传播途径　① 呼吸道传染病：要隔离患儿，防止飞沫传染，易感儿应避免与患儿接触，不要去公共场所，保持空气的新鲜，定期进行空气消毒。② 消化道传染病：注意饮食卫生，加强水源、粪便及污染物的处理工作，消灭苍蝇，防止病从口入。③ 接触性传染病：对皮肤传染病、沙眼、结膜炎等，应避免接触患儿，防止交叉感染。④ 虫媒传染病：如黑热病及疟疾等，应消灭蚊虫、白蛉及老鼠。

（3）保护易感儿　生后5～6个月开始从母体内获得的先天性免疫力逐渐消失，而后天免疫力尚未产生，因此对婴儿和接触传染病的易感儿童采取后天获得的主动免疫或被动免疫进行积极的预防保护措施是非常重要的工作。

2. 计划免疫　计划免疫是根据小儿免疫特点和传染病的疫情监测情况所制定的免疫程序，通过有计划地使用生物制品进行人群预防接种，以提高人群的免疫水平，达到控制以致最终消灭相应传染病的目的。

（1）获得性免疫方式

1）主动免疫：主动免疫是指给易感者接种特异性抗原，刺激机体产生特异性免疫抗体，从而产生主动免疫力。其特点是抗体持续的时间较久，一般为1～5年。在完成基础免疫后，还要适时地安排加强免疫，巩固免疫效果。目前，我国实施的计划免疫在这一环节中发挥着重要作用。

2）被动免疫：未接受主动免疫的易感者在接触传染病后，可给予相应的抗体（如丙种球蛋白、转移因子等），使之立即获得免疫力，称之为被动免疫。被动免疫的特点是抗体留在机体中的时间短暂，一般约3周，故只能作为暂时预防和治疗。注意此类制剂对人体是一种异性蛋白，注射后容易引起过敏反应或血清病，特别是重复使用时，更应慎重。

（2）疫苗种类

1）菌苗：用细菌菌体制成，包括死菌苗和活菌苗。① 死菌苗：由于死菌苗进入体内不能生长繁殖，产生的免疫力不高，维持时间较短，因此，接种量大，且需多次注射。如霍乱、百日咳、伤寒菌菌苗等。② 活菌苗：活菌苗接种到人体后，可生长繁殖，但不引起疾病，产生免疫力持久且效果好，因此，接种量小，次数少。如卡介苗、鼠疫、布氏杆菌菌苗等。

2）疫苗：用病毒或立克次体接种于动物、鸡胚或组织中培养，经处理后形成，如乙型脑炎和狂犬病疫苗等，以及减毒活疫苗如脊髓灰质炎和麻疹疫苗等。

3）类毒素：用细菌产生的外毒素加入甲醛，使其变成无毒且仍有免疫性的制剂，如破伤风和白喉类毒素等。

（3）疫苗贮存　疫苗一般怕热、怕光、有的还怕冻，保存和运输条件直接影响疫苗的质量。适宜的保存条件为2～10℃的干燥、避光处。

(4) 预防接种的程序　我国明确规定，中华人民共和国境内的任何人均应按照有关规定接受预防接种，对儿童实施预防接种证制度，使接种对象和接种项目准确、及时，避免发生错种、漏种和重种。儿童计划免疫程序参见表1-2-1。

表1-2-1　小儿各种预防接种实施程序表

预防病名	结核病	脊髓灰质炎	麻　疹	百日咳 白喉 破伤风	乙型肝炎
免疫原	卡介苗(减毒活结核菌混悬液)	髓灰质炎减毒活疫苗(糖丸)	麻疹减毒活疫苗	为百日咳菌液、白喉类毒素、破伤风类毒素的混合制剂	乙肝疫苗
接种方法	皮内注射	口服	皮下注射	皮下注射	肌肉注射
接种部位	左上臂三角肌上缘		上臂外侧	上臂外侧	上臂三角肌
初种次数	1	3(间隔1个月)	1	3(间隔4～6周)	3
每次剂量	0.1ml	每次1丸三型混合糖丸疫苗	0.2ml	0.2～0.5ml	5μg
初种年龄	生后2～3天到2个月内	2个月以上： 第一次2个月 第二次3个月 第三次4个月	8个月以上易感儿	3个月以上小儿： 第一次3个月 第二次4个月 第三次5个月	第一次出生时 第二次1个月 第三次6个月
复种	接种后于7岁、12岁进行复查，结核菌素阴性时加种	4岁时加强口服三型混合糖丸疫苗	7岁时加强一次	1.5～2岁、7岁各加强一次，用吸附白破二联类毒素	周岁时复查免疫成功者：3～5年加强；免疫失败者：重复基础免疫
反应情况及处理	接种后4～6周局部有小溃疡，应保护创口不受感染。个别腋下或锁骨上淋巴结肿大或化脓时的处理：肿大用热敷；化脓用干针筒抽出脓液；溃破涂5%异烟肼软膏或20%PAS软膏	一般无特殊反应，有时可有低热或轻泻	部分小儿接种后9～12天，有发热及卡他症状，一般持续2～3天，也有个别婴儿出现散在皮疹或麻疹黏膜斑	一般无反应，个别轻度发热，局部红肿、疼痛、发痒。处理：多饮开水，有硬块时可逐渐吸收	一般无反应，个别局部轻度红肿、疼痛，很快消退
注意点	2个月以上小儿接种前应做结核菌素试验(1∶2000)，阴性才能接种	冷开水送服或含服，服后1小时内禁用热开水	接种前1个月及接种后2周避免用胎盘球蛋白、丙种球蛋白制剂	掌握间隔期，避免无效注射	

(5) 预防接种的注意事项

1) 接种的准备工作：接种场所应光线明亮，空气流通，冬季室内应温暖。接种用品及急救用品要摆放有序。严格遵守消毒制度，要做到每人用一副注射器、一个针头，以免交叉感染。

2) 受种者的准备：做好解释、宣传工作，消除紧张、恐惧心理，争取家长和儿童的合作。

注射部位的局部皮肤应清洁，防止感染。接种最好在儿童饭后进行，以免晕针。

3）严格掌握禁忌证：接种前认真询问病史及传染病接触史，必要时先做体检。以下情况不宜接种：① 患自身免疫性疾病、免疫缺陷者；② 有明确过敏史者禁种白喉类毒素、破伤风类毒素、麻疹疫苗（特别是鸡蛋过敏者）、脊髓灰质疫苗（牛奶或奶制品过敏）、乙肝疫苗（酵母过敏或疫苗中任何成分过敏）；③ 患有结核病、急性传染病、肾炎、心脏病、湿疹及其他皮肤病者不予接种卡介苗；④ 在接受免疫抑制剂治疗（如放射治疗、糖皮质激素、抗代谢药物和细胞毒性药物）期间、发热、腹泻和急性传染病期忌服脊髓灰质炎疫苗；⑤ 因百日咳菌苗可产生神经系统并发症，故儿童及家庭成员患癫痫、神经系统疾病，有抽搐史者禁用百日咳菌苗；⑥ 患有肝炎、急性传染病（包括有接触史而未过检疫期者）或其他严重疾病者。

4）操作要点：① 严格查对：仔细核对儿童姓名、年龄以及疫苗名称；详细询问儿童的病史及传染病接触史等健康情况，严格掌握禁忌证，严格执行规定的接种剂量和途径；注意预防接种的次数，按使用说明完成全程和加强免疫；按各种制品要求的间隔时间接种，一般接种活疫苗后需隔 4 周、接种死疫苗后需隔 2 周再接种其他活或死疫苗。② 生物制品的准备：检查制品标签，包括名称、批号、有效期及生产单位，并做好登记；检查安瓿有无裂痕，药液有无发霉、异物、凝块、变色或冻结等；按照规定方法稀释、溶解、摇匀后使用；严格无菌操作；抽吸后如有剩余药液，需用无菌干纱布覆盖安瓿口；在空气中放置不能超过 2 小时；接种后剩余药液应废弃，活菌苗应烧毁。③ 局部消毒：用 2%碘酊及 75%乙醇消毒皮肤，待干后注射；接种活疫苗、菌苗时，只用 75%乙醇消毒，因活疫苗、菌苗易被碘酊杀死，影响接种效果。④ 及时记录及预约：保证接种及时、全程足量，避免重种、漏种，未接种者须注明原因，必要时进行补种。

（6）预防接种的反应及处理

1）一般反应：① 局部反应：接种后数小时至 24 小时左右，注射部位会出现红、肿、热、痛，有时伴有局部淋巴结肿大或淋巴管炎。红肿直径在 2.5cm 以下为弱反应，2.6～5cm 为中等反应，5cm 以上为强反应。局部反应一般持续 2～3 天。如接种活菌（疫）苗，则局部反应出现较晚、持续时间长。② 全身反应：一般于接种 24 小时内出现不同程度的体温升高，多为中低度发热，持续 1～2 天。体温 37.5℃左右为弱反应，37.5～38.5℃为中等反应，38.6℃以上为强反应。但接种活疫苗需经过一定潜伏期（5～7 天）才有体温上升。此外，还常伴有头晕、恶心、呕吐、腹痛、腹泻、全身不适等反应。个别儿童接种麻疹疫苗后 5～7 天出现散在皮疹。

多数儿童局部和（或）全身反应是轻微的，无需特殊处理，注意适当休息、多饮水即可。局部反应较重时，用干净毛巾热敷；全身反应可对症处理。如局部红肿继续扩大，高热持续不退，应到医院诊治。

2）异常反应：发生于少数人，临床症状较重。① 过敏性休克：于注射后数秒钟或数分钟内发生。表现为烦躁不安、面色苍白、口周青紫、四肢湿冷、呼吸困难、脉细速、恶心呕吐、惊厥、大小便失禁以至昏迷。如不及时抢救，可在短期内危及生命。此时应使患儿平卧，头稍低，注意保暖，给予氧气吸入，并立即皮下或静脉注射 1∶1000 肾上腺素 0.5～1ml，必要时可重复注射。病情稍缓后，应尽快转到医院抢救。② 晕针：儿童常由于空腹、疲劳、室内闷热、紧张或恐惧等原因，在接种时或几分钟内出现头晕、心慌、面色苍白、出冷汗、手足冰凉、心跳加快等症状，重者知觉丧失、呼吸减慢。晕针是由于刺激引起反射性周围血管扩张所致的一过性脑缺血。此时应立即使患儿平卧，头稍低，保持安静，饮少量热开水或糖水，短时间内即可恢复正常。数分钟后不恢复正常者，可针刺人中穴，也可皮下注射 1∶1000 肾上腺素，每次 0.01～0.03ml/kg。③ 过敏性皮疹：以荨麻疹最为多见，一般于接种后几小时至几天内出现，经服用抗组胺药物后即可痊愈。④ 全身感染：免疫系统有原发性严重缺陷或继发性免疫防御功能遭受破坏（如放射病）者，接种活菌（疫）苗后可扩散为全身感染。

三、知识链接

1. GOBI（即生长监测、口服补液治疗腹泻病、母乳喂养及免疫接种） 是由联合国儿童基金会于 19 世纪 80 年代初发起的，针对儿童健康问题所采取的一揽子组合干预措施。

2. 5 岁以下儿童 6 种致命性疾病 据最近全球的统计，5 岁以下儿童 6 种致命性疾病占死亡率的 70%～90%以上，分别是：急性呼吸道感染，绝大部分为肺炎（19%）；腹泻病（18%）；疟疾（8%）；麻疹（4%）；HIV/AIDS（3%）；与新生儿有关的疾病，主要为早产、产中窒息及感染（37%）。

3. IMCI（儿童疾病综合管理） 是应对新时期儿童保健中面临的新问题所采取的综合管理措施，是由 UNICEF（联合国儿童基金会）及 WHO（世界卫生组织）制定的儿童疾病综合管理规程，旨在促进儿童健康，降低发展中国家儿童常见疾病的发病率和死亡率。IMCI 将从患者、保健和机制等不同层面上同时加强保健，并将保健从家庭和社区延伸到初级卫生单位以及转诊机构，并且强调提供咨询和解决问题。

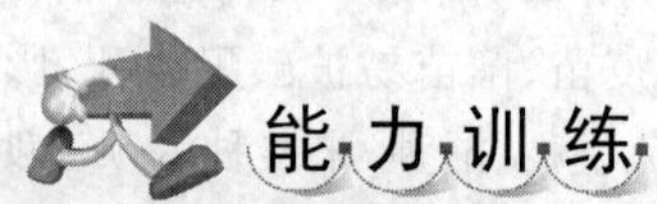

一、单项选择题

1. 新生儿生后应立即采取的保健措施是 …………………………………………（　　）
   A. 保暖　　B. 喂乳　　C. 预防接种　　D. 筛查疾病
   E. 抚摸
2. 预防婴幼儿传染病的主要措施是 ……………………………………………（　　）
   A. 体格锻炼　　B. 预防接种　　C. 加强营养　　E. 培养卫生习惯
   F. 加强安全措施
3. 婴儿安全防护措施不适宜的是 ……………………………………………（　　）
   A. 加强看护　　B. 加强危险品管理
   C. 安全意识教育　　D. 增加安全设施
   E. 避免易伤害性玩具
4. 青春期保健最独特的教育是 ………………………………………………（　　）
   A. 思想品德教育　　B. 科学文化知识教育
   C. 法制教育　　D. 安全意识教育
   E. 生理卫生教育
5. 以下属于被动免疫的是 ……………………………………………………（　　）
   A. 卡介苗　　B. 麻疹疫苗　　C. 破伤风疫　　D. 乙脑疫苗
   E. 白喉类毒素

二、简答题

1. 简述新生儿、婴儿期、幼儿期的保健重点。

2. 列出我国卫生部规定的计划免疫程序。

三、应用题

8 个月的婴儿,混合喂养。平时体质较差,反复"感冒"。请你运用所学的知识,为其拟订一个具体的保健护理方案。

(马宁生)

任务三　儿童喂养指导

学习目标

知识目标

- 掌握母乳喂养的优点及哺喂方法。
- 熟悉人工喂养的方法及辅助食品的添加方法。
- 熟悉儿童能量代谢及营养素的需求。

能力目标

- 能运用相关知识对儿童营养状况作出评估。
- 能正确实施母乳喂养的宣教。
- 学会乳方的配制方法并指导辅食的添加。
- 能比较各种喂养方法的优缺点并对婴儿喂养进行合理指导。

一、工作任务描述

展示案例　一怀孕 9 个月初产妇到保健机构来做产前检查,并要求获取有关母乳喂养方面的知识。在例行常规检查后,请给其提供有关母乳喂养方面的知识。

问题:1. 为什么建议母乳喂养?

2. 如何正确实施母乳喂养?

(待续)

二、儿童喂养方法

婴儿喂养的方法分为母乳喂养、部分母乳喂养和人工喂养三种,其中以母乳喂养最为理想。

(一) 母乳喂养

母乳是婴儿最适宜的天然营养品。母乳喂养具有许多优点,应积极宣传并加以引导。

1. 母乳喂养的优点

(1) 营养丰富,比例合适　母乳所含蛋白质、脂肪、糖的比例适当,约为 1∶3∶6,符合小儿的消化能力和生长发育的需要;母乳中白蛋白多而酪蛋白少,在胃内形成的凝块小,易被消化吸收;脂肪中含不饱和脂肪酸多,又有较多的解脂酶,有利于消化吸收;糖类以乙型乳糖为主，利于双歧杆菌、乳酸杆菌生长，从而抑制大肠杆菌，减少腹泻的发生；钙磷比例(2∶1)适宜，易吸收；缓冲力小，对胃酸的中和作用弱，对消化有利。

(2) 增强婴儿免疫力　母乳中含有不可替代的免疫成分，具有增强婴儿免疫力的作用。母乳尤其初乳中丰富的 sIgA 在胃中较稳定，不易被消化，可在肠道发挥作用；母乳中含有大量免疫活性细胞，能释放多种细胞因子而发挥免疫调节作用；母乳中还含有较多乳铁蛋白、溶菌酶、低聚糖等物质，能促进乳酸杆菌生长，从而抑制大肠杆菌生长。

(3) 有利于婴儿脑的发育　母乳中含有较多的优质蛋白、必需氨基酸、不饱和脂肪酸以及生长调节因子等，对细胞增殖、发育有重要的作用，能够促进神经系统的发育。

(4) 增进母婴感情　哺乳过程中母婴产生紧密相爱的感情联络，母亲享受到为人母的心理满足，婴儿则有安全感，较少啼哭。母婴目光的对视，增加了相互了解及信任，有利于促进儿童心理健康与社会适应的发展。

(5) 对母亲有利　产后哺乳可刺激母亲的子宫收缩、复原，促进康复；哺乳期母亲月经推迟，可起到一定的避孕作用；哺乳母亲也较少发生卵巢癌、乳腺癌等。

(6) 其他　母乳喂养经济、方便、温度适宜，且乳量随小儿的生长而增加。

2. 母乳的成分　母乳的成分随婴儿年龄而变化，孕后期与分娩 4～5 天以内的乳汁为初乳，产后 5～14 天的乳汁为过渡乳，14 天～9 个月的乳汁为成熟乳，10 个月以后的乳汁为晚乳。初乳量少质稍稠而带黄色，含球蛋白多而脂肪少，微量元素和免疫物质也多，对新生儿的生长发育和抗感染能力十分重要；过渡乳含脂肪最多，而蛋白质与矿物质逐渐减少；成熟乳分泌量多，营养成分适当，而晚乳分泌量少，营养价值亦下降。

3. 母乳喂养护理

(1) 重视乳母健康　① 做好乳母产前准备：保证孕母合理营养，做到活动适量、睡眠充足、精神愉快。② 做好乳头保健：孕母在妊娠后期每日用清水擦洗乳头；乳头内陷者用两手拇指从不同的角度按摩乳头两侧并向周围牵拉，每日一至数次，可防止因乳头内陷等而中止哺乳。

(2) 指导正确哺乳　① 哺乳时间：做到尽早开奶。正常足月新生儿，出生半小时内即可让母亲喂奶，最晚不超过出生后 2 小时，这样既可防止新生儿低血糖又可促进母乳分泌，同时也可减轻生理性黄疸、生理性体重下降的发生。② 哺乳次数：做到按需哺乳。在最初 1～2 个月，每日母乳喂哺的次数可根据婴儿的饥饱程度和母亲乳房饱胀感来决定，不必过分强调定时喂哺，待婴儿与母亲相互协调后逐渐固定喂哺模式。以后可每 2～3 小时喂一次，逐渐延长到 3～4 小时一次，夜间逐渐停一次，每昼夜共 6～7 次。4～5 个月后可减至每日 5 次，每次哺乳时间约 15～20 分钟，以吃饱为度。③ 哺乳方法：哺乳前乳母应先为小儿换尿布，清洁双手，拭净乳头。授乳时母亲应取舒适姿势，一般宜采用坐位，哺乳一侧的脚稍搁高，抱婴儿于斜坐，让婴儿的头、肩枕于母亲哺乳侧的肘弯，用另一手的食指、中指轻夹乳晕两旁，使婴儿含住大部分乳晕及乳头，并能自由地用鼻呼吸。如果母亲乳量充足，婴儿得到满足便会安静入睡。每次哺乳应先吸空一侧乳房，再吸另一侧乳房，下次哺乳时从未吸空的一侧开始，这样能有利于刺激乳汁的分泌。哺乳后把婴儿竖抱起，轻拍背部，使其打嗝，可避免溢乳。

(3) 哺乳注意事项　① 哺乳禁忌证：凡是母亲患有感染性疾病或其他严重疾病应停止哺乳，如慢性肾炎、糖尿病、恶性肿瘤、精神病、癫痫或心功能不全等。但乙型肝炎病毒携带者并非哺乳禁忌证。② 暂停哺乳：母亲患乳腺炎或乳头皲裂，患侧乳房应暂停哺乳，给予热敷、抗菌治疗，改用吸奶器吸奶，待治愈后再继续哺乳。③ 乳母应营养丰富、睡眠充足、精神愉快，不吃辛辣食物，不饮酒，不随意服药，不偏食，适当增加食量和饮水量，以保证泌乳量。④ 不要让婴儿含着母亲的乳头睡觉，以免引起窒息和呕吐。

4. 指导断奶　随着儿童的成长，母乳已不能满足其生长发育的需要，应在生后 4～6 个月开始添加辅食，以补充儿童营养所需，并为断奶作准备。一般在生后 10～12 个月可以断奶，若遇儿童患病或夏季炎热可推迟断奶。目前世界卫生组织推荐母乳喂养可以到 2 岁。

案例展示：该妇女 2 月后再次前来保健机构咨询，现小儿已满月，由于多种原因目前无法实施母乳喂养，要求提供有关代乳品喂养方面的知识。

问题：1. 如何进行代乳品喂养？

2. 辅助食品如何添加？

（二）部分母乳喂养

同时采用母乳与配方奶或兽乳喂养婴儿为部分母乳喂养，分为补授法和代授法。

1. 补授法　母乳不足，每次哺乳后，再补充其他乳品或代乳品。补授时，母乳哺喂次数一般不变，每次先喂母乳，将两侧乳房吸空后，再根据儿童需要补充代乳品，补授的乳量由小儿食欲及母乳量多少而定。

2. 代授法　用配方奶或兽乳替代一次母乳量，为代授法。母乳哺喂次数每日不要少于 3 次，以防母乳分泌量减少。

（三）人工喂养

由于各种原因不能进行母乳哺喂婴儿时，完全采用配方奶或其他兽乳如牛乳、羊乳、马乳等喂哺婴儿，称为人工喂养。人工喂养虽不如母乳喂养质优、经济、方便，但如能选择优质配方奶或其他代乳品，调配恰当，注意消毒，还是能满足婴儿营养需要的，达到生长发育良好的目的。

1. 牛乳的特点

（1）牛乳蛋白质以酪蛋白为主，在胃中形成的乳凝块较大，不易消化。

（2）牛乳脂肪含不饱和脂肪酸少，又无解脂酶，脂肪球大，消化吸收较困难。

（3）牛乳含乳糖少，且以甲型乳糖为主，其可促进大肠埃希菌生长，易致腹泻。

（4）牛乳含锌、铜亦少，含铁量虽与人乳相近，但吸收率仅为人乳的 1/5，且钙、磷的比例不合适，对钙的吸收不利。

2. 牛乳的改造　由于种类的差异，兽乳所含的营养素不适合人类的婴儿。故一般人工喂养和婴儿断离母乳时应首选配方奶。

（1）配方奶粉　又称母乳化奶粉或婴儿乳粉，是以牛乳为基础的改造奶制品，其宏量营养素成分尽量接近于人乳，使之适合婴儿的消化能力和肾功能，同时添加了些重要的营养素，如乳清蛋白、不饱和脂肪酸、乳糖；强化了婴儿生长所需要的微量营养素如核苷酸，维生素 A、D、B，胡萝卜素和微量元素铁、锌、铜、碘等。合理的奶粉调配在保证婴儿营养摄入中至关重要。一般市售配方奶粉配有专用小勺。如盛 4.4g 奶粉的专用小勺，一勺宜加入 30ml 温开水；盛 8.8g 奶粉的专用小勺，一勺宜加入 60ml 温开水（重量比均为 1∶7）。

（2）全牛乳的家庭改造　牛乳成分不适合婴儿，且运输过程又容易被污染，若无条件选用配方奶而采用牛乳喂养婴儿时，必须改造，以矫正其缺点。① 食用牛乳时需加 5%～80%

的糖，以改变牛乳中宏量营养素的比例，利于吸收，软化大便；② 要煮沸消毒，以达到灭菌的要求，且能使奶中的蛋白质变性，使之在胃中不易凝成大块；③ 加水稀释以降低牛奶矿物质、蛋白质浓度，减轻婴儿消化道、肾负荷。稀释奶仅用于新生儿，生后不满 2 周者可采用 2∶1奶（即 2 份牛奶加 1 份水），以后逐渐过渡到 3∶1 或 4∶1 奶，消化力强的婴儿一般在 1 月以后即可给全乳。

3. 婴儿奶量摄入的估计 实际工作中为正确指导家长或评价婴儿的营养状况，常常需要估计婴儿奶量的摄入量。婴儿的体重、RNIs 以及奶制品规格是估计婴儿奶量的必备资料。

（1）配方奶粉摄入量估计 一般市售婴儿配方奶粉 100g 供能约 2029kJ（500kcal），婴儿能量需要量约为 100kcal/kg · d（418.4kJ/kg · d），故需婴儿配方奶粉 20g/kg · d 可满足需要。按规定调配的配方奶蛋白质与矿物质浓度接近于人乳，只要奶量适当，总液量亦可满足需要。

（2）全牛奶摄入量估计 计算每日牛乳、水和糖的需要量，一般按每日所需总能量和总液量来计算。婴儿每日约需能量 400～450kJ/kg，每日需水量 150ml/kg。100ml 含糖 8%牛乳供能量约 418.4kJ（100kcal），故婴儿每日需 8%糖牛乳 100～110ml/kg。全牛奶喂养时，因蛋白质与矿物质浓度较高，不足水分应在两次喂哺之间供给。

4. 其他兽乳 羊乳营养价值较好，蛋白质和脂肪均较牛乳多，且脂肪球小，易消化，山区、牧区农民可自养母羊，挤羊奶喂婴儿。羊奶唯一的缺点是含维生素 B_{12} 及叶酸少，长期饮用可引起巨幼红细胞性贫血，故以羊乳喂养婴儿应另外加添维生素 B_{12} 和叶酸。

5. 代乳品 包括代乳粉、米粉、奶糕、豆浆等。大豆类代乳品营养价值比一般谷类高，大豆含多种必需氨基酸，但脂肪和糖较低，供能较少，且消化吸收不如乳类容易，而谷类以碳水化合物为主，蛋白质偏低，长期单独食用会引起营养不良。

6. 人工喂养注意事项

（1）人工喂养一般宜采用乳品或乳制品作为主食，量和浓度均应根据小儿年龄、体重计算，配方乳按各生产厂说明调配。

（2）奶瓶、奶头等用具需每次喂哺后洗净、煮沸消毒，奶头可待水沸后放入，再煮 5 分钟，最好备每日所需奶瓶、奶头数，每日集中消毒一次。次数和间隔时间同母乳喂养。

（3）奶瓶以直式为宜，奶头软硬应适中，乳头孔大小可根据小儿吸吮能力而定。一般孔开好后，奶瓶盛水倒置，以连续滴出水滴为宜。

（4）每次喂哺前需试乳汁温度，可滴数滴于腕或手背处，以不烫手为宜。

（5）喂奶时乳头一定要充满乳汁，以免吸入空气，并以母亲亲自喂哺为好，以培养亲子感情，有利于婴儿心理发展。

（6）喂奶完毕应直抱婴儿，轻拍背部使其打嗝，然后右侧卧位，以防溢乳致窒息。

（四）辅助食品的添加

随着婴儿的生长，无论哪种喂养方法，均应按顺序添加各种辅助食品，以保证小儿生长发育的需要。

1. 添加辅助食品的目的

（1）补充母乳及牛乳中营养素的不足 如人乳中维生素 D 含量较微，出生 2～4 周后的小儿应加服鱼肝油滴剂，以防维生素 D 缺乏性佝偻病。再如出生后 4 个月的小儿，可添加富含铁质的食品。

(2) 增加营养以满足生长发育 根据英国的研究报道，如每天分泌母乳 800ml，只能满足 3～4 个月婴儿的热量需要，只有母乳分泌量达到每天 1000ml 者才可维持婴儿需要量至 6 个月。这说明母乳的量和质都不能随着婴儿的长大而满足婴儿，会引起营养不良。

(3) 为断奶作准备 随着年龄长大萌出牙齿，以及胃肠道的消化吸收功能逐渐成熟，小儿的饮食从流质过渡到半流质、半固体及泥糊类，最后摄取固体食物而逐渐接近成人。

2. 添加辅助食品的原则 添加辅食应遵循一定的原则，即由少到多、由稀到稠、由细到粗、由一种到多种的原则，并根据婴儿的消化情况而定，每次只添加一种，从少量开始，3～4天或一周后，待小儿适应了再添加另一种。添加必须在婴儿健康时开始，且随时观察大便性状。如有大便异常而不能用其他原因解释时，即应暂停，待大便恢复正常后再从头开始。

3. 添加辅食的顺序 参见表 1－3－1。

表 1－3－1 添加辅食的顺序

月 龄	添加的辅食	供给的营养素
5～6 个月	米糊、乳儿糕、营养米粉、烂粥等 蛋黄、鱼泥、豆腐、动物血、果汁、菜汁、菜泥、水果泥	补充热量 动植物蛋白质、铁、维生素 维生素 A、B、C，膳食纤维，矿物质
7～9 个月	烂面、烤馒头片、饼干 鱼、蛋、肝泥、肉末	增加热量，训练咀嚼能力 补充动物蛋白质，铁、锌，维生素 A、B
10～12 个月	厚粥、软饭、挂面、馒头、面包 碎菜、碎肉、油、豆制品	热量，维生素 B 矿物质、热能、蛋白质、维生素、膳食纤维，训练咀嚼能力

注：断母乳后每天仍应保证 0.25～0.5kg 牛奶或豆浆。

三、背景知识

(一) 幼儿膳食安排

幼儿期生长发育虽较婴儿期为慢，但仍在继续发育，且活动量较婴儿期增多，故仍需供给营养丰富的食物，以保证充足的热量和优质蛋白质补充。乳牙陆续萌出，但尚未出齐，胃肠消化功能仍较年长儿差，而其饮食从乳类为主转为粮食(谷类)为主食，加鱼、肉、蔬菜、油等混合饮食，从流质、半流质转变为半固体、固体食物，故食品须多样化，粗、细粮及荤、素菜要平衡搭配。幼儿每日总热量需要 360～400kJ/kg，蛋白质 2～3g/kg，脂肪 3.5g/kg，糖 12g/kg，三者之比 1∶1.2∶4，进食次数以一日三餐加上、下午点心各一次为宜。同时要创造良好的进食环境，如桌椅高低要合适、餐具要便于使用等。培养良好的饮食习惯，让幼儿参与进食过程，能使幼儿保持旺盛的食欲。要注意避免挑食、偏食和多吃零食。

(二) 儿童营养状况评价原则

儿童营养状况的评价是指对儿童每日平均摄取的营养素与其所需之间是否对称的判断。完善的营养状况评价包括临床评价、营养调查和实验室检查三个部分。

1. 临床评价 临床评价包括营养状况及营养偏离的检查与评估，以及体格发育的评估(见有关章节)。

2. 营养调查

(1) 膳食调查 是指通过对儿童群体或某个儿童每天摄入食物的种类和数量的调查，计算出每人每天摄入的各种营养素和能量，以及各种营养素之间的相互比例关系，并且与国家推荐的膳食供给量进行比较，分析其膳食平衡状况。常用的方式有称重法、询问法和记账法。

1) 称重法：该法适用于集体单位、家庭和个人的膳食调查，将调查对象一日每餐所摄取的各类食物的生重、熟重及未吃完的剩余食物量，根据食物的生熟比例，计算出实际摄入量，然后利用国家制定的《食物成分表》推算出每人一天内的营养素实际摄入量。此法比较准确，缺点是费人力和时间，一般多用于科研。

2) 询问法：是通过问答方式向受检对象了解其膳食情况，方法简单，但不十精确，易受被调查对象对度量判断和记忆力的影响。常用于散居儿童，因家长间隔时间太长记不清，故调查期限以 3～5 天为宜。询问时按谷类、奶类、豆类、鱼类、蛋白、肉类、蔬菜类、水果类、油类、调味品等顺序一一询问，以免遗漏，应努力使所收集的资料准确无误。调查结束时，将调查期间内各同类食物相加，除以调查天数，即得出平均每日各类食物的进食量。

3) 记账法：常用于托幼集体儿童。根据每日各类食物消耗量及每餐用膳人数，计算每人每日进食各类食物量，换算成各类营养素和能量，计算出各类营养素平均供给量，对膳食状况进行评价。此种方法简单，调查期限可以相对较长，因此代表性较强。但记账法要有准确的账目及进餐人数的登记，由于调查期间可能有食物废弃或儿童在外吃零食情况，因此准确性较差。

(2) 膳食评价 将膳食调查结果与 DRIs 比较。

1) 营养素的摄入量：对个体而言，计算出的摄入量低于平均需要量(EAR)时摄入不足的几率高达 50%，必须提高摄入；而摄入量在 EAR 和推荐摄入量(RNI)之间时摄入不足的几率大于 2%～3%。对群体而言，计算出的摄入量低于 EAR 时其在群体中占的百分比数即为摄入不足的比例数；摄入量等于或高于 RNI 时，人群摄入不足的几率较小。当能量摄入＞EAR 时，显示能量摄入足够；当蛋白质摄入大于或等于 RNI 或适宜摄入量(AI)时，显示蛋白质摄入足够；矿物质、维生素摄入应大于或等于 RNI 或 AI。

2) 宏量营养素供能比例：膳食中宏量营养素比例应适当，即蛋白质产能应占总能量的 10%～15%，7 岁以上脂类占总能量的 25%～30%，糖类占总能量的 50%～60%。

3) 膳食能量分布：每日三餐食物供能亦应适当，即早餐供能应占一日总能量的 25%～30%，中餐应占总能量的 35%～45%，点心占总能量的 10%，晚餐占总能量的 25%～30%。

3. 实验室检查 实验室检查的目的是了解机体某种营养素贮存、缺乏的水平，包括生化检查和生理检查。因营养缺乏所引起的生理生化变化，常常发生在形态学变化之前，通过实验方法测定小儿体液或排泄物中各种营养素及其代谢产物或其他有关的化学成分，可了解食物中营养素的吸收利用情况。

(三) 儿童营养基础

营养是指人体获得和利用食物维持生命活动的整个过程，食物中经过消化、吸收和代谢能够维持生命活动的物质称为营养素。营养素分为：能量；宏量营养素(蛋白质、脂类、糖类)；微量营养素(矿物质，包括常量元素和微量元素；维生素)；其他膳食成分(水和膳食纤维)。

1. 儿童能量代谢 能量由食物中的蛋白质、脂肪及碳水化合物供给。能量的单位是千卡(kcal)，或以千焦耳(kJ)为单位，1kcal＝4.184kJ，或 1kJ＝0.239kcal。1g 蛋白质产能量

4.1kcal,1g脂肪产能量9.3kcal,1g碳水化合物产能量4.1kcal。儿童总能量消耗可分为以下五个部分。

(1) 基础代谢率　是指人体在清醒、安静及空腹状况下,于18～25℃环境中,维持生命基本活动所需的最低能量。包括维持体温、肌肉张力、循环、呼吸、胃肠道蠕动及腺体分泌等所消耗的能量。基础代谢所需热量随年龄、性别、体表面积、生长发育、内分泌及神经活动等而不同。小儿基础代谢较成人高10%～15%,一般占人体所耗总能量的50%～60%。

(2) 生长发育所需　本项能量消耗为小儿所特有,且与生长速度的快慢成正比。胎儿生长发育所需能量来自孕母;婴儿生长发育最快,故这部分消耗也多,约占总能量的25%～30%,以后所占比例逐渐减低;青春期,此项比值又猛然增高。

(3) 活动消耗　其多少与身体大小、活动强度、持续时间、活动类型等均有密切关系。此种能量所需波动较大,平均约占总能量的15%～25%。

(4) 食物热力作用　所摄取的食物在体内消化、吸收及利用等过程中所消耗的能量,称食物特殊动力作用。这项耗能占总能量的7%～8%。

(5) 排泄消耗　供给能量的食物大多不能完全消化吸收,其代谢产物亦需从体内排出,此项损失通常不超过总能量的10%,腹泻时粪便中能量丢失增加。

以上五项能量的总和称为小儿总的能量需要。能量的需要量受很多因素的影响,小儿年龄越小,生长发育越快,所需总能量相对较多。简单估计法为:1岁以内婴儿每千克体重每日100kcal,以后每增长3岁,减去10kcal,至15岁时为50～60kcal。

2. 宏量营养素

(1) 蛋白质　蛋白质是机体保证所有细胞构成和功能的重要物质,食物中蛋白质的主要功能是用于机体的生长和组织修复,次要功能是供能,占总能量的8%～15%。1岁内婴儿蛋白质的RNI为1.5～3g/kg・d。婴幼儿生长旺盛,保证优质蛋白质供给非常重要,优质蛋白质应占50%以上。

除需要有与成人相同的8种必需氨基酸外,对婴儿和早产儿来说,组氨酸、牛磺酸也是必需氨基酸。蛋白质含量丰富的食物有乳类、蛋、肉、鱼和豆类等。乳类和蛋类蛋白质具有最适合构成人体蛋白质的必需氨基酸模式,称为优质蛋白质,其所含各氨基酸配比合理,能完全为身体所利用而合成人体蛋白质,生物价值高。

(2) 脂类　脂类包括脂肪(甘油三酯)和类脂(磷脂固醇类和脂蛋白),是机体的第二供能营养素,婴儿期脂肪所提供的能量约占总能量的35%～50%。脂肪还有助于人体对脂溶性维生素的吸收,并有防止散热、保护脏器和关节等作用。类脂质是人体组织细胞的重要组成成分,如细胞膜、神经组织、激素等含有必需脂肪酸、磷脂和糖脂等。

人体不能自身合成必须由食物供给的脂肪酸称为必需脂肪酸,如亚油酸、亚麻酸等。植物油含有的必需脂肪酸较动物油脂为多,如花生油、豆油、芝麻油等。脂类含量丰富的食物除动植物油外,还有乳、肉、鱼、动物内脏等。

(3) 糖类　糖类为供能的主要来源,所供能量约占总能量的55%～65%。婴儿需糖类约为12g/kg・d。糖类主要来自谷类、茎根类食物及食糖,蔬菜和水果中也含少量糖。

3. 微量营养素

(1) 矿物质　矿物质(无机盐、灰分)是人体主要的组成物质。碳、氢、氧、氮约占总体重的96%,钙、磷、钾、钠、氯、镁、硫则占3.95%,以上11种元素为常量或宏量元素,共占99.95%,其余为微量元素,共41种,其中铁、锌、铜、锰、钼、钴、硒、镍、矾、锡、氟、碘和硅为人体必需，称为必要微量元素。矿物质虽不能供能，但有重要的生理功能：① 构成骨骼的主要成分；② 维持神经、肌肉正常生理功能；③ 为多种酶和大分子活性物质的组成成分；④ 调节人体体液渗透压、电解质和酸碱度，使之保持平衡。

(2) 维生素　维生素是维持人体正常生理功能所必需的一类有机物质，在体内含量极微，但在机体的代谢、生长发育等过程中有重要作用。人体代谢中大多数维生素都不能在体内合成，必须依赖从食物中摄取。维生素可分为脂溶性（维生素 A、D、K 和 E）与水溶性（维生素 B 和 C）两大类。脂溶性维生素储存在体内，不需要每日供给，过量可引起中毒，此类维生素缺乏时多发病缓慢。水溶性维生素溶于水，不能储存在体内，需每日供给，不足会迅速发生缺乏症状，过量会排出体外，一般不引起中毒。

4. 其他膳食成分

(1) 水　儿童水的需要量与能量摄入、食物种类、肾功能成熟度、年龄等因素有关。婴幼儿新陈代谢旺盛，需水量相对较多，一般婴儿需水约 150ml/kg·d，1～3 岁幼儿需水约为 110ml/kg·d，以后每 3 岁减少约 25ml/kg·d。

(2) 膳食纤维　膳食纤维主要来自植物的细胞壁，人类肠道不能消化膳食纤维，故常以原形排出。具有生理功能的膳食纤维有：① 纤维素：能吸收水分，增加粪便体积；② 半纤维素：能与铁、锌、钙等阳离子和磷结合，减少其吸收；③ 木质素：能吸附胆酸，减少其重吸收，有利于降低血清胆固醇浓度；④ 果胶：吸水后可形成凝胶，降低食物中糖的密度，减轻食饵性胰岛素的分泌。

四、知识链接

膳食营养素参考摄入量(DRIs)　是一组每日平均膳食营养素摄入量的参考值，包括 4 项内容：① 平均需要量(EAR)：是某一特定性别、年龄及生理状况群体中对某营养素需要量的平均值，摄入量达到 EAR 水平时可以满足群体中 50%个体对该营养素的需要；对个体可以满足自身 50%需要，缺乏的可能性为 50%。② 推荐摄入量(RNI)：可以满足某一特定性别、年龄及生理状况群体中绝大多数(97%～98%)个体的需要。③ 适宜摄入量(AI)：是通过观察或实验获得的健康人群某种营养的摄入量，可能高于 RNI，不如 RNI 精确。④ 可耐受最高摄入量(UL)：是平均每日可以摄入该营养素的最高量。当摄入量超过 UL 时，发生不良反应的危险性增加。

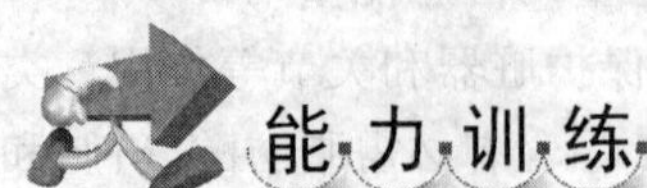

一、单项选择题

1. 在能能量消耗中，哪部分是小儿时期所特有的 ………………………………………… (　　)

A. 基础代谢　　B. 生长发育　　C. 活动所需

D. 食物的热力作用　　E. 排泄损失

2. 下列哪种维生素缺乏会引起夜盲症 ……………………………………………… (　　)

A. A　　B. D　　C. E　　D. K

E. 叶酸

3. 关于初乳的叙述，下列哪项叙述不妥 ……………………………………………… (　　)

A. 含蛋白质少,但以清蛋白为主　　B. 脂肪以不饱和脂肪酸为主
C. 含糖量高,且以甲型乳糖为主　　D. 矿物质含量虽少,但比例适宜
E. 抗体含量丰富,可提高婴儿免疫力

4. 关于母乳的喂养方法,下列哪项不妥 …………………………………………（　　）
A. 出生后 15～30 分钟开奶
B. 以按需哺乳为主,相对按时
C. 每次哺乳不得超过 15～20 分钟
D. 先从一侧乳房开始,不足时再哺另一侧
E. 喂后竖抱婴儿,轻轻拍背,使空气嗳出

5. 牛乳的特点是: ……………………………………………………………………（　　）
A. 酪蛋白含量较多　　B. 以饱和脂肪酸为主
C. 甲型乳糖为主,可促进大肠杆菌的生长　　D. 矿物质含量较多,缓冲力大,不易吸收
E. 以上均是

6. 关于添加辅食的叙述,下列哪项是不正确的 ……………………………………（　　）
A. 补充母乳中营养的不足　　B. 弥补牛乳喂养中营养物的不足
C. 以满足小儿生长发育的需要　　D. 为断奶打好基础
E. 以上均不是

7. 母亲患有下列哪种疾病可继续哺乳 ……………………………………………（　　）
A. 肝炎　　B. 活动性肺结核　　C. 糖尿病
D. 精神病　　E. 上呼吸道感染

8. 关于人工喂养,下列说法不合适的是 ……………………………………………（　　）
A. 奶量应按小儿体重计算　　B. 奶的浓度应按小儿的年龄调配
C. 可让婴儿仰卧喂奶　　D. 乳汁的温度以滴手背不烫为宜
E. 所有用具应消毒灭菌,乳液应低温保存

二、简答题

1. 简述母乳喂养的优点。
2. 简述辅食添加的原则。

三、问答题

有一正常 3 个月婴儿,体重 5kg,需要人工喂养,为能使其正常发育,如何指导其母亲?

（马宁生）

项目二　儿童护理基本技能

任务一　住院患儿的护理

学习目标

知识目标

- 掌握住院患儿的入院护理。
- 熟悉住院患儿的心理护理和沟通技巧。
- 了解儿科医疗机构的设置及护理管理。

能力目标

- 正确应用护理程序对住院患儿进行入院护理。
- 能与患儿进行有效的沟通。
- 能说出儿科医疗机构的组织特点。

一、工作任务描述

案例展示：患儿，女，5月，因“腹泻 3 天”入院。体检发现患儿精神软，前囟略凹。每日解十余次水样或蛋花汤样大便。臀部局部皮肤潮红，并伴有破溃、脱皮和皮疹。测 T38℃，P120 次/分，R32 次/分。入院诊断：小儿腹泻。

工作任务：1. 目前患儿新入院的护理处置。

2. 希望得到住院的相关知识，以便更好地配合治疗。

作为责任护士应该如何运用护理程序对新入院患儿和家长进行入院护理？如何运用专业知识与患儿和家长进行沟通并对患儿进行健康评估？

二、护理工作过程

（一）儿童入院护理

1. 迎接新患儿　接到患儿入院通知后，应根据病情安排好床位，暖箱调节好温度与湿度。同时准备病历一份，填写住院病案及有关表格、入院登记本、诊断卡、床头卡、信息腕带等。患儿进入病房后，护士应以热情的态度、亲切的语言接待患儿及家属。

2. 入院护理评估　入院后护士接收患儿的所有资料（门诊病历、住院证、住院病历首页），为其佩戴信息腕带。引领患儿及家长至病床后，给患儿测量生命体征及体重等。根据病情进行相关护理体检，小婴儿应特别注意是否有皮肤破损和红臀。向患儿及家属进行健康史采集，了解患儿的健康情况、存在问题及身心需要，并问清家长的联系方法。将获取的健康资料进行综合分析，确定护理诊断，拟订护理计划。

3. 环境介绍 向患儿及家属介绍病房环境，引导其熟悉病区环境，如厕所、浴室、护士站、治疗室及有关人员，使患儿尽快适应医院的环境。介绍探视制度和病房有关规章制度。向患儿及家属介绍床单位的设备及使用方法，如呼叫系统的使用等。指导常规标本的留取方法、时间及注意事项等。并根据病情做相应的疾病宣教，要求重点突出，通俗易懂。

4. 清洁护理 若病情允许在24小时内完成患儿的卫生处置工作，如洗头、沐浴或擦浴、剪指(趾)甲、更换衣服等。特别要注重小婴儿耳后、指(趾)缝及腹股沟处皮肤的清洁。

5. 急、重症患儿入院护理 接到通知后迅速准备好床单位，尽量安置在靠近护士站的病室，备好急救器材和药品，通知有关医生，做好抢救准备。患儿进入病室后，密切观察病情变化，并积极配合医生抢救，做好护理记录。

(二) 儿童健康评估

1. 收集资料 资料分为主观与客观两种。主观资料是患儿自身感到的，而别人不一定能觉察得出来的一些资料(即主诉的症状)，如儿童感到疼痛、恶心、全身发冷等。客观资料则是别人可觉察、可验证的材料，即检查发现的事实或体征，如伤口渗出、体温过低、呼吸频率快等。护士必须首先了解患儿的情况，收集与患儿健康有关的资料。

资料的来源包括患儿、家长、其他照顾者及有关医生的叙述和体格检查等得来的资料。

收集资料最常用的方法是交谈、观察与体格检查。交谈指患儿与上述人员进行有目的的谈话，小儿年龄越小，语言表达能力越差，从交谈中取得运用的资料较少。如幼儿只能使用一些简单的句子，学龄前儿童虽能使用较完整的句子，但注意力不集中，语言表达不完整，学龄期小儿才开始能用语言表达自己的感受，逐渐提供一些资料。因此，与患儿父母的交谈很有必要。交谈前，护士要明确谈话目的，拟定所需资料，安排适当的时间、地方。交谈中护士应精神集中，注意倾听，不能随便打断对方的谈话。通过交谈，掌握的资料包括患儿的发病经过，既往史(包括出生史、生长发育史、喂养史、预防接种史等，这些资料是儿科所特有的，必需仔细询问与收集)，过敏史，饮食、排泄、睡眠方式，自理程度，与他人交往及对住院的反应，家庭-社会对患儿关心支持情况等。

观察是通过视、听、触、嗅等感觉器官收集资料。例如，通过视觉了解患儿身体特点、面部表情、行为表现、步态、姿势等。通过听觉，了解是否有喘息、呼吸道有无痰液阻塞、哭声是否有力等。通过触觉，感觉皮肤的温湿度及器官的大小变化。通过嗅觉，了解排出物的气味等。由于小儿的语言表达能力有限，临床观察在儿科显得尤为重要。

护理的体格检查与医疗体检目的不同。后者目的为诊断疾病，而前者是为了对患儿在身、心、社会方面进行功能评估，提出护理诊断。与成人体检不同的是，应注意小儿生长发育情况，并取得患儿及其家长的合作。同时根据小儿年龄的特点及耐受程度，对体检顺序进行适当的调整。如检查小婴儿时，先听诊胸部和心脏，最后再查咽部；幼儿可先检查四肢后再检查其他部分，以减少小儿恐惧。

2. 护理诊断 在取得与患儿健康有关的资料后，进行综合评估，研究分析、确定患儿主要的健康问题，作出护理诊断(包括现存的或潜在的)。这些问题是在护理诊断职能范围之内，并能用护理方法去帮助解决的。

护理诊断包括问题(problem)、病因(etiology)、症状及体征(symptom and sign)三个组成部分,称为PES公式。如一个幼儿患肺炎,他存在的健康问题之一是呼吸道不通畅,这一护理诊断可叙述为:"清理呼吸道无效:与分泌物多、积聚在呼吸道有关:呼吸不畅、有痰鸣。"

护理诊断是一个简明扼要的定义性叙述,需要护士具有一定的理论水平、业务能力与实际工作的经验。在为患儿作护理诊断中,要注意以下两方面的特点:

(1) 患病小儿仍在生长发育过程中　作护理诊断时,不仅要考虑疾病造成的健康问题,也要考虑小儿生长发育的需要及疾病给小儿正常发育带来的影响。如婴儿应注意评价母乳喂养是否有效,小儿是否存在生长发育改变等。

(2) 护理诊断中应包括对家长认知的诊断　小儿不能或不能准确自述病情,缺乏完全自理的能力,主要靠家长照顾。对于小儿患病,家长易产生焦虑、内疚、担忧等情绪;同时,由于缺乏疾病护理的知识,他们感到无能为力。这些不良情绪直接影响到对小儿的照顾质量。因此,儿科护理的对象除患儿外,尚包括对其家长进行心理护理与健康知识的指导,帮助他们解决存在的问题。

3. 护理计划　制订护理计划的目的是为了指导护理行为,使护理工作适合每个患儿的具体需要。此外,记录病情变化的文字材料,也是医护人员之间相互沟通的工具。同时,计划中明确了目标与措施,使执行与评估有所依据。

护理计划的制订,基本分为三步:① 确定护理诊断的先后次序;② 提出护理目标;③ 确定护理措施。

(1) 护理诊断次序　一个患儿可能同时存在几个护理诊断,需根据其重要性和紧迫性排出主次。一般来说,凡是危及患儿生命的问题,如气体交换受损、严重的体液不足等,置于最优先的地位。其他导致身体上不健康或情绪、生活变化等问题,如活动无耐力、皮肤完整性受损等问题可置于次要位置。这样,护士可根据轻重缓急,而采取先后的护理措施。

马斯洛的层次需要理论对护理诊断的排序很有帮助。首先应满足机体最基本的生理需要,即维持生命的基本需要,然后才考虑更高层次的需要。随着患儿病情的变化,护理诊断的先后排序也在不断变化之中,即原来次要的问题在优先考虑的问题解决之后可转变为新的优先问题。

(2) 护理目标　指护理工作预期要达到的结果,可分为长期目标和短期目标。例如,长期目标可能是"患儿恢复右臂的功能",而短期目标则可能是"在3天之内患儿右臂能举过肩"。长期目标很重要,但正确的短期目标更为重要,因能明确地看到患儿是否取得进步,便于评估,同时患儿及其家长可以在短期目标的不断实现下,增强实现长期目标的信心。护理目标应当是可观察到、可测量的,应当是切实可行的。

(3) 护理措施　即制定出协助患儿达到护理目标的具体措施。因此,护理措施是针对护理目标的。一个护理目标,往往需要由几项护理措施来实现。如针对发热的患儿,护士可以采取物理降温、调整饮食及保持皮肤清洁等项措施来达到目标。

4. 执行计划　执行计划,即把护理计划付诸实际行动,以帮助患儿解决存在的或潜在的健康问题。在执行计划过程中,要注意以下几点:

(1) 熟悉患儿的情况　护士首先要熟悉护理病史和护理评估的资料,然后才能正确地落实护理措施。患儿的家庭环境、生活习惯、爱好等各不相同,护士在采取护理措施时,要注意患儿的个性特点,使护理工作取得更好的效果。

(2) 取得患儿和家长的合作　在病情允许时可同意患儿或家长在护士指导下参加部分护理工作,以减少患儿的恐惧、焦虑,增加信心,自觉地配合医护人员的治疗和护理活动。

(3) 继续收集资料　在护理过程中,护士要继续观察患儿情况,了解患儿的问题是否得到解决,患儿的反应如何,并进一步判断原有的护理诊断是否正确、目标能否达到等。

由于小儿病情变化快,因此,在采取措施的过程中,绝不能机械地完成任务,要根据情况灵活处理,并将护理措施的执行情况及患儿的反应做好记录,以随时根据病情变化作出判断,制定新的措施予以解决。

5. 护理评价　护理评价是指对护理目标达到的程度作出客观的判断。其目的是为了总结经验,改进工作,提高护理质量。

评价分为两部分:① 护理目标是否实现;② 根据得出的结果考虑护理工作是否需要改进。

通过评价,可得到以下结果:① 完全实现目标;② 朝着实现目标的方向发展;③ 未实现预定的目标。

达到目标的程度不同,下一步的护理工作也随之不同。

通过评价,证明护理措施实施后,完全实现了目标,则这一护理行动可以结束。若患儿问题有所解决,正朝着实现目标的方向发展,则有关护理行动可以继续。如肺炎患儿的护理目标之一是"保持呼吸道通畅",当采取祛痰、拍背等护理措施后,患儿呼吸状况得以改善,说明这些措施行之有效,在患儿肺炎痊愈以前,仍会有分泌物积聚在呼吸道管腔的可能,因此,这些措施还可继续采用。若评价发现在护理措施实行后未能实现预定的护理目标,应分析原因,考虑所收集的资料是否正确、全面,对患儿的护理估计和护理诊断是否准确,护理目标是否恰当,护理措施是否制定得完善并正确执行了。问题找出后,要在工作上加以改进,或进一步收集资料,重新进行评估和确定护理诊断,或重新确定护理目标,采取更有效的护理措施。

护理程序是对患儿进行有条理、高质量、全面护理的一种方法。它的正确应用,不仅能提高护理质量,促进患儿恢复健康,也会逐渐使护士提高自身的逻辑思维、发现问题和解决问题的能力,提高业务水平及专业技能。

(三) 与儿童沟通的技巧

与小儿沟通过的最根本原则是尊重。护士在与小儿交往过程中应坚持这一原则,并促使家长合作。

1. 主动介绍　初次接触患儿及其家长时的自我介绍对进一步沟通具有重要意义。护士主动介绍自己,亲切询问患儿的乳名、年龄、学校或幼儿园名称等患儿熟悉的生活,可缩短彼此间的距离。同时应鼓励患儿做自我介绍或提出疑问,避免将所有问题只向家长询问,而形成替代沟通的局面,避免挫伤患儿主动合作的积极性。

2. 耐心倾听和交流　沟通中护士应注意倾听,并与患儿交流,特别是学龄期小儿和青少年。小儿是"独特的群体",他们有自己的思想,成人应该关注他们的观点,鼓励他们进一步交谈。

3. 诚信　一般情况下,护士为了保护患儿避免伤害,而不告诉他们真相。其实,最安全的方法是告诉他们事实,再提供必要的支持。给予适当的触摸、温和的表情、简单的问候,可使患儿减轻伤痛,并逐渐接受不愉快的事实。诚信才使患儿感到安全,不可随意向患儿许诺，承诺的事情一定要实现。

4. 保护隐私 与患儿沟通需要保护其隐私，即使年龄小，也有其个人世界，面对外部世界，他们需要宁静的自我空间进行幻想。

5. 尊重其情绪和情感变化 尊重患儿的情绪和情感变化对建立护患关系十分重要。小儿的情绪变化快，有时喜怒无常，应容许小儿在受伤时哭泣、在受挫时表达愤怒。尊重他们的情感并不意味允许小儿的破坏性行为，而是要给予正确的引导，将攻击性行为转化为建设性游戏，或通过积极的语言沟通解决问题，以帮助他们学会控制情绪。

6. 循序渐进 患儿惧怕人际关系的突然变化，他们需要一个过程逐渐熟悉环境。陌生人如果直接接近患儿并交谈，常会使他们感到恐惧，可通过游戏介导与他们逐渐熟悉。

7. 体态动作平等尊重 患儿年龄小、体格小，但仍要平等对待。患儿对非语言性交流高度敏感，谈话时应与其保持同一水平，并保持目光接触，这样可促进交流。

(四) 住院儿童的心理护理

1. 住院婴儿的心理反应及护理

(1) 心理反应　6个月以前患儿住院后如能满足其生理需要就能够安静，但此时婴儿与母亲建立的信任感将被中断，且因住院减少了外界有益的刺激，可影响感知觉和运动方面的发育。6个月以后的患儿对母亲或抚育者的依恋性越来越强，可表现出分离性焦虑，患儿住院后反应强烈，哭闹不止，寻找母亲，拒绝陌生人，如住院时间较长，可表现出不活泼、抑郁、退缩、对周围事物不感兴趣等。

(2) 护理要点　护理首次接触患儿，要了解患儿住院前的习惯，可把患儿喜欢的玩具或物品放在床旁，让患儿对护士有一个熟悉和适应的过程并产生好感。尽量做到由固定的护士对患儿进行连续护理，在治疗和护理的同时，多抚摸、拥抱、亲近患儿，以满足患儿的情感需求，并对护士建立起信任感。提供颜色鲜艳、声音适宜的玩具进行感知觉的刺激，帮助患儿进行动作训练，使患儿得到正常发育。

2. 住院幼儿的心理反应及护理

(1) 心理反应　幼儿住院后产生的心理变化比婴儿更为强烈，会将住院后父母不能陪伴认为是对自己的惩罚，担心遭到父母的抛弃而产生分离性焦虑；对医院环境、生活等各方面均不熟悉，担心自身安全受到威胁；受言语发育程度的影响，在表达需要、与他人交往方面出现困难，感到苦恼；对住院限制其活动产生不满，拒绝接触医护人员。幼儿分离性焦虑具体表现为三个阶段：① 反抗：表现为侵略性、攻击性行为。如用言语攻击陌生人(如"你讨厌、你走开！")，对陌生人进行身体攻击(如手打、脚踢、口咬等)，企图逃跑找父母、回家等。这些反抗行为可持续几小时或几天，拒绝他人的劝阻和照顾，直至精疲力竭。② 失望：患儿在感到没有希望找到父母后，停止哭泣，表现出明显的抑郁、悲伤、不爱说话，对周围事物不感兴趣，并出现逃避压力的行为方式——退行性行为，如指、咬指甲，尿床，拒绝用杯子或碗而用奶瓶等，以得到安慰。③ 否认：住院时间长的患儿可进入此阶段，即把对父母的思念压抑下来，克制自己的情绪，能接受护士对自己的照顾、治疗和护理，以满不在乎的态度对待父母的来院探望和离去。这种行为是一种无可奈何的接受与父母分离的结果，而不是获得满足的表现，他们变得以自我为中心，将重要的情感依附于物质上，一旦达到否认阶段，将对小儿产生极其不利的、难以扭转的甚至永久性的影响。

(2) 护理要点　运用沟通技巧，讲解医院的环境、生活安排，认真倾听患儿述说，了解患儿表达需要的特殊方式，使其获得情感上的满足，缓解焦虑情绪。对患儿入院后出现的反抗、哭闹等行为给予理解，允许其发泄不满。为患儿创造表现其自主性的机会，如自己吃饭、穿衣或参与个人清洁等，以满足其独立行动的愿望。如发现患儿有退行性行为时，给予抚摸、拥抱，以暗示和循循善诱的方法帮助患儿疏泄其内心郁积的压抑，激发其情绪释放，帮助其恢复健康。

3. 住院学龄前期小儿的心理反应及护理

（1）心理反应　学龄前期小儿住院后分离性焦虑表现较温和，如悄悄哭泣、难以入睡等，或把情感和注意力更多地转移到游戏、看书、绘画等活动中。由于对陌生环境不了解、对疾病与住院不理解、因疾病及治疗破坏了身体的完整性、怀疑被父母遗弃和受到惩罚等而产生恐惧心理。

（2）护理要点　应关心、爱护、尊重患儿，用患儿容易理解的语言介绍病房的环境、相关医护人员和其他室友，说明住院的原因、各种操作的必要性，为患儿提供自我选择的机会。酌情组织适当的游戏并鼓励患儿参加力所能及的自我护理，尽量使患儿表达感情、发泄恐惧和焦虑情绪，树立自信心。

4. 住院学龄期小儿的心理反应及护理

（1）心理反应　患儿住院后因与同学、伙伴分离而感到孤独；担心学习成绩落后而产生焦虑；由于对疾病缺乏了解而忧虑自己会残疾或死亡，或因害羞而不愿配合体格检查；有些患儿会因自己住院给家庭造成沉重的经济负担而感到负疚。学龄期患儿心理活动虽多，但表现往往比较隐匿，常努力做出若无其事的样子来掩盖。病情较重、年龄较大的患儿会出现焦虑、抑郁、睡眠障碍，甚至有怀疑、悲观、失望、痛苦及对死亡的探究等心理反应，如长期存在将严重影响小儿正常心理发育，出现心理偏差。

（2）护理要点　向患儿介绍有关病情、治疗和住院的目的，讲解健康知识，解除患儿的顾虑，增加信任感和安全感。鼓励患儿与伙伴、同学保持联系，允许他们来院探望，如病情允许可帮助患儿补习功课。进行体格检查及各项操作时，要做好解释工作，保护患儿的隐私，给患儿一定的自主选择权。及时帮助患儿调整情绪，创造轻松、愉快的环境，使患儿保持积极、乐观、稳定的心理状态。

（五）小儿用药护理

要根据小儿年龄、病种、病情及一般情况慎重选用药物，不能滥用，合并使用药物不宜过多，注意药物配伍禁忌。

1. 药物的选择

（1）抗感染药物　抗生素可引起肠道菌群失调，甚至引起真菌感染；卡那霉素、庆大霉素可引起听神经和肾损害；氯霉素可抑制造血功能，使白细胞降低；磺胺类药物易在泌尿道内形成结晶，引起血尿、尿痛、尿闭等，还可抑制造血系统，引起白细胞减少等。一般感染可选用一种抗生素，重症可用两种，用量应适当，疗程应充足，以免细菌产生耐药性或早停药引起复发。

（2）退热药　小儿急性感染时多伴发热，高热易引起惊厥，故儿科常用退热药。由于阿司匹林不良反应较多，目前大多选用对乙酰氨基酚，剂量不可过大，急需降温时可用安乃近滴鼻或肠溶栓剂。

（3）镇静止惊药　患儿发生高热、烦躁不安、剧咳不止、频繁呕吐及惊厥等可用镇静止惊药。常用的药物有水合氯醛、苯巴比妥、地西泮、氯丙嗪、异丙嗪等。婴幼儿一般禁用吗啡，因其可抑制呼吸。

(4) 祛痰、镇咳、止喘药　婴幼儿支气管较窄,又不会咳痰,炎症时易发生阻塞,引起呼吸困难。一般用祛痰药或超声雾化吸入,使分泌物稀释,易于咳出。

(5) 止泻药与泻药　腹泻患儿不宜首选止泻药,以免加重中毒症状。小儿便秘多采用饮食调整或用栓剂,很少应用泻药。

(6) 肾上腺皮质激素　短疗程常用于过敏性疾病、重症感染性疾病,长疗程则用于治疗血液病、肾病综合征及自身免疫性疾病。在使用中要重视激素的副作用。水痘患儿禁用激素,以防疾病扩散加重病情。

2. 药物剂量的计算　小儿在不同年龄期各个器官成熟程度、生理功能都不尽相同,对药物解毒和排泄功能也不如成人完善,故用药也就互有差异,计算方法也较成人复杂。

最常见的方法是按体重折算,即每日剂量＝体重(千克)×每千克每天的药量即可,然后再分次服用。如某5kg小儿因病需要服红霉素。红霉素的药量为每千克每天约20～30mg,则每天口服红霉素的总量为:(20～30)×5＝100～150(mg)。

另外,还有一种比较简单的方法是按成人剂量折合。公式为:小儿用药量＝成人剂量×小儿体重数÷50,如红霉素成人每日服2g,那么10kg的小儿每日服药量为:2×10÷50＝0.4(g)即400mg。

第三种方法是按体表面积计算,适合于小儿时期的各年龄组,是比较合理的计算方法。这种方法计算复杂,多在医院使用。

总之,小儿药量计算方法虽然不难,但由于疾病不同、体质不同,同时还有个体差异,故一般情况下小儿应按医嘱用药。

3. 给药方法　见下面内容。

三、知识拓展

➤➤➤ 儿科医疗机构的设置及护理管理 ➤➤➤

(一) 儿科门诊

方便患者是医院门诊、候诊、就诊环境营造的宗旨,要求做到美观、整洁、安静、舒适,布局合理,备有醒目的标志和指路牌。

门诊设有挂号处、收费处、化验室、药房、综合治疗室与分科诊察室等。诊察室应备诊察床,床前有遮隔设备;室内设洗手池,桌面整洁,各种检查用具及化验单、检查申请单、处方等应放置有序。

1. 预检分诊　主要目的是检出传染病和协助患儿家长选择就诊科别,以减少患儿之间的交叉感染和就诊时间,争取抢救机会。

2. 门诊部　门诊部设有体温测量处、候诊室、诊查室、化验室、治疗室、饮水处等。各室的布置要符合小儿心理特点,营造使小儿愉快的氛围。

(二) 儿科急诊

急诊科一般设有预检处、诊疗室、治疗室、抢救室、监护室、观察室、清创室等,儿童医院的急诊还配有药房、化验室、X射线室、心电图室、挂号室及收款室等,形成一个相对独立的单位。

急诊科设有一定数量的观察床,置于急诊观察室,收治暂不能确诊或已明确诊断、病情危重但暂时住院困难者留院观察。留观时间一般为3～7天。护理人员应对留观患儿进行入室登记，为其建立病案，认真填写各项记录，书写留观室病情报告。对留观患者要主动巡视、密切观察，及时执行医嘱，做好护理和病区管理工作。

(三) 儿科病房

病区是住院患者接受诊疗、护理及休养的场所，也是医护人员全面开展医疗、预防、教学、科研活动的重要基地。

设置和布局：每个病区设有病室、治疗室、抢救室、危重病室、医护办公室、配膳室、盥洗室、游戏室、库房、厕所及医护休息室、示教室等。

大病室设病床 4～6 张，小病室设病床 1～2 张。床间距为 1 米。病室之间采用玻璃隔墙，便于医护人员观察患儿及患儿间彼此交流。

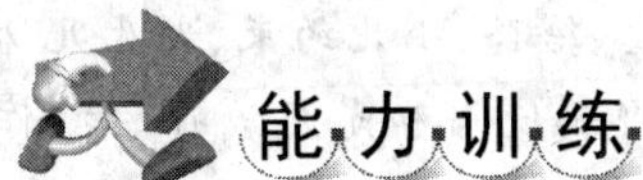

一、单项选择题

1. 儿科门诊设预诊处的目的不包括 ……………………………………………（ ）
   A. 能使诊治工作顺利而有秩序地进行
   B. 及早发现和隔离传染病以预防交叉感染
   C. 及早发现危重患儿，使之得到及时抢救
   D. 协助家长鉴别患儿所需诊治的科别
   E. 及时做出正确诊断
2. 关于儿科急诊护理，错误的是 ……………………………………………（ ）
   A. 建立抢救护理常规　　B. 抢救时的口头医嘱要复述
   C. 注意隔离，防止交叉感染　　D. 掌握急诊抢救质量 5 要素
   E. 患儿应按就诊次序就诊
3. 关于儿科病房设置叙述正确的是 …………………………………………（ ）
   A. 医护人员办公室应设在病区人口　　B. 配膳室最好设在病房的中部
   C. 病房内设有儿童游戏室　　D. 大病室设病床 8 张
   E. 病床间距为 1.5m
4. 下列哪项不是儿科抢救室的设置（ ）
   A. 人工呼吸机　　B. 心电监护仪
   C. 气管插管用具　　D. 供氧设施
   E. 婴儿玩具箱
5. 室内需每日紫外线照射 2 次的是 …………………………………………（ ）
   A. 普通病室　　B. 危重病室
   C. 新生儿病室　　D. 配膳室
   E. 治疗室
6. 小儿药量计算方法中，最常用、最基本的是 ……………………………（ ）
   A. 按年龄计算法　　B. 按体重计算法
   C. 按身高计算法　　D. 按体表面积计算法
   E. 按成人剂量折算法

任务二　儿科常用护理技术操作

学习目标

知识目标

● 掌握小儿体重测量法、给药法、约束法、新生儿沐浴法、儿童床使用法、臀红护理法、静脉穿刺法、小儿头皮静脉输液法、新生儿暖箱使用法和光照疗法。

能力目标

● 能独立完成小儿体重测量、给药、小儿约束、新生儿沐浴、儿童床使用、臀红、静脉穿刺、小儿头皮静脉输液、新生儿暖箱使用和光照治疗的操作，做到态度认真、关心患儿、动作连贯、操作规范、过程完整、效果确实。

一、工作任务描述

案例展示：患儿，女，9个月，腹泻一周，臀红三天进行住院治疗，现在需要输液，对该病例应采取哪些护理技术?

二、常用护理技术操作内容

(一) 常规测量

1. 体重测量

(1) 目的　评价小儿体格发育和营养状况，为临床观察病情变化、用药、输液、奶量计算提供依据。

(2) 操作前准备

1) 用物准备：磅秤：① 盘式杠杆秤：载重10～15kg，婴儿使用。② 坐式杠杆秤：载重20～30kg，幼儿使用。③ 站式杠杆秤：载重50kg，3～7岁小儿使用；载重100kg，7岁以上小儿使用。尿布、衣服或毛毯、清洁布、记录本。

2) 环境准备：室内安静、整洁，光线充足。温、湿度适宜。

3) 护生准备：按护士素质要求做好准备，仪表大方，举止端庄，态度和蔼，言语温和恰当；服装、鞋帽整洁；洗手、戴口罩。

(3) 方法与步骤　小儿体重测量方法见表2-2-1。

表2-2-1　小儿体重测量方法

操作步骤	注意事项
1. 婴儿测量法 (1) 把清洁布铺在婴儿磅秤的秤盘上，调节指针到零点	· 测量体重前必须校正磅秤 · 每次测量应在同一磅秤、同一时间进行，以晨起空腹排尿后或进食后2小时为佳

续　表

操作步骤	注意事项
(2) 脱去婴儿衣服及尿布,将婴儿轻放于秤盘上,观察重量,准确读数至10g (3) 记录测量结果 2. 幼儿以上小儿测量法 (1) 1～3岁可坐位测量,坐稳后观察重量,准确读数至50g (2) 3岁以上可站式测量,小儿站立于站板中央,两手自然下垂,站稳后观察重量,准确读数至100g (3) 记录测量结果	· 若天气寒冷、体温偏低或病重婴儿,先称出婴儿衣服、尿布、毛毯的重量,然后给婴儿穿上称过的衣服,包好毛毯再测量重量,减去衣服重量即得婴儿体重 · 测量体重应注意安全,不合作或病重的患儿,由成人抱着一起称重,称后减去衣服及成人体重即得小儿体重 · 测量时小儿不可摇动或接触其他物体 · 测得数值与前次差异较大时,应重新测量核对,小儿体重变化较大应报告医生

2. 身高(长)测量

(1) 目的　评价小儿骨骼发育状况;为疾病判断提供依据。

(2) 操作前准备

1) 用物准备:测量器具:① 身长测量板:3岁以下小儿卧位测量用;② 立位测量器(或有身高测量杆的磅秤):3岁以上小儿立位测量用;③ 清洁布、记录本。

2) 环境、护生准备:同体重测量。

(3) 方法与步骤　小儿身高(长)测量方法见表2-2-2。

表2-2-2　小儿身高(长)测量方法

操作步骤	注意事项
1. 卧位测量法 (1) 将清洁布铺在测量板上 (2) 脱去小儿鞋、帽,将其仰卧于测量板上 (3) 将小儿头扶正,头顶轻贴测量板顶端 (4) 一手按住小儿双膝使双下肢伸直,一手推动滑板贴于足底,读出身长厘米数 (5) 记录测量结果	· 由于婴幼儿易动,推动滑板时动作应轻快,并准确读数
2. 立位测量法 (1) 脱去小儿鞋、帽,取立正姿势,站在立位测量器或有身高测量杆的磅秤上,双眼平视正前方,双臂自然下垂,足跟靠拢,足尖分开约60° (2) 将推板轻轻拉至头顶,读出身高厘米数 (3) 记录测量结果	· 小儿立为测量时头部保持正直的标准是眼眶下缘与耳孔上缘在同一水平线 · 小儿身体站直的标准是将足跟、臀部、两肩胛、枕骨粗隆均同时紧贴测量杆 · 推板应与测量杆呈90°

(二) 给药法

1. 口服法　口服法是临床普遍使用的给药方法,其特点是使用方便,对患儿的身心不良影响较小,故只要条件许可应尽量使用口服给药。患儿服药时可先将药片研碎加糖水调匀,喂时抬高婴儿头部或抱起婴儿,用滴管或去掉针头的注射器喂服,以避免呛咳。若用药匙喂药,应从婴儿的口角处顺口颊方向将药液慢慢倒入,待药液咽下后再将药匙拿开,若小儿一时不吞咽,则用拇指和食指轻捏小儿双颊,使之吞咽。对年长儿则应鼓励并教其自己服药。

2. 注射法 注射法多用于急、重症患儿或不宜口服药物的患儿。主要采用肌内注射、静脉推注和静脉滴注。其特点是起效快，但易造成患儿恐惧，故使用前应对患儿作适当的解释，多给予鼓励。肌内注射一般选择臀大肌外上方，对哭闹挣扎的婴幼儿，可采取"三块"的注射技术，即进针快、注药快、拔针快，以缩短时间，防止发生意外。静脉推注多在抢救时使用，在推注过程中速度要慢，避免药液外渗。静脉滴注应用广泛，不仅用于静脉给药，而且还用于补充液体、热量及各种营养等，应用时要注意保持液路的通畅，根据病情需要调整滴速。

3. 外用药 外用药分水剂、粉剂、膏剂等，以软膏最常用。因小儿皮肤、黏膜柔嫩，血管丰富，外用药较易吸收，故应用时注意药物的浓度、剂量，以防过量中毒。同时应用时可根据用药部位的不同，对患儿进行适当约束，以免因患儿抓摸使药物误入眼、口而发生意外。

4. 其他 雾化吸入主要用于呼吸系统疾病的患儿，灌肠给药应用较少，含剂、漱剂主要用于年长儿。

(三) 约束法

约束是为了限制患儿活动，确保诊疗、护理操作的顺利进行；保护意识不清、躁动不安患儿安全；保护伤口及敷料，以免抓伤或感染。

1. 操作前准备

(1) 用物准备　大毛巾或床单、小夹板、手足约束带、绷带、棉垫、2.5kg 重砂袋(用便于消毒的橡胶布缝制)、布套。

(2) 护生准备　按护士素质要求做好仪表和态度准备；评估患儿病情，向家长解释约束的目的和注意事项。

2. 方法与步骤 各种约束方法与步骤见表 2-2-3。

表 2-2-3　各种约束法方法与步骤

操作步骤	注意事项
1. 全身约束法	
(1) 折叠大毛巾或床单，宽度以能盖住患儿肩至足跟部为宜	• 约束时向家长解释约束的原因、目的、时间等，并做好记录
(2) 置患儿于大毛巾中间，操作者站在患儿右侧，将大毛巾紧裹患儿右侧上肢、躯干和双下肢，经胸、腹部至左侧腋窝处，将大毛巾整齐地压于患儿身下	
(3) 再将大毛巾左侧边紧裹患儿左侧肢体，经胸压于右侧背下，如患儿活动剧烈，可用步带围绕双臂大活结系好	• 包裹松紧适宜，避免过紧影响呼吸及血液循环，过松则失去约束意义
2. 手或足约束法	• 保持患儿姿势舒适，定时给予短时的姿态改变，减轻疲劳
(1) 约束带法：置患儿手或足于约束带甲端中间，将乙、丙两端绕手腕或踝部对折后系好，松紧度以手或足不易脱出且不影响血液循环为宜，将丁端系于床缘上	
(2) 双套结约束法：先用棉垫包裹手腕或踝部，再用宽绷带打成双套结，套在棉垫外稍拉紧，以既不脱出又不影响血液循环为宜，然后将带子另一端系于床缘上	• 结扎时松紧度适宜，一般以能伸入1～2指为宜，避免过紧损伤患儿皮肤及影响血液循环，过松则失去约束意义
(3) 夹板法：用于四肢静脉输液时约束腕关节或踝关节。在输液的肢体下放置一长度超过关节处、衬有棉垫的小夹板，用绷带或胶布固定	
(4) 手套法：戴并指手套，避免指甲抓伤皮肤或伤口	

续　表

操作步骤	注意事项
3. 砂袋约束法：根据部位不同，决定沙袋的摆放位置 （1）固定头部、防止其转动时，用两个砂袋呈“人”字形摆放在头部两侧 （2）保暖，防止患儿将被子踢开，可将两个砂袋分别放在患儿两肩旁，压在棉被上 （3）侧卧避免其翻身时，将砂袋放于患儿背后	• 约束期间保持患儿舒适体位，随时观察约束部位皮肤颜色、温度，掌握血液循环情况。每2小时解开放松一次，并协助患儿翻身；若发现肢体苍白、麻木、冰冷时，应立即放松约束带。必要时进行局部按摩，以促进血液循环

（四）新生儿沐浴

目的是保持小儿皮肤清洁、舒适；协助皮肤的排泄和散热，促进血液循环，观察皮肤及全身情况。

1. 操作前准备

（1）用物准备　① 棉布类：婴儿尿布、衣服、大毛巾、毛巾被及包布、系带、面巾1块、浴巾2块；② 护理盘：内备梳子、指甲剪、棉签、液状石蜡、鱼肝油、滑石粉、中性肥皂或沐浴露；③ 浴盆：内备温热水（2/3满），洗时水温冬季为38～39℃，夏季为37～38℃，另备一壶50～60℃热水随时添加；④ 其他：必要时准备床单、被套、枕套、磅秤等。

（2）关好门窗　调节室温至27℃左右。

（3）护生准备　同前。

2. 方法与步骤　婴儿盆浴的具体方法与步骤见表2-2-4。

表2-2-4　婴儿盆浴的方法与步骤

操作步骤	注意事项
1. 准备：将用物携至床边并按顺序摆好，浴盆置于床边凳上或操作台上 2. 脱衣：将盖被折成三折放在床尾，脱去婴儿衣服，保留尿布，用大毛巾包裹婴儿全身 3. 擦洗面部：用单层面巾由内眦向外眦擦拭眼睛，更换面巾部位擦拭另一眼，然后擦耳及面部，用棉签清洁鼻孔	• 婴儿盆浴于喂奶前或喂奶后1小时进行，以免呕吐和溢奶 • 盆浴时尽量减少小儿身体暴露，注意保暖，动作轻快 • 擦洗面部时禁用肥皂。耳、眼内不得有水或肥皂沫进入
4. 清洗头部：抱起婴儿，左手托住枕部，腋下夹住躯干，左手拇指和中指分别折耳郭以堵住外耳道口。右手将肥皂涂于手上，洗头、颈、耳后，然后用清水冲洗后用毛巾吸干。较大婴儿可用前臂托住上身，将下半身托于腿上	• 对头顶部的皮脂结痂不可用力清洗，可涂液状石蜡浸润，待次日轻轻梳去痂皮后再予洗净
5. 清洗身体：在盆底内铺垫一块浴巾，以免婴儿滑跌。移开大毛巾及尿布，以左手握住婴儿左肩及腋窝处使其劲枕于手腕处，用右手握住左腿靠近腹股沟处使其臀部位于手掌上，右前臂托住双腿，轻放婴儿于水中。松开右手，用毛巾淋湿婴儿全身，抹肥皂按顺序洗颈下、胸、腹、腋下、臂、手、会阴、臀部、腿、脚，随洗随用清水冲净 6. 清洗背部：右手从小儿前方握住小儿左肩及腋窝处，使小儿头颈部俯于护士右前臂，左手抹肥皂清洗小儿后颈及背部	• 在清洗全身过程中，操作者左手始终将婴儿握牢，只在洗背部时，左、右手交接婴儿，使其头靠在手臂上 • 清洗时注意洗净皮肤褶皱处，如颈部、腋下、腹股沟、手指及足指缝等
7. 出盆检查：按放入水中的方法迅速抱出婴儿，用大毛巾包裹全身并将水分吸干，用棉签蘸水擦净女婴大阴唇及男婴包皮处污垢；对全身各部位进行检查，必要时测体重 8. 整理：为小儿更换衣服、尿布，必要时修剪指甲。整理床单位，洗手，记录	• 全身检查按从上到下的顺序进行 • 注意观察全身皮肤情况，如发生异常及时报告医生

(五) 儿童床使用法

1. 目的 保持病室清洁、整齐、美观;为患儿准备舒适、整洁的床铺。

2. 操作前准备

(1) 用物准备 儿童床或婴儿睡床、床垫、床褥、童毯、被套、床单、橡胶单、大单、中单、枕套、床头柜及床旁椅、床刷及刷套。将用物按取用顺序放好。

(2) 环境准备 打开窗户,保持室内空气流通及适宜的温、湿度。

(3) 护生准备 同体重测量。

3. 方法与步骤 儿童床使用方法与步骤见表 2-2-5。

表 2-2-5 儿童床使用方法与步骤

操作步骤	注意事项
1. 铺婴儿睡床 铺婴儿床操作时需要放下两侧栏杆,铺完后拉起床栏杆,其他操作步骤与"基础护理"的铺床术相同 2. 更换小儿应用床床单 (1) 将用物放床旁椅上,搬椅至床尾,放下近侧床栏杆,拆松脏床单、中单的四边 (2) 将能坐起的患儿抱至床尾与对侧栏杆的三角区内,暂用中单略加约束于床栏;不能坐起的患儿用大毛巾将其暂行全身约束,横放于床尾处 (3) 除去脏被套,放在床下横杆处,将棉被放在床旁椅搬至原处 (4) 整理床单及用物	· 铺婴儿睡床时,被筒应小而严紧,以起到保暖作用 · 更换幼儿应用床床单时,动作应轻巧、迅速,注意安全,避免患儿受凉 · 患儿进食或治疗时暂停操作

(六) 臀红护理

臀红是婴儿臀部皮肤长期受尿液、粪便及漂洗不净的湿尿布刺激、摩擦,或局部湿热如用塑料膜、橡胶布等,引起皮肤潮红、溃破甚至糜烂及表皮剥脱的现象,又称尿布皮炎。臀红多发生于外生殖器、会阴及臀部,皮损易继发感染。

1. 臀红分类

(1) 轻度 主要为表皮潮红。

(2) 重度 又分为三度:重Ⅰ度表现为局部皮肤潮红,伴有皮疹;重Ⅱ度除以上表现外,并有皮肤溃破、脱皮;重Ⅲ度局部大片糜烂或表皮剥脱,可继发感染。

2. 臀红预防

(1) 保持臀部清洁干燥,勤换尿布。

(2) 腹泻患儿应勤洗臀部,涂油保护。

(3) 勿用油布或塑料布直接包裹患儿臀部。

(4) 应选用质地柔软吸水性强的棉织品做尿布或吸水、透气性好的尿布产品。

(5) 洗涤尿布应漂净肥皂沫。

3. 臀红护理

(1) 目的 保持臀部皮肤清洁、干燥,减轻患儿疼痛,促进受损皮肤康复。

(2) 操作前准备

1）用物准备：尿布、面盆内盛温开水、小毛巾、尿布桶、棉签、药物（0.02%高锰酸钾液、紫草油、3%～5%鞣酸软膏、氧化锌软膏、鱼肝油软膏、康复新溶液、硝酸咪康唑霜等）、弯盘、红外线灯或鹅颈灯。

2）环境准备：关上窗户。保持室内适宜的温度和湿度。

3）护生准备：除前所述自身准备外，评估患儿年龄和病情，向家长解释注意事项。

（3）方法与步骤　臀红护理方法与步骤见表2-2-6。

表2-2-6　臀红护理方法与步骤

操作步骤	注意事项
1. 备好用床，按操作顺序将用物放于治疗车上，推至床旁，降下床栏杆	· 重度患儿所用尿布应煮沸、消毒液浸泡或阳光下暴晒以消毒灭菌
2. 轻轻掀开患儿下半身盖被，解开污湿尿布，用上端尚洁净处的尿布轻擦会阴及臀部，对折盖上污湿部分垫于臀下	· 臀部清洗时禁用肥皂，并避免用小毛巾直接擦洗
3. 用手蘸温水清洗臀部，并用软毛巾吸干水分，取出污湿尿布，卷折放入尿布桶内	· 暴露时应注意保暖，一般每日2～3次
4. 用清洁尿布垫于臀下，条件许可时将臀部暴露于空气或阳光下10～20分钟	· 照射臀部时必须有护士守护，避免烫伤；如是男婴，用尿布遮住会阴部
5. 重度臀红者可用红外线灯或鹅颈灯照射臀部10～15分钟，灯泡25～40W，灯泡距臀部患处30～40cm	· 酌情选择油类或药膏：轻度臀红涂紫草油或鞣酸软膏；重Ⅰ、Ⅱ度涂鱼肝油软膏；重Ⅲ度涂鱼肝油软膏或康复新溶液，每日3～4次，继发感染时，可用0.02%高锰酸钾溶液冲洗并吸干，然后涂红霉素软膏或硝酸咪康唑霜（达克宁霜），每日2次，用至局部感染控制止
6. 暴露或照射后将蘸有油类或药膏的棉签贴在皮肤上轻轻滚动涂药，用后的棉签放入弯盘内	· 涂抹油类或药膏时，不可在皮肤上反复涂擦，以免加剧疼痛和导致脱皮
7. 给患儿松兜尿布，拉平衣服，盖好被子	
8. 整理用物并记录	

（七）静脉穿刺术

1. 颈静脉穿刺方法

（1）目的　取血样本，为诊断及治疗疾病提供依据。适用于婴幼儿或肥胖儿童。

（2）取样前准备

1）用药准备：治疗盘内盛一次性无菌性注射器（5ml或10ml）、无菌镊子及泡镊筒（盛消毒溶液）、2%碘酊、70%乙醇、干棉球、棉签、胶布、无菌手套，做血培养时应备酒精灯、火柴。

2）护生准备：洗手、戴手套，其余同前。

（3）方法与步骤　颈外静脉穿刺术操作步骤见表2-2-7。

表2-2-7　颈外静脉穿刺术的方法与步骤

操作步骤	注意事项
1. 按全身约束法包裹患儿，取仰卧位放于治疗台上，肩齐台沿，头偏向一侧，肩下垫小枕。助手站在患儿足端，用两臂按住患儿身躯，两手扶着面颊与枕部（勿蒙住其口、鼻），使头部稍垂于治疗台边沿下，以充分暴露颈外静脉	· 做好患儿及家长的解释工作，缓解其紧张情绪；操作前做到核对无误 · 有严重心肺疾病、新生儿、病情危重以及有出血倾向的患儿禁用

续 表

操作步骤	注意事项
2. 操作者站在患儿头部，选择穿刺点于下颌角和锁骨上缘中点连线之上1/3处，常规消毒皮肤后，戴无菌手套，左手食指压迫颈外静脉近心端，右手持注射器，待患儿啼哭静脉显露最清晰时于颈外静脉外缘针头与皮肤呈30°沿血液回心方向进针，有回血后固定针头，抽取所需血量拔针 3. 用消毒干棉球压迫局部2～3分钟。检查局部无出血后，送回病室。血标本送检 4. 安抚患儿，平整衣服，整理用物	· 固定体位后应立即操作，以防患儿头部下垂时间过长影响头部血液回流 · 要求操作者技术熟练。若穿破静脉会引起血肿，甚至压迫气管，妨碍呼吸。一旦局部静脉穿破，立即加压止血，待止血后更换对侧采血 · 严格执行无菌操作，防止感染。穿刺时应随时观察患儿面色和呼吸情况，发生异常立即停止操作

2. 股静脉穿刺术

（1）目的　采血标本，为诊断及治疗疾病提供依据。适用于婴幼儿。

（2）操作前准备　操作前准备同颈外静脉穿刺。

（3）方法与步骤　股静脉穿刺术操作步骤见表2-2-8。

表2-2-8　股静脉穿刺术的方法与步骤

操作步骤	注意事项
1. 清洗患儿会阴部及腹股沟区皮肤，换尿布 2. 患儿仰卧，垫高穿刺侧臀部。助手站在头端，用双肘及前臂约束患儿躯干及上肢，两手分别固定患儿两腿使之呈青蛙状，即外展、外旋，膝关节屈曲呈直角 3. 操作者站在足端，常规消毒穿刺部位皮肤和操作者左手食指 4. 穿刺 （1）垂直穿刺法：操作者左手食指在腹股沟中1/3与内1/3交界处触到股动脉搏动点，再次消毒穿刺点及术者手指，右手持注射器沿股动脉搏动点内侧0.3～0.5cm处垂直刺入，感觉无阻力见回血后固定，抽足所需血量后拔针 （2）斜刺法：在腹股沟下约1～3cm处，针头与皮肤呈45°向股动脉搏动点内侧0.3～0.5cm处向心方向刺入，其余操作同垂直穿刺法 5. 拔针后立即用消毒干棉球加压止血3～5分钟，确认无出血方可放松。将抽取的血液沿试管壁缓慢注入试管，送检 6. 安抚患儿，平整衣服，整理用物	· 有出血倾向或凝血功能障碍者禁用此法，以免引起出血不止 · 严格执行无菌操作，防止感染 · 穿刺前用尿布包裹好会阴部，以免排尿时污染穿刺点 · 若回血呈鲜红色，表明误入股动脉，应立即拔出针头，用无菌纱布压迫5～10分钟，直到无出血为止 · 若穿刺失败，不宜在同侧多次穿刺，以免形成血肿，保护穿刺针孔勿被尿液污染

（八）小儿头皮静脉输液法

小儿头皮静脉极为丰富，分支甚多，互相贯通交错成网，且静脉表浅易见，不易滑动易固定，用头皮静脉输液便于保暖，不影响小儿肢体活动及其他诊疗和护理工作，最适用于新生儿、婴幼儿静脉输液。常选用额上静脉、颞浅静脉及耳后静脉等。

1. 目的　维持体液平衡，使药物快速进入体内。

2. 操作前准备

（1）用物准备　输液器、液体及药物。治疗盘内置70％乙醇、棉签、弯盘、胶布、无菌巾内放已吸入生理盐水或10%葡萄糖10ml的注射器、棉球、硅胶管头皮针、输液器、备皮用物，必要时备约束用品。

（2）护生准备 洗手，戴口罩、帽子。

3. 方法与步骤 小儿头皮静脉输液的方法与步骤见表2-2-9，小儿头皮静脉与动脉的鉴别见表2-2-10。

表2-2-9 小儿头皮静脉输液的方法与步骤

操作步骤	注意事项
1. 患儿仰卧或侧卧，头垫小枕，助手固定其肢体、头部。必要时采用全身约束法 2. 操作者立于患儿头部，必要时剃去局部头发，仔细选择静脉，用70%乙醇消毒皮肤，再次查对 3. 注射器抽取生理盐水接上头皮针，排尽空气；操作者以左手拇指、食指分别固定静脉两端皮肤，右手持针，在距静脉最清晰点向后移0.3cm处将针头近似平行刺入头皮，然后沿静脉向心方向穿刺，有落空感同时有回血时再进针少许。血管细小或充盈不全常无回血，可用注射器轻轻抽吸，亦可推入极少量液体，如局部无隆起，推之畅通无阻，即证实穿刺成功，缓慢推注液体 4. 固定方法及余下操作步骤同成人周围静脉输液法	· 输液前争取患儿合作，不合作的给予适当约束，必要时使用镇静剂 · 严格执行查对制度和无菌操作原则，合理分配加入的药物并注意配伍禁忌 · 注意鉴别头发静脉与动脉（表2-2-10） · 穿刺前应仔细检查并排尽输液管内空气；穿刺中注意观察病情，注意患儿的面色和一般情况 · 需24小时输液者，应更换输液装置，若超过48小时应更换注射部位及输液管。需长期输液者，要注意保护和合理使用静脉，一般从远端小静脉开始 · 根据患儿年龄、病情、药物性质调节输液速度，加强输液巡视观察

表2-2-10 小儿头皮静脉与动脉的鉴别

	头皮静脉	头皮动脉
外 观	浅蓝色，啼哭时充血明显树枝状、细小	浅红色，啼哭时充血不明显，呈弯曲状、较粗
触 摸	无搏动，管壁薄易压瘪，不滑动	有搏动，管壁厚不易压瘪，易滑动
液体注入	滴入顺畅，血液向心方向流动	滴入不畅，血液离心方向流动

案例展示 患儿，男，35周早产儿，体重2100g，出生第一天，皮肤黄疸较明显，对该患儿应采取哪些护理技术？

（九）温箱使用法

1. 目的 使患儿体温保持稳定，提高未成熟儿的成活率。适用于出生体重在2000g以下、高危或异常新生儿如新生儿硬肿症、体温不升等。

2. 操作前准备

（1）暖箱准备 ① 检查婴儿暖箱，保证安全；清洁、消毒暖箱；将蒸馏水加入暖箱水槽中至水位指示线，并加蒸馏水于湿化器水槽中。② 接通电源，打开电源开关，将预热温度调至28～32℃，预热约2小时温度能升到所需温度，此时红、绿灯交替亮。③ 根据干湿度计读数，调整湿度控制旋钮，维持箱内湿度在55%～65%。暖箱避免放置在阳光直射、有对流风或取暖设备附近，以免影响箱内温度的控制。

（2）环境准备 调节室温至24～26℃，以减少辐射热的损失。

（3）护生准备 在入箱操作、检查、接触患儿前必须洗手、戴口罩。

3. 方法与步骤 保暖箱使用的操作步骤见表 2-2-11。

表 2-2-11 保暖箱使用的操作步骤

操作步骤	注意事项
1. 根据小儿体重、出生日龄及体温设定暖箱的适宜温、湿度 2. 铺好箱内婴儿床，将小儿穿单衣、裹尿布后放置暖箱内 3. 定时测量体温，保持体温在 36～37℃之间。在小儿体温未升至正常之前每小时监测 1 次，升至正常后每 4 小时测 1 次 4. 根据体温调节箱内温度，维持相对湿度 5. 密切观察小儿面色、呼吸、心率及病情变化 6. 记录并做好暖箱使用情况的交接班 7. 出暖箱条件：① 小儿体重达 2000g 或以上，体温正常；② 在不加热的暖箱内，室温维持在 24～26℃时，小儿能保持正常体温；③ 小儿在暖箱内生活了 1 个月以上，体重虽不到 2000g，但一般情况良好	· 护理操作尽量在箱内集中进行，动作要轻柔、熟练、准确，尽量少开箱门，以免箱内温度波动；若小儿确因需要暂出暖箱治疗检查，应注意在保暖措施下进行 · 保持箱内温度稳定，严禁骤然提高暖箱温度，以免小儿温度上升造成不良后果 · 保持暖箱的清洁：① 使用期间每天用消毒液擦拭暖箱内外，然后用清水再擦拭一遍；每周更换暖箱 1 次，用过的暖箱除用消毒液擦拭外，再用紫外线照射；定期细菌培养，以检查清洁消毒的质量。② 湿化器水箱用水每天更换 1 次；机箱下面的空气净化垫每月清洗 1 次 · 严格执行操作规程，定期检查有无故障，保证绝对安全。随时观察使用效果，如暖箱发出报警信号，应及时查找原因，妥善处理

(十) 光照疗法

1. 目的 临床上用于高胆红素血症治疗。血中的间接胆红素经蓝光照射可转变为水溶性异构体，随胆汁、尿液排出体外。适用于间接胆红素增高的新生儿。

2. 操作前准备

(1) 用物准备 光疗箱一般采用波长 425～475nm 的蓝色荧光灯，灯管与患儿皮肤的距离 33～50cm，以 160～320W 为宜。光疗箱有单面和双面光疗箱两种，双面光优于单面光。患儿护眼罩用墨纸或胶片剪成眼镜状，其他如长条尿布、尿布带、胶布、工作人员用的墨镜等。

(2) 光疗箱准备 ① 清洁光疗箱，清除灯管及反射板的灰尘；② 箱内湿化器水箱内加水至 2/3 满；③ 接通电源，检查灯管亮度，并使箱温升至患儿适中温度(30～32℃)，相对湿度在 55%～65%；④ 光疗箱放置在干净、温湿度变化较小、无阳光直射的场所。

(3) 患儿准备 入箱前清洁患儿皮肤，禁忌在皮肤上涂粉和油类；剪短指甲，防止抓破皮肤。测量患儿体温，必要时测体重，取血检测血清胆红素水平。

(4) 护士准备 操作前洗手、戴墨镜。其余同前。

3. 方法与步骤 婴儿光照疗法操作步骤见表 2-2-12。

表 2-2-12 婴儿光照疗法的操作步骤

操作步骤	注意事项
1. 入箱操作：将患儿全身裸露，男婴注意保护阴囊，用尿布遮盖会阴部，佩戴护眼罩，抱入已预热好的光疗箱中，记录入箱的时间 2. 照射过程：使患儿皮肤均匀受光，尽量广泛照射身体；单面光疗箱一般每 2 小时更换体位 1 次，仰卧、侧卧、俯卧交替照射；俯卧时要有专人巡视，以免口鼻受压而影响呼吸；照射时每小时测	· 保持灯管及反射板清洁，并及时更换灯管。灯管使用 300 小时后其灯光能量输出减弱 20%，900 小时候减弱 30%，2700 小时后减弱 45% · 光照 12～24 小时才能使血清胆红素下降，光疗总时间按医嘱执行。血清胆红素 < 171μmol/L (10mg/dl)时可停止光疗

续　表

操作步骤	注意事项
体温1次或根据病情、体温情况随时测量，使体温保持在36～37℃。根据体温调节箱温，如体温超过37.8℃或低于35℃，要暂停光疗，经处理体温恢复正常后再继续光疗；严密观察病情 3. 出箱准备：出箱前先将衣物预热，再给患儿穿好，关闭箱体电源开关，除去护眼罩，抱回病床，并作好各项记录如出箱时间、生命体征等 4. 整理用物：光疗结束后切断电源，倒尽湿化器水箱内水，做好整机清洁、消毒，有机玻璃制品用0.1%苯扎溴铵擦洗消毒	• 光照时出现的轻度腹泻、排深绿色多泡沫稀便、小便深黄色、一过性皮疹等副作用，可随病情好转而消失 • 光疗中要按医嘱静脉输液，按需喂乳，保证水分及营养供给 • 照射中注意观察患儿精神、反应、呼吸、脉搏及黄疸程度的变化；观察大小便颜色与性状；检查皮肤有无发红、干燥、皮疹，有无呼吸暂停、烦躁、嗜睡、发热、腹胀、呕吐、惊厥等；监测血清胆红素等 • 工作人员为患儿进行检查、治疗、护理时要戴墨镜，并严格交接班

能力训练

一、单项选择题

1. 测量小儿体重的目的不包括 ……………………………………………（　　）
   A. 评价体格发育和营养状况　　B. 评估感染性疾病预后情况
   C. 为临床输液提供依据　　D. 为临床用药提供依据
   E. 为奶量计算提供依据
2. 以下测量儿童身高叙述正确的是 ………………………………………（　　）
   A. 脱去衣服及鞋帽　　B. 站立于立位测量器上
   C. 足跟分开，足尖靠拢　　D. 推板与量杆呈60°
   E. 足跟和头部靠于测量杆上
3. 以下儿童床使用的注意事项不包括 ……………………………………（　　）
   A. 小儿进食时铺床动作应轻巧、迅速　　B. 婴儿被筒应小而严紧，利于保暖
   C. 更换应用床床单时注意患儿安全　　D. 更换床单时避免患儿受凉
   E. 床铺应舒适、清洁、整齐
4. 预防臀红的方法不包括 …………………………………………………（　　）
   A. 洗涤尿布时应漂净肥皂　　B. 保持臀部清洁干燥，勤换尿布
   C. 腹泻患儿应勤洗臀部，涂油保护　　D. 用塑料薄膜垫在尿布外包裹患儿臀部
   E. 选用质地柔软吸水性强的棉织品做尿布
5. 护理臀红患儿正确的做法是 ……………………………………………（　　）
   A. 便后应洗净臀部，并涂爽身粉　　B. 便后用肥皂洗净臀部
   C. 局部有皮疹者可涂氟轻松软膏　　D. 表皮剥脱者涂抗生素软膏
   E. 臀部洗净蘸干后暴露空气中不兜尿布
6. 约束法的注意事项不包括 ………………………………………………（　　）
   A. 向家长解释约束的原因、目的、时间　　B. 结扎或包裹时尽量松些，不影响血运
   C. 必要时进行局部按摩，促进血液循环　　D. 注意观察约束部位皮肤颜色、温度

E. 保持患儿姿势舒适,减少疲劳

7. 婴儿盆浴正确的是 …………………………………………………………………… (　　)

A. 于喂奶前或喂奶后 1 小时进行,以免吐奶

B. 擦洗面部时可用肥皂,但耳内不得进入肥皂沫

C. 用单层面巾由外眦向内眦擦拭眼睛

D. 头顶部的皮脂结痂需用力清洗

E. 清洗身体时尽量暴露,以免清洗不干净

8. 蓝光照射时灯管距离患儿皮肤的距离是 ……………………………………………… (　　)

A. 20～30cm　　B. 30～40cm　　C. 40～50cm　　D. 33～50cm

E. 30～50cm

(盛蕾　袁芬)

项目三　新生儿常见健康问题护理

概　述

一、新生儿分类

新生儿系指从出生后脐带结扎到生后满 28 天内的婴儿。围生期指包括产前、产时和产后的一个特定时期。我国将围生期定义为自妊娠 28 周(此时胎儿体重约 1000 克)至生后 7 天。新生儿分类有根据胎龄、出生体重、出生体重和胎龄的关系等多种方法。

1. 根据胎龄分类

足月儿：指胎龄满 37 周至未满 42 周的新生儿。

早产儿：指胎龄满 28 周至未满 37 周的新生儿。

过期产儿：指胎龄超过 42 周的新生儿。

2. 根据出生体重分类

正常出生体重儿(NBW)：出生体重在 2500g～4000g 的新生儿。

低出生体重儿(LBW)：出生体重不足 2500g 的新生儿。

极低出生体重儿(VLBW)：出生体重不足 1500g 的新生儿。

超低出生体重儿(ELBW)：出生体重不足 1000g 的新生儿。

巨大儿：出生体重超过 4000g 者。

3. 根据出生体重和胎龄的关系分类

适于胎龄儿(AGA)：指出生体重在同胎龄儿平均体重的第 10～90 百分位之间的婴儿。

小于胎龄儿(SGA)：指在同胎龄儿平均体重的第 10 百分位以下的婴儿。

大于胎龄儿(LGA)：指在同胎龄儿平均体重的第 90 百分位以上的婴儿。

4. 根据出生后周龄分类

早期新生儿：出生后 1 周以内的新生儿。

晚期新生儿：出生后第 2 周至第 4 周末的新生儿。

5. 高危新生儿　指已发生或可能发生危重情况而需要监护的新生儿。常见于以下情况：① 母亲有异常妊娠史：母亲有糖尿病、妊高征、先兆子痫、感染、阴道流血等，母亲为 Rh 阴性血型，过去有死胎、死产等。② 异常分娩：难产、急产、手术产、产程延长、分娩过程中使用镇静剂和止痛药物等。③ 出生时有异常的新生儿：早产儿、小于胎龄儿、巨大儿、多胎儿、窒息、宫内感染及各种先天畸形等。

二、正常足月新生儿与早产儿的特点

正常足月儿(normal term infant)是指出生时胎龄满 37～42 周,体重在 2500g 以上,无畸形和疾病的活产婴儿。早产儿(preterm infant)又称未成熟儿,是指胎龄不足 37 周的新生儿。

1. 外观特点 不同胎龄的正常足月儿与早产儿在外观上各具特点,见表 3－1－1。

表 3－1－1 正常足月儿与早产儿的外观特点

	足月儿	早产儿
皮肤	红润、皮下脂肪丰满、毳毛少	绛红、皮下脂肪少、水肿、毳毛多
头发	分条清楚、有光泽	短而软、呈细绒状
耳郭	软骨发育好、耳舟成形、直挺	软、缺乏软骨、耳舟不清楚
乳腺	结节＞4mm,平均 7mm	无结节或结节＜4mm
指(趾)甲	达到或超过指(趾)端	未达指(趾)端
足纹	足纹遍及整个足底	足底纹理少
外生殖器	男婴睾丸已降至阴囊 女婴大阴唇遮盖小阴唇	男婴睾丸未降或未全降 女婴大阴唇不能遮盖小阴唇

2. 生理特点

(1) 呼吸系统 足月儿呼吸频率较快,约 40～45 次/min,肋间肌弱,胸廓运动较浅,呼吸主要靠膈肌的升降,呈腹式呼吸。早产儿呼吸中枢发育不成熟,调节功能差,表现为呼吸浅快不规则,可出现呼吸暂停(呼吸停止＞20 秒,伴心率减慢＜100 次/min,并出现青紫)。由于缺少肺泡表面活性物质,易发生呼吸窘迫综合征。

(2) 消化系统 新生儿胃呈水平位,贲门括约肌发育差,幽门括约肌发育较好,易发生溢乳和呕吐。早产儿吸吮能力较弱,吞咽功能差,贲门括约肌松弛,更易引起溢乳、呛奶而窒息。

(3) 循环系统 足月儿出生后血液循环动力学发生很大变化:① 胎盘-脐血循环终止;② 肺循环阻力降低;③ 卵圆孔、动脉导管功能性关闭。心率波动较大,100～160 次/min,平均120～140 次/min,血压平均 70/50mmHg。早产儿心率偏快,血压较低,部分可伴动脉导管开放,常在生后 3～5 天闻及心脏杂音,易引起充血性心力衰竭。

(4) 泌尿系统 新生儿一般生后 24 小时内开始排尿,1 周内每日排尿可达 20 次。足月儿肾稀释功能尚可,但肾小球滤过率降低,浓缩能力差,故不能迅速有效地处理过多的水和溶质,易容易产生脱水或水肿症状。早产儿肾浓缩功能更差,肾小管对醛固酮反应低下,排钠分数高,易出现低钠血症,葡萄糖阈值低,易发生糖尿。

(5) 神经系统 足月儿出生时已具有原始的神经反射如觅食反射、吸吮反射、拥抱和握持反射。由于锥体束发育不成熟,正常足月儿也可出现凯尔尼格征、巴宾斯基征和佛斯特征阳性。早产儿神经系统功能与胎龄关系较大,胎龄越小,神经系统发育越不完善,各种原始反射越难引出或反射不完整。

(6) 体温调节 新生儿体温调节中枢尚不完善,皮下脂肪薄,体表面积相对较大,容易散热,产热主要依靠棕色脂肪的代谢。新生儿的环境温度要适度,室温过高,进水少及散热不足，可使体温升高，发生脱水热；室温过低时则可引起体温低下或硬肿症。早产儿棕色脂肪含量少，更易发生低体温；汗腺发育不良，缺乏寒冷发抖反应，在高温环境中更易引起体温升高。

(7) 能量和体液代谢　新生儿总热量的需要为100～120kcal/kg。其体液总量占体重的65%～75%，每日液体需要量为：第1天60～80ml/kg，以后每日增加20ml/kg，直至每日150～180ml/kg；钠、钾每日需要量各约1～2mmol/kg。早产儿吸吮力弱，消化功能差，每日能量需要较足月儿低，水的需要量相对要高。

3. 常见的几种特殊生理状态

(1) 生理性黄疸　参见黄疸章节。

(2) 生理性体重下降　新生儿出生数日内，由于进食少、水分丢失较多、胎粪排出，导致体重下降，但一般不超过10%，10天左右恢复到出生时体重。

(3) 乳腺肿大和假月经　男女新生儿出生后3～5天均可有乳腺增大，如蚕豆或核桃大小，2～3周消退，切忌挤压，以防感染。部分女婴出生后5～7天可见阴道少量流血或白色分泌物，可持续1周。上述现象均由于来自母体的雌激素中断所致。

三、正常足月儿与早产儿的护理

1. 常见护理诊断

(1) 不能维持自主呼吸　与早产儿呼吸中枢和肺发育不成熟有关。

(2) 有窒息的危险　与溢奶、呕吐有关。

(3) 有体温改变的危险　与体温调节中枢发育不完善有关。

(4) 有感染的危险　与免疫功能不足及皮肤黏膜屏障功能差有关。

(5) 营养失调：低于机体需要量　与吸吮、吞咽、消化功能差有关。

2. 护理措施

(1) 维持体温稳定　新生儿出生后应立即擦干身体，用温暖的毛巾包裹，以减少辐射、对流及蒸发散热，并采取各种保暖措施，使婴儿处于中性温度中。此外，接触新生儿的手、仪器、物品等均应预热。新生儿室应阳光充足、空气流通，室温维持在22～24℃，相对湿度在55%～65%，早产儿室温应保持在24～26℃，相对湿度在55%～65%。为防止体温下降，出生后应将早产儿置于事先预热到中性温度的暖箱中，并加强体温监测。如无暖箱设备，可用其他保暖办法，如远红外保暖床、热水袋等。

(2) 保持呼吸道通畅　新生儿娩出后开始呼吸前，应迅速清除口、鼻腔的黏液及羊水，保持呼吸道通畅，以免引起吸入性肺炎或窒息。早产儿易发生缺氧和呼吸暂停，在出生数小时和喂奶前后可短时间、小流量面罩吸氧，采用经皮测氧仪来调整吸入氧浓度，避免引发视网膜病导致失明。出现呼吸暂停者可给予拍打足底、拍背来刺激呼吸，必要时遵医嘱用药或采用人工呼吸机。

(3) 合理喂养　正常足月儿出生后半小时左右即可给予母乳喂哺，提倡按需哺乳。无法母乳喂养者先试喂5%～10%葡萄糖水，如无消化道畸形及吸吮吞咽功能良好者可给予配方乳。早产儿若因母乳不足或某种原因不能母乳喂养，宜选稀释配方乳，从2∶1稀释奶渐增至4∶1，吞咽功能差者可用滴管、胃管注入或静脉高营养。

(4) 预防感染　① 建立消毒隔离制度和完善设施：入室更衣，接触新生儿前后洗手，室内湿式清洁，每月对空气、物品及工作人员的手进行检测，每季度对工作人员做咽拭子培养，对患病或病菌携带者暂时调离新生儿室。② 脐部处理：一般在新生儿分娩后1～2分钟内无菌结扎脐带，每日检查脐部，一天2次用3%过氧化氢溶液清洗，再用5%聚维酮碘溶液消毒，直至脐残端脱落，脐凹干燥。③ 皮肤护理：新生儿出生后，初步处理皮肤褶皱处的血迹，擦干皮肤给予包裹。每日沐浴1次，保持皮肤清洁。每次大便后用温水清洗臀部，勤换尿布，防止红臀或尿布疹发生。

早产儿抵抗力比足月儿更差，预防感染的措施要求更严格。护理人员必须严格执行消毒隔离制度，严格控制探视人员，室内物品定期更换消毒，以防交叉感染。早产儿的皮肤更柔嫩，屏障功能更差，更应加强皮肤、脐部的护理，保持皮肤的完整性和清洁。

（5）预防出血　早产儿出生后应立即注射维生素 K_1 1～2mg，每日一次，连用3天，以预防维生素K依赖凝血因子缺乏性出血症。提早喂食可促进肠内正常菌群的形成，亦有利于维生素K的合成。

（6）密切观察病情变化　早产儿异常情况多、病情变化快，常出现呼吸暂停等生命体征的改变，护理人员应密切关注，及时报告并作详细记录。

任务一　新生儿惊厥的护理

学习目标

知识目标

- 熟悉新生儿颅内出血、缺氧缺血性脑病的病因、临床表现、治疗原则。
- 了解新生儿破伤风、低血钙的临床特点。
- 掌握新生儿颅内出血、缺氧缺血性脑病的护理措施。

能力目标

- 能正确判断新生儿分类。
- 能设计新生儿颅内出血、缺氧缺血性脑病的护理方案。
- 能运用护理程序对新生儿颅内出血、缺氧缺血性脑病的患儿实施整体护理。

一、工作任务描述

案例展示：　患儿，出生后20小时，以“抽搐1次”入院。患儿孕40周足月臀位产，出生体重3950g，出生时有窒息，Apgar评分5分，经抢救2～4分钟后呼吸恢复。生后20小时突然出现抽搐、尖叫，急诊送入病房。入院查体：患儿面色苍白、烦躁、易激惹，尖叫、囟门饱满，拥抱反射消失，四肢肌张力高，口唇微绀，双肺呼吸音粗，无啰音，心率148次/分，呼吸46次/分，体温36.6℃。

根据以上资料，该患儿的初步诊断是什么？还需完善哪些检查？对该患儿应采取哪些治疗措施？作为责任护士应该如何运用护理程序对该患儿实施整体护理？

二、护理工作过程

(一) 护理评估

1. 健康史　详细询问母亲妊娠期健康状况,特别是妊娠后期的胎儿发育情况,是否有胎动加快、胎心率增加等胎儿宫内早期缺氧的表现。询问母亲分娩过程中有无缺氧或产伤,出生后 Apgar 评分及复苏经过,有无快速输入高渗液体或机械通气不当等。通过询问病史了解:患儿系第一胎第一产,孕 40 周,足月头位产儿,出生体重 3950g,出生时有窒息,Apgar 评分 5 分,经抢救 2～4 分钟后呼吸恢复。

2. 身体评估　评估新生儿出生后神经系统情况,是否有烦躁不安、易激惹、双眼凝视、眼球震颤、脑性尖叫或惊厥等兴奋症状;评估患儿前囟门有无隆起、有无呕吐等颅内压增高的表现。通过评估发现:患儿心率 148 次/分,呼吸 46 次/分,体温 36.6℃,烦躁不安,易激惹,脑性尖叫,前囟饱满,拥抱反射消失,四肢肌张力高,初步诊断为新生儿颅内出血。

3. 心理及社会评估　本病后遗症发生率较高,预后不甚乐观,尤其早产儿颅内出血病死率和后遗症发生率均较高,家长可能会出现焦虑、悲伤、失望等反应。应告诉家属患儿可能的预后,取得家属的积极配合。并注意评估家长的心理反应,有无紧张、恐惧等。通过评估发现:患儿父母为外来务工人员,小学文化,经济条件一般,主要担心患儿的预后,存在明显的焦虑、恐惧和悲观心理。

4. 诊断检查评估　头颅超声波或 CT 检查有助于确定出血部位和范围。脑脊液呈均匀血性或镜下有较多皱缩红细胞,常为蛛网膜下腔出血,但急性期腰穿操作要小心谨慎。通过评估发现:患儿面色苍白,相关的血化验、头颅超声波、CT 未行检查。

(二) 护理诊断

1. 合作性问题　与颅内压增高有关。

2. 有窒息的危险　与惊厥、昏迷有关。

3. 低效型呼吸形态　与呼吸中枢受抑制有关。

4. 体温调节无效　与体温调节中枢受损有关。

5. 焦虑(家长)　与预后不良有关。

(三) 护理目标

1. 患儿意识清醒,颅内压维持正常水平。
2. 患儿无窒息、外伤等意外受伤事件发生。
3. 患儿呼吸平稳,组织氧合良好。
4. 患儿体温维持在正常范围。
5. 患儿家长能用正确的态度对待疾病,主动配合各项治疗和护理,焦虑恐惧感减轻。

(四) 护理措施

1. 一般护理　患儿绝对静卧休息,抬高头肩部,侧卧位;尽量减少对患儿的移动和刺激,将各项护理操作和治疗集中进行,静脉穿刺最好用留置针,减少反复穿刺,防止加重颅内出血;注意保暖,保持体温稳定;保证水分和营养物质的供给。及时清除呼吸道分泌物,保持呼吸道通畅;合理用氧,以维持 PaO_2 在 7.9～10.6kPa(60～80mmHg)。

2. 病情观察　严密观察患儿的神经系统变化,如神志、前囟张力、瞳孔大小及对光反射、呼吸、肌张力及有无抽搐等症状,及早发现颅内压增高征象。监测患儿的血气分析、血压等,维持血压在稳定范围内。

3. 治疗护理

(1) 止血药物　可输新鲜血、血浆、血小板；维生素 K_1 静脉注射，1次/天，连用3～5天；立止血静脉注射，连用3天。

(2) 控制惊厥药物　首选苯巴比妥钠，首剂10mg/kg，静脉注射；顽固性抽搐者加用地西泮或水合氯醛灌肠。

(3) 降低颅内压用药　避免输液过量是预防和治疗脑水肿的基础。颅内压增高时首选利尿剂呋塞米(速尿)静脉注射，每次0.5～1.0mg/kg，每日2次；有脑疝发生时可选用20%甘露醇，每次0.25～0.5g/kg，每4～6小时一次。

(4) 应用脑代谢激活剂等　出血停止后可给予胞磷胆碱、脑活素，促进脑细胞功能恢复，恢复期给予吡拉西坦口服。

4. 心理护理　对患儿家长给予安慰、关心和爱护，提供心理支持，树立战胜疾病的信心。及时解除患儿不适，取得患儿家长的信任与配合。耐心做好病情、环境介绍，给予关心、爱护，减轻患儿家长的不安与焦虑。

5. 健康教育　向家长介绍本病的预防和治疗知识，解答患儿家长的问题，减轻其紧张和恐惧心理。告诉家长患儿病情的可能预后，指导家长做好患儿智力开发和功能训练。

(五) 护理评价

患儿意识清醒，颅内压维持在正常水平，惊厥得到控制，无窒息、外伤等意外事件发生。患儿呼吸平稳，体温维持在正常范围。家长能用正确的态度对待疾病，主动配合各项治疗护理，焦虑、恐惧感减轻。

三、背景知识

(一) 新生儿颅内出血

新生儿颅内出血(intracranial hemorrhage of the newborn)是围生期新生儿最常见的脑损伤，以早产儿多见，是新生儿死亡的重要原因之一，预后较差。

1. 疾病概要　围生期缺氧缺血和产伤是引起新生儿颅内出血的两大原因。此外，快速输入高渗液体、血压波动过大、机械通气不当或全身出血性疾病也可引起新生儿的颅内出血。

临床表现与出血部位和出血量关系密切，轻者可无症状，大量出血者可在短期内死亡。一般生后1～2天内出现，先兴奋症状，然后转为抑制。常见症状有：

(1) 神经系统兴奋症状　如易激惹、烦躁不安、肢体抖动、脑性尖叫、呻吟、呼吸增快、心动过速、腱反射亢进、颈强直、惊厥、角弓反张等。

(2) 神经系统抑制症状　如反应低下、嗜睡、昏迷、吸吮能力弱、肌张力减弱或消失、呼吸减慢、不规则或暂停、各种反射减弱或消失等。

(3) 眼部症状　如凝视、斜视、眼球震颤及转动困难，瞳孔不等大、对光反射减弱或消失。

(4) 其他症状　如前囟隆起、体温不稳定，出现黄疸、贫血等。

(5) 辅助检查　脑脊液压力增高，镜下可见皱缩红细胞；头颅B超回声增强；CT及MRI检查密度增加；出血量大时可有进行性贫血，血红蛋白、红细胞压积降低。

2. 治疗要点　镇静、止痉，降低颅内压，止血，脑代谢激活剂应用及其他综合治疗。

(1) 控制惊厥、降低颅内压　见缺氧缺血性脑病相关内容。

(2) 止血 使用维生素 K_1、止血敏、立止血等,并补充凝血因子、纠正贫血。

(3) 支持治疗 保持安静,保暖,维持正常的 PaO_2、$PaCO_2$、pH、渗透压及灌注压。

(4) 恢复脑功能 使用恢复脑细胞功能药物。

(5) 出血后脑积水治疗 B超显示脑积水者可行腰穿,放出脑脊液;若无效可行脑室引流。

(二) 新生儿缺氧缺血性脑病

新生儿缺氧缺血性脑病(hypoxic ischemic encephalopathy ,HIE)是由于各种围生期因素引起的缺氧和脑血流减少或暂停而导致胎儿和新生儿的脑损伤,是新生儿窒息后严重并发症之一。

1. 疾病概要 围生期窒息是引起新生儿缺氧缺血性脑病的主要原因。

临床表现主要为意识和肌张力变化,严重者可伴有脑干功能障碍。根据意识、肌张力、原始反射改变、有无惊厥、病程及预后等,可分为轻、中、重三度(表 3-1-2)。

轻度:出生 24 小时内症状最明显,以兴奋症状为主,以后逐渐减轻,无意识障碍。

中度:24~72 小时症状最明显,嗜睡,意识淡漠,肌张力低下,可出现惊厥。

重度:初生至 72 小时症状最明显,以抑制症状为主,表现为昏迷,深浅反射及新生儿反射均消失,肌张力低下,呼吸不规则或暂停,死亡率高,幸存者多留有神经系统后遗症。

表 3-1-2 新生儿缺氧缺血性脑病的临床分度

分度	轻度	中度	重度
意识	稍兴奋	嗜睡	昏迷
肌张力	正常	减低	松软
拥抱反射	稍活跃	减弱	消失
吸吮反射	正常	减弱	消失
惊厥	无	常有	多见、频繁发作
中枢性呼吸衰竭	无	无或轻	常有
前囟张力	正常	稍饱满	饱满、紧张
瞳孔改变	无	无或缩小	不对称或扩大、光反应消失
病程	2~3 日	<14 日	数日或数周
预后	良好	不定	死亡或后遗症

2. 治疗要点 以控制惊厥和脑水肿、对症及支持疗法为主。

(1) 控制惊厥 首选苯巴比妥,负荷量为 20mg/kg,15~30 分钟静脉滴入,若不能控制惊厥,1 小时后可加 10mg/kg。12~14 小时后给维持量,每日 3~5mg/kg。顽固性抽搐者加用地西泮,每次 0.1~0.3mg/kg 静脉滴注。

(2) 治疗脑水肿 可先用呋塞米 1mg/kg,静脉推注;也可用甘露醇,首剂 0.5~1.0mg/kg 静脉推注,以后可改为 0.25~0.5/kg,每 4~6 小时 1 次。

(3) 支持疗法 维持良好的通气功能,保持血压的稳定,保证充分的脑血流灌注,纠正酸碱平衡紊乱。

四、知识拓展

(一) 新生儿破伤风

新生儿破伤风是由破伤风杆菌侵入脐部而引起的急性感染性疾病，临床症状以全身骨骼肌强直性痉挛和牙关紧闭为特征。一般在出生后7天左右发病，俗称“七日风”、“脐带风”“锁口风”。最先出现的症状是口不能张大，因咀嚼肌首先受累，患儿常想吃，但口张不大，吸吮困难，随后牙关紧闭、面肌痉挛，出现苦笑面容；双拳紧握、上肢过度屈曲、下肢伸直，呈角弓反张。强直性肌痉挛阵发性发作，间歇期虽痉挛停止，但肌强直继续存在，轻微刺激又可引起痉挛发作。立即肌注或静滴破伤风抗毒素(TAT)1万～2万IU，或破伤风免疫球蛋白(TIG)500IU肌注，以中和未与神经组织结合的毒素是治疗的根本，控制痉挛是治疗成功的关键，首选地西泮，每次0.3～0.5mg/kg，缓慢静脉注射，也可用苯巴比妥钠、10%水合氯醛等。各药可以交替、联合应用。经合理治疗渡过痉挛期者，1～4周后痉挛渐减轻且间隔时间延长，能吮乳。完全恢复约需2～3个月。

(二) 新生儿低钙血症

新生儿低钙血症是新生儿惊厥的常见原因之一，主要与暂时性的生理性甲状旁腺功能低下有关。症状多出现于生后5～10天，主要表现为烦躁不安、肌肉抽动及震颤，可有惊跳及惊厥等，手足搐搦和喉痉挛较少见。惊厥发作时常伴有呼吸暂停和发绀；发作间期一般情况良好，但肌张力稍高，腱反射亢进，踝阵挛可呈阳性。血清学检查血清总钙低于1.75mmol/L，血清游离钙低于0.9mmol/L，血清磷高于2.6mmol/L。静脉补充钙剂对低钙惊厥疗效明显，通常选用10%葡萄糖酸钙2ml/(kg·次)，以5%葡萄糖液稀释1倍后缓慢静脉推注，速度为1ml/min，必要时间隔6～8小时重复给药。因血钙浓度升高可抑制窦房结引起心动过缓，甚至心脏停搏，故推注时应保持心率>80次/分，同时避免药液外溢至血管外，发生组织坏死。

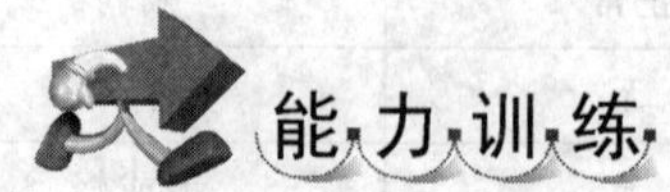

一、单项选择题

1. 新生儿期是指 …………………………………………………………（　）
   A. 出生至27天　B. 出生至7天　C. 出生至28天　D. 出生至30天
   E. 出生至50天
2. 极低出生体重儿是指 ……………………………………………………（　）
   A. 出生体重不足1.5kg　B. 出生体重不足2kg
   C. 出生体重不足2.5kg　D. 出生体重不足1kg
   E. 出生体重不足1.25kg
3. 围生期是指 ………………………………………………………………（　）
   A. 自妊娠20周至出生后30天　B. 自妊娠25周至出生后7天
   C. 自妊娠28周至出生后7天　D. 自妊娠28周至出生后2周
   E. 自妊娠28周至出生后3天
4. 下列哪项不是新生儿缺氧缺血性脑病的特异性表现 …………………（　）

A. 瞳孔改变　B. 意识改变　C. 惊厥　D. 体温改变
E. 肌张力改变

5. 新生儿颅内出血时降低颅内压首选 ……………………………………………… (　)
A. 20%甘露醇　B. 利尿剂　C. 地塞米松　D. 50%葡萄糖
E. 以上均可

6. 新生儿颅内出血的原因包括 ……………………………………………………… (　)
A. 缺血缺氧　B. 产伤　C. 早产　D. 窒息
E. 以上均是

7. 一男婴，孕 35 周分娩出生，体重 1400g。生后 1 天，吸吮欠佳，睾丸未降。判断该婴儿为 ……………………………………………………………………………… (　)
A. 足月儿　B. 早产儿　C. 超低出生体重儿　D. 足月小样儿
E. 正常出生体重儿

8. 足月新生儿出生时有窒息史，生后第二天出现烦躁、尖叫。查体：前囟饱满、肌张力低。化验：白细胞 10.0×10^9/L，中性 55%，血钙 2mmol/L，最可能的诊断是 …… (　)
A. 低钙血症　B. 新生儿颅内出血　C. 新生儿败血症　D. 化脓性脑膜炎
E. 新生儿低血糖

9. 新生儿破伤风最早期的表现是 …………………………………………………… (　)
A. 惊厥抽搐　B. 张口困难　C. 双手握拳　D. 苦笑面容
E. 角弓反张

10. 新生儿低钙惊厥首选 ……………………………………………………………… (　)
A. 20%甘露醇　B. 利尿剂　C. 地塞米松　D. 50%葡萄糖
E. 10%葡萄糖酸钙

二、多项选择题

1. 正常新生儿外观有以下哪些特征 ……………………………………………… (　)
A. 哭声响亮，四肢屈曲
B. 皮肤红润，皮下脂肪丰满，全身有胎脂覆盖，胎毛少
C. 耳软骨发育良好，耳郭清楚
D. 足底皮纹少
E. 乳晕不清，乳腺结节不能触及

2. 足月儿出生时已具有的原始反射有 ……………………………………………… (　)
A. 觅食反射　B. 吸吮反射　C. 拥抱反射　D. 握持反射
E. 交叉伸腿反射

3. 新生儿窒息的原因有 ……………………………………………………………… (　)
A. 胎儿因素　B. 母体因素　C. 胎盘因素　D. 产时因素
E. 脐带因素

4. 重度缺血缺氧性脑病的后遗症是 ………………………………………………… (　)
A. 共济失调　B. 智力障碍　C. 脑瘫　D. 癫痫
E. 以上都是

5. 在护理新生儿颅内出血患儿时 …………………………………………………… (　)
A. 绝对静卧，头肩部抬高 15°～30°

B. 尽量减少患儿的移动和刺激

C. 护理操作尽量集中进行,动作应做到轻、稳、准

D. 凡需头侧位时,整个身体也应取同向侧位,使头保持在正中位,以免颈动脉受压

E. 静脉穿刺尽量选择留置针,减少反复穿刺,以防出血加重

三、填空题

1. 新生儿是指从脐带结扎到生后(　　)内的婴儿,我国围生期是指自妊娠(　　)至出生后(　　)。

2. 正常足月儿是指出生时胎龄满(　　)到不足(　　)周、体重>(　　)克无畸形和疾病的活产婴儿。

3. 新生儿缺缺氧性脑病症状大都出现在生后 3 天内,以(　　)、(　　)、(　　)为主。

4. 新生儿颅内出血的主要原因是(　　)、(　　)。

5. 新生儿体温调节的特点有(　　)、(　　)、(　　)、(　　)、(　　)。

四、名词解释

1. 小于胎龄儿

2. 生理性体重下降

3. 呼吸暂停

五、简答题

1. 简述新生儿如何根据体重和胎龄的关系分类。

2. 简述早产儿的护理。

六、案例分析

患儿,孕 35 周早产,Apgar 评分 7 分,生后 12 小时出现烦躁、尖叫,囟门稍饱满,拒奶,四肢肌张力增高,心率 132 次/分,呼吸 42 次/分,体温 36.1℃。

根据以上资料,要求:① 该患儿可能的诊断是什么?还需做哪些检查?② 该患儿有哪些护理诊断?相关因素是什么?③ 应采取哪些护理措施?

(陈菊萍)

任务二　新生儿呼吸困难的护理

学习目标

知识目标

- 了解新生儿窒息、新生儿肺炎的概念。
- 熟悉新生儿窒息、新生儿肺炎的临床表现。
- 熟悉新生儿窒息、新生儿肺炎的护理要点。

能力目标

- 能观察新生儿窒息、新生儿肺炎的潜在并发症。
- 会新生儿窒息的正确复苏方法。

一、工作任务描述

案例展示： 患儿，男，足月剖宫产，Apgar 评分 7 分，出生体重 4200g，出生后半小时，患儿出现口唇青紫，伴呻吟，心率 80 次/分，呼吸浅促，肌张力正常，喉反射存在，血氧饱和度 83%，胸片示肺部片状影。

问题：该患儿最可能的诊断是什么？作为责任护士你应如何做好护理措施？如何对患儿及家长进行健康指导？

二、护理工作过程

（一）护理评估

1. 健康史　了解母亲妊娠史，是否存在妊娠合并症、母亲血液含氧量降低的疾病如严重贫血、影响胎盘间血循环的产科疾病如妊高征。了解分娩过程中是否出现产程延长，如应用麻醉、镇痛、催产药不当，使胎儿呼吸中枢直接受到抑制，或新生儿在产道内吸入羊水、黏液、胎粪、血液等引起呼吸道阻塞。询问该患儿出生时是否为早产儿、巨大儿、各种畸形儿，是否出现羊水、胎粪吸入，宫内感染所致神经系统受损。

2. 身体评估　患儿的一般情况与窒息的严重程度有关。轻度窒息（青紫型）：Apgar 评分 4～7 分，面部及全身皮肤发绀，呼吸表浅或不规则，心跳慢而有力（心率 80～120 次/分），肌张力正常，喉反射存在。重度窒息（苍白型）：Apgar 评分 0～3 分，皮肤苍白，口唇青紫，无呼吸或仅有喘息样微弱呼吸，心跳不规则，慢而弱（心率＜80 次/分），肌张力松弛，喉反射消失。该患儿出生后半小时，出现口唇青紫，伴呻吟，心率 80 次/分，呼吸浅促，肌张力正常，喉反射存在。

3. 心理及社会评估　大多数新生儿窒息-吸入性肺炎患儿均需要进行急救，可能需要应用插管等损伤性诊断和治疗手段，并可能存在脑损伤等并发症，这除了对患儿造成组织的损伤外，也容易使家长感到恐慌、紧张和手足无措。所以除了要关注患儿的情况，防止病情的进一步恶化外，还应积极进行健康指导，帮助家长稳定情绪，积极配合治疗。

4. 诊断检查评估　了解并分析 X 线、血液等检查结果的临床意义。

（二）护理诊断

1. 清理呼吸道无效　与分娩时吸入羊水、黏液等引起呼吸道阻塞不能清除有关。

2. 有受伤的危险　与组织缺氧，抢救操作有关。

3. 有感染的危险　与吸入分泌物、窒息抢救及患儿抵抗力低有关。

4. 母亲恐惧，功能障碍性悲哀　与孩子生命受到威胁，预感丧失孩子及留有后遗症有关。

（三）护理目标

1. 能维持较好的气体交换，血气分析、pH 值保持正常。
2. 体温及其他生命体征恢复正常。
3. 无感染发生或发生后能被及时控制。
4. 父母焦虑程度减轻，情绪稳定，能配合治疗和护理。

（四）护理措施

1. 一般护理

（1）做好复苏准备工作　加强环境管理，严格进行消毒及清洁工作。预先准备产房、手术室（温度 27～31℃，湿度 50%～60%，预热远红外辐射台）。准备好复苏器械及急救药品。

（2）协助复苏（ABCDE）

通畅气道（A）：仰卧位，肩部垫高 2～3cm，颈部稍后伸，立即吸痰（每次不超过 10～15 秒）。

建立呼吸（B）：① 触觉刺激：拍打或弹足底、摩擦背部使呼吸出现；② 复苏器（面罩）加压给氧：频率 40～60 次/分，手指压放时间比 1∶1.5，氧流量为 5L/分以上。

恢复循环（C）：应行胸外心脏按压（胸骨体下 1/3 处，使胸骨下陷 1～2cm，100～120 次/分，若无好转，行气管插管术）。

药物治疗（D）：正确执行医嘱。① 面罩加压给氧仍有呼吸抑制或暂停时：按医嘱脐静脉缓慢注入氨茶碱；② 经胸外心脏按压，心率仍＜80 次/分：静脉或气管内注入 1∶1000 肾上腺素。胸外心脏按压法见图 3－2－1；③ 心率仍＜100 次/分，心音低钝，可给予 10%葡萄糖酸钙或阿托品；④ 休克时按医嘱予以扩容剂和纠酸剂，扩容后给予多巴胺等；⑤ 若母亲有应用麻醉药史，婴儿生后呼吸抑制应静脉或气管内注入盐酸钠洛酮。

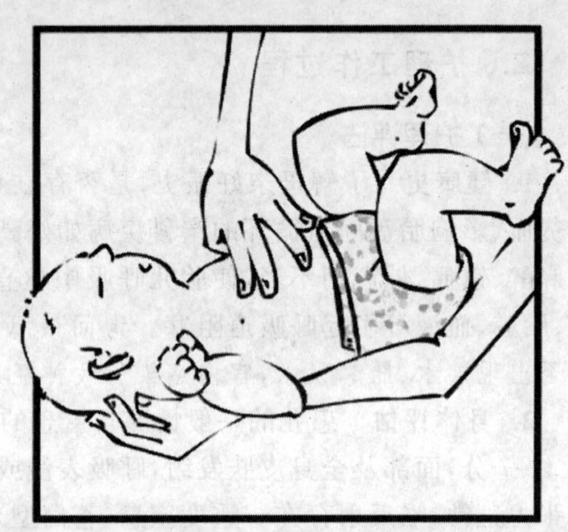

图 3－2－1　胸外心脏按压法

评价（E）：复苏过程随时评价呼吸及心跳情况，根据病情采取措施。

（3）复苏后护理　送 NICU 监护，保暖贯穿整个过程，维持患儿体温在 36.5℃。保持呼吸道通畅，供给营养和液体，消毒隔离，加强监护。

2. 用药护理

（1）维持良好的通气是支持疗法的重心。保持 PaO_2＞（60～80mmHg）、$PaCO_2$ 和 pH 在正常范围。

（2）维持脑和全身良好的血液灌注，是支持疗法的关键措施，避免脑灌注过低或过高，低血压可用多巴胺，也可同时加用多巴酚丁胺。

（3）维持血糖在正常高值（2.2～4.96mmol/L），以保持神经细胞代谢所需能源。

（4）控制惊厥　首选苯巴比妥，负荷量 20mg/kg，于 15～30 分钟静脉滴入；若不能控制惊厥，1 小时后可加用 10mg/kg，12～24 小时后给维持量，每日 3～5mg/kg。

（5）治疗脑水肿　避免输液过量是预防和治疗脑水肿的基础，每日液体量 60～80ml/kg。颅内压增高时，首选利尿剂呋塞米，每次 1～2mg/kg，静注；严重者可用 20%甘露醇，每次 0.25～0.5g/kg，静注，每 4～6 小时 1 次，连用 3～5 天。

3. 心理护理　做好母亲的心理护理，选择适当的时间告诉母亲新生儿的情况，抢救时避免大声喧哗，避免加重母亲的心理负担。

4. 健康指导　加强宣教，指导孕妇定期产前检查。指导家长定期带小儿随诊，并学会一些特殊的护理和功能训练方法，使伤残程度降至最低限度，可望达到生活自理。

（五）护理评价

1. 通过抢救及治疗，患儿能维持较好的气体交换，血气分析、pH 值保持正常。
2. 患儿体温及其他生命体征恢复正常。
3. 患儿无感染发生或发生后能及时被控制。
4. 父母焦虑程度减轻，情绪稳定，能配合治疗和护理。

三、背景知识

（一）新生儿窒息

新生儿窒息（asphyxia of the newborn）是指婴儿出生时无呼吸或呼吸抑制者。若出生时无窒息，而数分钟后出现呼吸抑制者亦属窒息。我国一般医院发病率约5%。严重时呼吸功能障碍，氧和二氧化碳交换能力丧失，导致血氧浓度降低，二氧化碳聚集，发生酸中毒，是围生期小儿死亡和伤残的重要原因之一。

1. 疾病概要　凡能使胎儿或新生儿血氧浓度降低的任何因素都可引起窒息。包括妊娠期、分娩期及胎儿本身的因素，尤以产程开始后为多见。

（1）妊娠期　① 母亲全身疾病如糖尿病；② 产科疾病如妊高征等；③ 母亲吸毒等；④ 母亲年龄＞35 岁或＜16 岁，多胎妊娠等。

（2）分娩期　① 脐带受压、打结、绕颈；② 手术产如高位产钳等；③ 产程中药物使用不当（如麻醉、镇痛剂、催产药）等。

（3）胎儿因素　① 早产儿、小于胎龄儿、巨大儿；② 畸形如呼吸道畸形等；③ 羊水或胎粪吸入气道；④ 宫内感染所致神经系统受损等。

病理生理改变包括：① 呼吸改变：原发性呼吸暂停（primary apnea）胎儿或新生儿窒息缺氧时，初起1～2分钟由呼吸深快，如缺氧为及时纠正，旋即转为呼吸抑制和反射性心率减慢，此为原发性呼吸暂停。如缺氧持续存在，则出现喘息样呼吸，心率继续减慢，血压开始下降，肌张力消失，面色苍白，呼吸运动减弱，最终出现一次深度喘息而进入继发性呼吸暂停（secondary apnea），如无外界正压呼吸帮助则因无法恢复而死亡。② 各器官缺血缺氧改变：窒息开始时，由于低氧血症和酸中毒，引起体内血液重新分布，如缺氧继续，无氧代谢使酸性产物极度增加，导致重度代谢性酸中毒。③ 血液生化和代谢改变：缺氧导致血 $PaCO_2$ 升高，pH 和 PaO_2 值降低；当缺氧情况持续、出现应激等情况下，可出现低血糖症、低钙血症及低钠血症等。

2. 临床表现

（1）胎儿缺氧（宫内窒息）　早期有胎动增加，胎心率增快，≥160次/分；晚期胎动减少甚至消失，服心率变慢或不规则，羊水被胎粪污染呈黄绿或墨绿色。

（2）Apgar 评分　是一种简易的临床评价刚出生婴儿窒息程度的方法。内容包括心率、呼吸、对刺激的反应、肌张力和皮肤颜色等五项，每项0～2分，总共10分；评分越高，表示窒息程度越轻。0～3分为重度窒息；4～7分为轻度窒息。生后1分钟评分可区别窒息度，5分钟以后评分有助于预后判断。

（3）各器官受损表现　窒息、缺氧缺血造成多器官性损伤，但发生的频率和程度则常有差异。① 心血管系统：轻症时有传导系统和心肌受损；严重者出现心源性休克和心衰。② 呼吸系统：易发生羊水或胎粪吸入综合征、肺出血和持续肺动脉高压，低体重儿常见肺透明膜病、呼吸暂停等。③ 肾脏损害：较多见，急性肾衰竭时有尿少、蛋白尿、血尿素氨及肌酐增高，肾静脉栓塞时可见肉眼血尿。④ 中枢神经系统：主要是缺氧缺血性脑病和颅内出血。⑤ 代谢方面：常见低血糖、电解质紊乱如低钠血症和低钙血症等。⑥胃肠道：有应激性溃疡和坏死性小肠结肠炎等。缺氧还导致肝葡萄糖醛酸转移酶活力降低，酸中毒更可抑制胆红素与白蛋白结合而使黄疸加重。

3. 治疗要点 新生儿窒息的复苏应由产、儿科医生共同协作进行。事先必须熟悉病史，对技术操作和器械设备要有充分准备，才能使复苏工作迅速而有效。Apgar 评分不是决定是否复苏的指标，出生后应立即评价呼吸、心率、肤色来确定复苏措施。

慢性宫内缺氧、先天性畸形、重度窒息复苏不及时或方法不当者，20 分钟 Apgar 评分低，出生 2 周时神经系统异常症候仍持续者预后均不良。孕妇应定期作产前检查，发现高危妊娠应及时处理，避免早产和手术产；提高产科技术；对高危妊娠进行产时胎心监护，及早发现胎儿宫内窘迫并进行处理；产时，当胎头娩出后，立即挤净口、鼻黏液，生后再次挤出或吸出口、鼻、咽部分泌物，并做好一切新生儿复苏准备工作。

(二) 新生儿呼吸窘迫综合征

新生儿呼吸窘迫综合征(neonatal respiratory distress syndrome，NRDS)指新生儿出生后已出现短暂(数分钟至数小时)的自然呼吸，继而发生进行性呼吸困难、发绀、呻吟等急性呼吸窘迫症状和呼吸衰竭，多见于早产儿、过低体重儿或过期产儿。患儿肺内形成透明膜为其主要病变，故又称新生儿肺透明膜病(hyaline membrane disease of newborn)。

1. 疾病概要 由于缺乏肺表面活性物质，呼气末肺泡萎陷，致使生后不久出现进行性加重的呼吸窘迫和呼吸衰竭。主要见于早产儿，胎龄越小，发病率越高；糖尿病母亲所娩的婴儿也易发生此病。此外，剖宫产儿、双胎中的第二婴和男婴、宫内窘迫或窒息者，NRDS 的发生率也较高。

(1) 症状 患儿多为早产儿，刚出生时哭声正常，6～12 小时内出现呼吸困难，逐渐加重伴呻吟。呼吸不规则，间有呼吸暂停；面色因缺氧变得灰白或青灰，发生右向左分流后青紫明显，供氧不能使之减轻，缺氧重者四肢肌张力低下。

(2) 体征 鼻翼扇动，胸廓开始时隆起，以后肺不张加重，胸廓随之下陷，以腋下较明显。吸气时胸廓软组织凹陷，以肋缘下、胸骨下端最明显。肺呼吸音减低，吸气时可听到细湿啰音。本症为自限性疾病，能生存 3 天以上者肺成熟度增加，恢复希望较大。但不少婴儿并发肺炎使病情继续加重，至感染控制后方会好转。病情严重的婴儿死亡大多在三天以内，以生后第二天病死率最高。本症也见轻型，可能因表面活性物质缺乏不多所致，起病较晚，可迟至 24～48 小时呼吸困难较轻，无呻吟，青紫不明显，三四天后即好转。

(3) 辅助检查 ① 血液生化检查：由于通气不良，动脉氧分压(PaO_2)降低，动脉二氧化碳分压($PaCO_2$)增高。由于代谢性酸中毒，血 pH 降低，这三项检查虽很简便，但不能代表血中真实情况，需定期取动脉血直接检验。代谢性酸中毒时碱剩余(BE)减少，二氧化碳结合力下降。疾病过程中血液易出出低 Na^+ 低 K^+ 和高 Cl^-，因此需测血电解质。② X 线表现：肺透明膜的早期，两侧肺野普遍性透亮度减低，内有均匀分布的细小颗粒和网状阴影，小颗粒代表肺泡的细小不张，网状阴影代表充血的小血管，支气管则有充气征，但易被心脏和胸腺影所遮盖，至节段和末梢支气管则显示清楚。如肺不张扩大至整个肺，则肺野呈毛玻璃样，使充气的支气管显示更清楚，犹如秃叶分叉的树枝。整个胸廓扩张良好，横膈位置正常。NRDS X 线表现见图 3-2-2。

2. 治疗要点

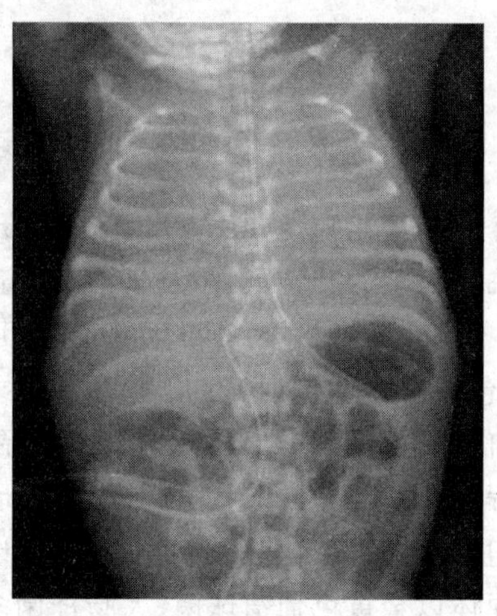

图 3-2-2　NRDS 患儿的 X 线表现

(1) 一般治疗　① 保温：放置在自控式暖箱内或辐射式抢救台上，保持皮肤温度在36.5℃。② 监测体温、呼吸、心率、血压和血气。③ 保证液体和营养供给：第1天5%或10%葡萄糖液65～75ml/kg·d，以后逐渐增加到120～150ml/kg·d并补充电解质，病情好转后改为经口喂养，热量不足时辅以部分静脉营养。④ 纠正酸中毒。⑤ 关闭动脉导管：应严格限制入液量，并给予利尿剂，如仍不关闭者，可静脉注射消炎痛，剂量为每次0.2mg/kg，首次用药后12、36小时各用1次，共3次。其机制为：前列腺素E是胎儿及生后初期维持动脉导管开放的重要物质，而前列腺素合成酶抑制剂(消炎痛)可减少前列腺素E的合成，有助于导管关闭。用药无效时可考虑手术结扎。⑥ 抗生素：根据肺内继发感染的病原菌(细菌培养和药敏)应用相应抗生素治疗。

(2) 氧疗和辅助通气　① 吸氧：根据发绀程度选用鼻导管、面罩或头罩吸氧。因早产儿易发生氧中毒，故以维持 PaO_2 50～70mmHg(6.7～9.3kPa)和 $TcSO_2$ 85%～92%为宜。② 持续呼吸道正压及常频机械通气。③ 其他：近年大样本、多中心的研究表明，当CMV治疗难以奏效时，改用高频振荡或高频喷射呼吸机，可减少常频呼吸机的副作用，取得较好的疗效。ECMO对呼吸机治疗无效的病例有一定疗效。

(3) 肺表面活性物质(PS)替代疗法　可明显降低RDS病死率及气胸发生率，同时可改善肺顺应性和通换气功能，降低呼吸机参数。PS目前已常规用于预防或治疗RDS。① PS：包括天然、半合成及人工合成三种。② 使用方法：一旦确诊应尽早使用(生后24小时内)，经气管插管分别取仰卧位、右侧卧位、左侧卧位和再仰卧位各1/4量缓慢注入气道内，每次注入后应用复苏囊加压通气1～2分钟。PS制剂不同，其剂量及间隔给药时间各异，视病情予以2～4次。

3. 预防

(1) 产前预防　指有可能发生早产的孕妇在妊娠后期给予肾上腺皮质激素(adrenocortical hormone，ACH)，以预防早产儿出生后发生RDS或减轻RDS的症状。ACH预防虽有肯定疗效，但仍有10%的早产儿发生RDS，因此考虑加用其他激素以提高疗效。甲状腺素有促进肺成熟的作用，但由于不易通过胎盘屏障，临床上无法应用，后来发现动物脑组织中的甲状腺释放激素(thyrotropin releasing hormone，TRH)结构功能与甲状腺素相似，且能通过胎盘，可用为预防制剂。剂量每次0.4mg，每8小时1次，共4次。有的孕妇可能出现副作用，表现有恶心、呕吐和高血压，可减至半量。加用TRH后，RDS的发生率和病死率降低。

(2) 产后预防　指出生后半小时内给予婴儿肺表面活性物质以预防RDS的发生或减轻其症状，多用于产前孕母未作预防的婴儿。预防愈早效果愈好，最好在婴儿呼吸开始前或在呼吸机正压呼吸开始前从气管插管内滴入，可使PS在肺内均匀分布。预防的效果表现在RDS的发生率和病死率降低，发病者的病情较轻。

(3) 联合预防　指产前为孕妇应用ACH，产后为新生儿用PS的联合预防。用于产前预防开始比较晚，孕妇未到24小时已分娩；宫内窘迫严重的新生儿，生后发生RDS也常严重，宜采用联合预防为妥，动物实验证明联合预防比单独预防效果好。

四、知识拓展

➤➤➤ 新生儿肺炎 ◀◀◀

新生儿肺炎(neonatal pneumonia)是新生儿期的常见病,以弥漫性肺部病变及不典型的临床表现为其特点,需及早诊断并正确处理。

1. 疾病概要 新生儿肺炎可分为产前感染(包括宫内和产时)和出生后感染。产前感染多来自孕妇,经胎盘传染给胎儿,或因孕妇羊膜早破、产程过长,阴道中微生物上行感染所造成,细菌以B组溶血性链球菌、肠道杆菌较多;出生后感染的病原体以金黄色葡萄球菌、大肠杆菌多见。

新生儿肺炎临床症状多不典型,少数有咳嗽,体温可不升高。主要症状是口周发紫、口吐泡沫、呼吸困难、精神委靡、少哭、不哭、拒乳,也可表现为呼吸急促,甚至出现三凹征等呼吸困难的表现。(图 3-2-3)。

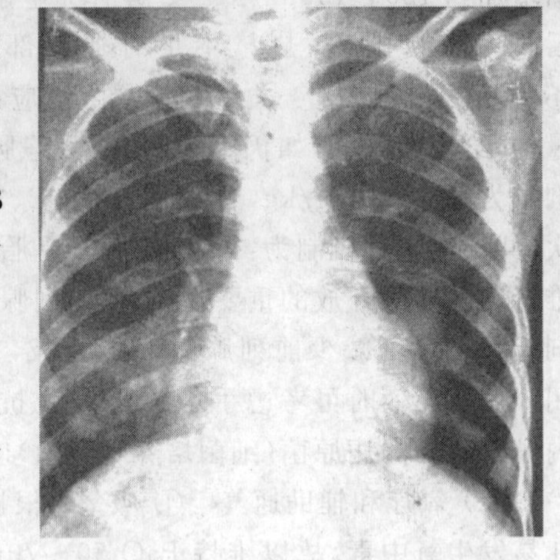

图 3-2-3 新生儿肺炎 X 线表现

产前感染的肺炎发病多在出生后 3～7 天内。症状常不典型,胎龄愈小症状愈不典型,体温正常者约占一半以上,其余则体温不稳,严重的病儿或早产儿体温常不升。症状多为非特征性表现如拒食、嗜睡或易激惹,面色差、体重不增,多无咳嗽,不久渐出现气促、鼻翼扇动、呻吟、吸气时软组织凹陷,心率增快。出生后发生的各种肺炎起病较晚,症状比较典型,有鼻塞、咳嗽、气促,足月儿常发热,但也可体温正常,早产儿可能体温不升。肺部可听到粗细不等的湿啰音,并发脓胸或脓气胸时呼吸音减低,叩诊呈浊音或回响增强。各种不同病原引起的肺炎各有特点。

2. 治疗要点 对体温不升者注意保暖。喂奶一次量不宜过多,以免发生咳嗽、呕吐时吸入呼吸道。对细菌性肺炎根据药敏试验选用抗生素。对合胞病毒引起的呼吸道感染可用利巴韦林(病毒唑)雾化吸入,15mg/kg·d,分 2 次吸入,同时用 0.5%溶液滴鼻。对衣原体肺炎用红霉素口服或静脉滴入 50mg/kg·d,分 2～3 次,共 2～3 周;也有人用氯霉素口服,早产儿 25mg/kg·d,足月儿 50mg/kg·d,分 2～3 次。如患儿父母有衣原体感染,治疗和预防见新生儿眼结膜炎。

为增强抗病功能,对严重病儿可多次输血浆,肌内注射丙种球蛋白,或静滴细胞色素 C 和辅酶 A。

预防新生儿肺炎,应治疗孕妇的感染性疾病;临产时严密消毒,避免接生时污染;尽可能在新生儿第一次呼吸前吸净口鼻腔分泌物。孩子出院回家后,应尽量谢绝客人,尤其是患有呼吸道感染者,要避免进入宝宝房内;产妇如患有呼吸道感染,必须戴口罩接近孩子。每天将宝宝的房间通风 1～2 次,以保持室内空气新鲜。避免孩子受凉,冬天洗澡时室温应升到 26～28℃,水温 38～40℃,以大人胳膊肘试水温为宜,洗完后用预先准备好的干燥的大毛巾毯包起来轻轻擦干。

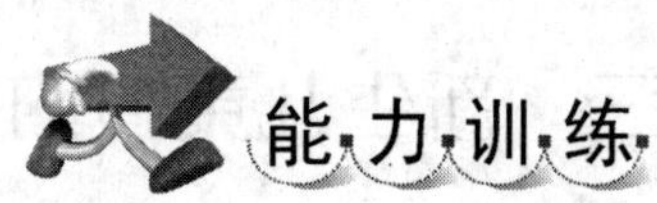

一、单项选择题

1. 胎儿在宫内有缺氧现象危及胎儿健康和生命，多发生在临产过程中 ………（　）
   A. 急性胎儿窘迫　　B. 轻度新生儿窒息
   C. 慢性胎儿窒息　　D. 重度新生儿窒息
   E. 新生儿产伤
2. 胎儿娩出后1分钟仅有心跳而无呼吸，Apgar评分4～7分则为 ……………（　）
   A. 急性胎儿窘迫　　B. 轻度新生儿窒息
   C. 慢性胎儿窒息　　D. 重度新生儿窒息
   E. 新生儿产伤
3. 以下新生儿窒息抢救措施中，不正确的是 ……………………………………（　）
   A. 首先用酒精擦胸，刺激呼吸
   B. 吸尽黏液及羊水后，拍打新生儿脚掌促使啼哭
   C. 窒息严重的患儿，可用喉镜气管插管吸出黏液
   D. 在呼吸道通畅的基础上行人工呼吸，同时吸氧
   E. 重度窒息新生儿需给5%碳酸氢钠纠正酸中毒
4. 胎儿娩出后1分钟仅有心跳而无呼吸，Apgar评分0～3分则为 ……………（　）
   A. 急性胎儿窘迫　　B. 轻度新生儿窒息
   C. 慢性胎儿窒息　　D. 重度新生儿窒息
   E. 新生儿产伤
5. 胎儿在宫内有缺氧现象危及胎儿健康和生命，多发生在妊娠末期的则是 …（　）
   A. 急性胎儿窘迫　　B. 轻度新生儿窒息
   C. 慢性胎儿窒息　　D. 重度新生儿窒息
   E. 新生儿产伤

二、简答题

1. 简述新生儿窒息的复苏步骤。
2. 简述新生儿呼吸窘迫综合征的预防措施。

三、案例分析

一35周早产女婴，出生后2小时出现青紫、呼吸困难，至4小时更加重，出现三凹征。查体：口周青紫，呼吸70次/分，双肺闻及小许温湿啰音。为进一步明确诊断，应进行哪些有意义的辅助检查？如何采取有效的护理措施？

（马宁生）

任务三　新生儿黄疸的护理

学习目标

知识目标

- 了解新生儿黄疸的病因及病理生理，熟悉新生儿胆红素代谢特点。
- 掌握新生儿黄疸的临床表现、生理性黄疸和病理性黄疸的特点。
- 掌握新生儿黄疸的治疗与护理措施，重点掌握光照疗法的护理。

能力目标

- 能对新生儿生理性黄疸和病理性黄疸进行区别，并实施护理措施。
- 对新生儿病理性黄疸能正确实施光照疗法。
- 能对家长进行详细的健康教育。

一、工作任务描述

案例展示：童××，男，14天，因皮肤黄染10天入院。查体：体温36.8℃，心率136次/分，呼吸42次/分，体重4.3kg，足月儿貌，全身皮肤黄染明显，经皮测胆红素257μmol/L(15mg/dl)，腹软，肝脾肋下未及，脐部干燥，四肢肌张力中等。门诊诊断：新生儿黄疸。

作为责任护士，你应该如何对黄疸患儿进行区别？怎样运用护理程序对该患儿实施整体护理？

二、护理工作过程

(一) 护理评估

1. 健康史　详细询问母亲的妊娠史，有无产前感染和胎膜早破，患儿胎龄及分娩方式，Apgar评分，有无窒息抢救史及喂养情况，患儿黄疸出现的时间，有无胎粪排出延迟、缺氧、酸中毒、头颅血肿或颅内出血等情况。通过询问病史了解：患儿系第一胎，第一产，足月剖宫产，无窒息抢救史，生后混合喂养，吃奶好，大便色黄，生后2天开始皮肤黄染，并逐日加深，无头颅血肿，在当地医院曾服中药治疗8天，皮肤黄染稍减轻，但至今未退。

2. 身体评估　评估患儿目前一般状况，患儿的反应、精神状态、吸吮力、肌张力等情况，患儿皮肤黄疸程度，有无巩膜黄染、肝脾肿大，注意有无脓疱疹、脐部红肿等感染灶，有无嗜睡、角弓反张、抽搐等核黄疸表现。通过评估发现：患儿反应好，全身皮肤及巩膜黄染明显，脐部已脱落，局部干燥，四肢肌张力中等，无抽搐，无呕吐。

3. 心理及社会评估　了解患儿家长心理状况，严重的黄疸可引起胆红素脑病；既往有过溶血病而死亡的家庭，一旦患儿黄疸加重父母便会感到恐惧。应注意评估家长对本病的认识程度，有无焦虑情绪。通过评估发现：患儿父母为高龄产子，又系独生子女，父母及家人都特别紧张，担心患儿有生命危险，黄疸会不会影响智力。

4. 诊断检查评估　了解母子血型，血红蛋白、血清胆红素尤其是间接胆红素是否升高，了解肝功能、血常规、血培养是否异常，了解宫内感染病原学检查结果及腹部B超等。及时采集标本，分析实验室检查结果，血清胆红素的测定可帮助判断黄疸的性质和类型；对于溶血病患儿可进行相应的血清抗体测定。患儿母亲A型，血常规示：白细胞 8.3×10^9/L，中性34.2%，血红蛋白123g/L，肝功能示：总胆红素244.9μmol/L，间接胆红素238 μmol/L，谷丙转氨酶23U/L。

（二）护理诊断

1. 潜在并发症　胆红素脑病。

2. 知识缺乏　与患儿家长缺乏对黄疸的认识及护理知识有关。

3. 有体液不足的危险　与光照失水增加有关。

4. 皮肤完整性受损　与光照引起皮疹、腹泻致尿布疹有关。

（三）护理目标

1. 患儿胆红素脑病的早期征象得到及时发现，及时处理。
2. 患儿家长能根据黄疸的原因，出院后给予正确的护理。
3. 患儿体液保持平衡，不发生脱水。
4. 患儿皮肤保持完整，无破损。

（四）护理措施

1. 一般护理　保持室内空气新鲜，室温24～26℃，相对湿度55%～65%，做好患儿的保暖措施，尽量使患儿处于"适中温度"的环境。"适中温度"系指能维持正常体温的最适宜的环境温度，在此温度下机体的耗氧量最低，新陈代谢最低。保持皮肤清洁、病室安静，减少不必要的刺激，供给足够的热量和水分，维持患儿水、电解质平衡。

2. 病情观察　观察黄疸的进展和消退情况，注意皮肤黏膜、巩膜的色泽，监测体温、脉搏、呼吸、心率及尿量等的变化，观察大小便次数、量及性质。注意观察神经系统的表现，如患儿有无拒食、嗜睡、肌张力减退等现象，预防胆红素脑病的发生。

3. 治疗护理　遵医嘱给予血浆（或白蛋白）、肝酶诱导剂。纠正酸中毒，以利于胆红素和白蛋白的结合，降低胆红素脑病的发生。合理安排补液计划，根据补液内容正确调整输液速度，切忌快速输入高渗性药物，以免血脑屏障暂时开放，使已与白蛋白结合的胆红素也进入脑组织。实施光照疗法时，做好相应的护理。

4. 心理护理　应耐心解答家长提出的问题，向家长解释患儿的病情、治疗效果及可能的预后，使家长对新生儿黄疸有正确的认识，消除不必要的焦虑与恐惧。

5. 健康教育　让家长了解病情，以取得家长的配合。黄疸是新生儿期最常见的症状，既可以是生理现象，又是多种疾病的一种表现，指导家长进行初步判断。若是母乳性黄疸，可继续母乳喂养，母乳后又出现黄疸，则改为隔次母乳喂养，逐步过渡到正常母乳喂养，若黄疸严重则考虑暂停母乳喂养，待黄疸消退后再恢复母乳喂养。如有红细胞G-6-PD缺乏者，需禁食蚕豆及其制品，衣物保管禁放樟脑丸。曾因新生儿溶血病有过死胎、流产史者，应做好产前咨询及预防性服药。对可能留有后遗症者，指导家长早期进行康复治疗和护理。

（五）护理评价

评价患儿黄疸是否消退，不发生胆红素脑病或能及时发现胆红素脑病的早期症状；家长对新生儿黄疸有正确的认识，消除不必要的焦虑与恐惧，对患儿能给予正确的照顾。

三、背景知识

(一) 新生儿黄疸的鉴别

1. 生理性黄疸 出生后2～3天出现黄疸，4～5天达高峰，一般情况良好，足月儿2周内自然消退，早产儿可延迟至3～4周消退。血清胆红素足月儿＜221μmol/L(12.9mg/dl)，早产儿＜256.5μmol/L(15mg/dl)，主要由于新生儿肝葡萄糖醛酰转移酶活力不足引起，多不需治疗。

2. 病理性黄疸 特点有：① 黄疸出现早，一般于生后24小时内出现；② 黄疸程度重，血清胆红素足月儿＞221μmol/L(12.9 mg/dl)，早产儿＞256.5μmol/L(15mg/dl)；③ 黄疸持续时间长，足月儿＞2周，早产儿＞4周；④ 黄疸发展快，血清胆红素每日上升超过85μmol/L；⑤ 黄疸退而复现；⑥ 血清结合胆红素＞25.65μmol/L(1.5 mg/dl)。重者可引起胆红素脑病，又称核黄疸，是由于血中游离未结合胆红素通过血脑屏障引起脑组织病理损害。

引起病理性黄疸的主要原因有：① 胆红素来源增多：如新生儿溶血、红细胞增多症、母乳性黄疸等；② 肝摄取结合胆红素减少：如葡萄糖醛酰转移酶缺乏或受抑制、酸中毒，低蛋白血症影响未结合胆红素与白蛋白的结合，一些药物可与胆红素竞争白蛋白结合位点如磺胺类、消炎痛等；③ 胆红素排泄障碍：如新生儿肝炎综合征、半乳糖血症、先天性非溶血性黄疸等；④ 混合性原因：如新生儿败血症及其他感染。

(二) 新生儿黄疸的治疗要点

1. 找出引起黄疸的原因，采取相应的措施。

2. 降低血清胆红素，防止胆红素脑病，给予蓝光疗法，诱导正常菌群的建立，保持大便通畅，减少胆红素肠肝循环。

(1) 换血疗法。

(2) 光照疗法　是降低血清未结合胆红素简单而有效的方法，可采用光疗箱、光疗灯或光疗毯等设备进行光疗。

(3) 药物治疗　适当用酶诱导剂、输血浆或白蛋白，降低游离胆红素。① 白蛋白：输血浆每次10～20ml/kg或白蛋白1g/kg，以增加胆红素与白蛋白的结合；② 纠正酸中毒：应用5%碳酸氢钠3～5ml/kg，有利于未结合胆红素与白蛋白结合；③ 肝酶诱导剂：常用苯巴比妥，每日5ml/kg，尼可刹米每日100ml/kg，分2～3次口服，共4～5日，以加强肝脏对胆红素的处理。

(4) 其他治疗　纠正缺氧，控制感染、注意保暖，防止低血糖、低体温等。

(5) 保护肝脏　不用对肝脏有损害的药物。

四、知识拓展

(一) 新生儿溶血病

新生儿溶血病是指母、婴血型不合发生同种免疫反应导致胎儿、新生儿红细胞破坏而引起的溶血。以ABO血型不合引起为最常见，其次为Rh血型不合。

1. 病因及发病机制 目前已知血型抗原有160多种，新生儿溶血病以ABO溶血为最常见，其次为Rh血型不合。胎儿红细胞通过胎盘进入母体后，该血型抗原即刺激母体产生相应的IgG血型抗体，此抗体可通过胎盘进入胎儿血循环，引起胎儿红细胞破坏而出现溶血。

(1) ABO血型不合　多为母亲为O型，新生儿为A型或B型。由于自然界广泛存在有

A 或 B 血型物质，O 型母亲通常在孕前早已接触过 A 或 B 血型物质的刺激而产生抗 A 或抗 B 抗体(IgG)，故 ABO 溶血者约 50%在第一胎即可发病。

(2) Rh 血型不合　Rh 有 6 种抗原，把红细胞缺乏 D 抗原者称为 Rh 阴性，我国汉族人仅 0.34%为 Rh 阴性。当胎儿的 Rh 血型和母亲不合时，一旦胎儿红细胞经胎盘进入母体，可刺激母体产生相应的抗体，初次致敏，免疫反应发生缓慢且产生的是不能通过胎盘的 IgM 抗体，等到以后产生 IgG 抗体时胎儿已经娩出，由于自然界无 Rh 血型物质，Rh 溶血病只能由人类细胞作为抗原刺激，才能产生抗体并进入胎儿体内，产生免疫性溶血，因此，Rh 溶血病一般不会发生在未输过血母亲的首次妊娠中。再次怀孕时，即使经胎盘进入母体的胎儿血量很少，也能很快发生免疫反应，产生大量 IgG 抗体进入胎儿体内引起溶血。

2. 临床表现　症状轻重与溶血程度基本一致，Rh 溶血常比 ABO 溶血者严重；一般发生在第二胎，严重者可死胎。

(1) 黄疸　Rh 溶血病患儿出生 24 小时内出现黄疸并迅速加重；而 ABO 溶血多在生后第 2～3 天出现黄疸。血清胆红素以未结合型为主。

(2) 贫血　Rh 溶血病患儿一般贫血出现早且重，可发生心力衰竭；ABO 溶血者贫血少而轻。

(3) 肝脾肿大　Rh 溶血患儿多有不同程度的肝脾肿大，是由髓外造血反应所致。

(4) 胆红素脑病　是指血中游离胆红素通过血脑屏障，使基底核等处的神经细胞黄染，引起脑组织的病理性损害，又称核黄疸。一般发生在生后 2～7 天，首先表现为嗜睡、喂养困难、吮吸无力、拥抱反射减弱、肌张力减低等。典型临床表现包括警告期、痉挛期、恢复期及后遗症期(见表 3-3-1)。

表 3-3-1　胆红素脑病的典型表现

分　期	表　现	持续时间
警告期	反应低下，吸收力弱，肌张力下降	0.5～1.5d
痉挛期	发热、抽搐，呼吸不规则，肌张力增高	0.5～1.5d
恢复期	体温正常，抽搐减少，肌张力恢复	2 周
后遗症期	眼球运动障碍，听力下降，手足徐动，智力落后	终生

实验室检查包括溶血检查和血型检查。

3. 治疗要点

(1) 产前治疗　可采用孕妇血浆置换术、宫内输血等，加强孕期监测，若血中 Rh 抗体效价不断增高、羊水中胆红素值增高，且羊水磷脂酰胆碱/鞘磷脂比值＞2(提示肺成熟)者，可考虑提前分娩，以减轻胎儿受累。

(2) 新生儿治疗　包括换血疗法、光照疗法及对症治疗。

1) 换血疗法：即采取脐动脉抽血和脐静脉输血的方式对患儿进行换血，目的是换出患儿血液中的免疫抗体、致敏红细胞，减轻溶血，换出过量胆红素，预防核黄疸的发生，并纠正贫血，防止心力衰竭。

2) 光照疗法：通过蓝光照射皮肤使血清中的间接胆红素发生异构作用，使其水溶性增加而随胆汁和尿液排出，是降低血清未结合胆红素简单而有效的方法，可采用光疗箱、光疗灯或光疗毯等设备进行光疗。

3) 药物治疗：供给白蛋白，应用 5%碳酸氢钠纠正酸中毒，肝酶诱导剂苯巴比妥每日 5mg/kg，分 2～3 次口服，共 4～5 日，也可加用尼可刹米每日 100mg/kg，分 2～3 次口服，共 4～5 日，以加强肝脏对胆红素的处理。静脉用免疫球蛋白。

4) 其他治疗：纠正缺氧，防止低血糖、低体温等。

(二) 新生儿胆红素代谢的特点

1. 胆红素生成较多　新生儿每日生成胆红素约 8.8mg/kg，而成人仅为 3.8mg/kg，其原因是：① 胎儿处于氧分压偏低的环境，红细胞代偿性增多，出生后血氧分压提高，红细胞相对过多被迅速破坏；② 新生儿红细胞寿命短，仅 80～100 天，形成胆红素的周期缩短；③ 其他来源的胆红素生成较多。

2. 运输胆红素的能力不足　刚出生的新生儿常有不同程度的酸中毒，可减少胆红素与白蛋白联结。早产儿胎龄越小，白蛋白含量越低，其联结胆红素的量也越少。

3. 肝功能发育未完善　新生儿肝细胞处理胆红素的能力差，摄取胆红素所必需的 Y、Z 蛋白含量低，转化成结合胆红素的功能差，不能有效地将脂溶性未结合胆红素(间接胆红素)与葡萄糖醛酸结合成水溶性结合胆红素(直接胆红素)；肝脏对结合胆红素的排泄能力不足。

4. 肠肝循环增加　新生儿刚出生时肠道内正常菌群尚未建立，不能将肠道内的胆红素还原成粪胆原和尿胆原，且肠腔内葡萄糖醛酸酶活性较高，能将结合胆红素水解成葡萄糖醛酸和未结合胆红素，后者又被肠壁吸收经门脉而到达肝脏。

新生儿在胆红素的摄取、结合及排泄等方面能力均低下，极易出现黄疸，新生儿处于饥饿、缺氧、胎粪排出延迟、脱水、酸中毒、头颅出血等状态时黄疸更加重。

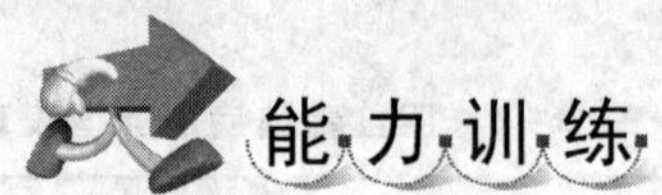

能力训练

一、单项选择题

1. 以下哪项是新生儿病理性黄疸的特点 ……………………………………………… (　　)

A. 胆红素每日上升不超过 85.5μmol/L　　B. 黄疸多在生后 24 小时内出现

C. 黄疸持续时间超过 1 周　　D. 早产儿黄疸于 3 周内消退

E. 黄疸在 2 周内消退

2. 关于生理性黄疸多见于 ……………………………………………………………… (　　)

A. 生后 24 小时内出现，3 天内逐渐加重

B. 生后第 2～3 天出现，2 周左右消退

C. 生后第 4～7 天出现，10 天左右消退

D. 生后 7 天出现，进行性加重

E. 生后第 4～10 天出现，2 周左右消退

3. 处理新生儿核黄疸最常用的方法是 ……………………………………………… (　　)

A. 使用白蛋白　　B. 使用血浆

C. 使用能量合剂　　D. 蓝光照射

E. 以上都不是

4. 预防新生儿核黄疸首选的护理措施是 …………………………………………… (　　)

A. 遵医嘱输血浆或白蛋白　　B. 遵医嘱吸氧

C. 遵医嘱进行换血疗法　　D. 遵医嘱进行蓝光照射

E. 遵医嘱静滴抗生素

5. 下列哪项不属于光疗的副作用 ……………………………………………………（　　）

A. 发热　　B. 皮疹　　C. 青铜症　　D. 腹泻

E. 肝脾肿大

6. 新生儿 ABO 溶血症的确诊,最有价值的实验室检查是 …………………………（　　）

A. 血红蛋白量　　B. 母子的 ABO 血型检查

C. 网织红细胞计数　　D. 有核红细胞数

E. 特异性抗体检查

7. 某新生儿 3 天,生后 18 小时出现黄疸,胎龄 38 周,顺产,血清总胆红素 238μmol/L,间接胆红素 225μmol/L。为确诊应首选的检查是 ……………………………（　　）

A. 血型及血型抗体检查　　B. 肝功能检查

C. 血培养　　D. C 反应蛋白

E. 红细胞 G-6-PD

8. 某足月新生儿,生后 4 小时出现黄疸、水肿及贫血,确诊为 Rh 溶血病,血清胆红素为 115μmol/L,应采取下列哪项措施 ……………………………………………（　　）

A. 输白蛋白　　B. 蓝光照射　　C. 换血　　D. 输血浆

E. 纠正贫血

(9～11 题共用题干)女婴,5 天,拒食、反应差 1 天,皮肤黄染并加深 12 小时。颈部可见脓疱疹,脐部可见分泌物,腹软,肝肋下 3cm,脾肋下 2cm。

9. 患儿最可能的诊断为 ………………………………………………………（　　）

A. 新生儿生理性黄疸　　B. 母乳性黄疸

C. 新生儿溶血病　　D. 新生儿败血症

E. 新生儿肝炎

10. 患儿最主要的治疗措施是 ……………………………………………………（　　）

A. 禁食母乳　　B. 脐部护理　　C. 应用苯巴比妥　　D. 选用敏感抗生素

E. 光照疗法

11. 患儿最易出现的并发症是 ……………………………………………………（　　）

A. 支气管肺炎　　B. 化脓性脑膜炎　　C. 核黄疸　　D. 肺脓肿

E. 骨髓炎

二、填空题

1. 新生儿黄疸分为________性和______性两大类。

2. 足月儿生理性黄疸于生后________出现,________达高峰,________消退。最迟不超过________。

3. 早产儿生理性黄疸于生后________出现,________达高峰,________消退,最长可延迟至________。

4. ABO 血型不合,母亲血型多为________,婴儿血型是________或________。

5. 胆红素脑病(核黄疸)典型表现分________、________、________、________四期。

三、名词解释

1. 母乳性黄疸

2. 胆红素脑病

四、简答题

1. 如何鉴别生理性黄疸和病理性黄疸？
2. 新生儿生理性黄疸的特点。
3. 新生儿病理性黄疸的特点。
4. 光疗的副作用有哪些？

五、案例分析

患儿，男，3天，因皮肤黄染10小时入院。系第一胎第一产，孕38周阴道自然分娩，产时无窒息，胎盘娩出完整，无脐带打结、绕颈，羊水清亮，胎便和初尿已解。10小时前发现面色黄染，渐遍及全身，但奶量可，无发热、抽搐。母孕期无特殊，无药物史，无不规则阴道流血流液史。体格检查：体温36℃，脉搏136次/分，呼吸44次/分，体重3.2kg。足月儿貌，反应差，巩膜、躯干、四肢等处皮肤中度黄染，结膜、甲床等苍白、无出血点及淤斑。头颅无畸形，前囟1.5cm，平坦，口腔黏膜未见异常。颈软，胸廓无畸形，双肺呼吸音清，无啰音。心率136次/分，律齐，心音稍钝，心前区未闻及收缩期杂音。腹软，肝肋下1.5cm，质软，脾肋下1cm，质软。脐带未脱，无渗血渗液。脊柱及四肢无畸形，肌张力不高。血常规：Hb 115g/L；RBC 3.5×10^{12}/L；WBC 18.5×10^{9}/L；PLT 168×10^{9}/L；N 0.58，L 0.42，网织红细胞10%；肝功能：血清总胆红素220μmol/L，GPT42U/L，GGT56U/L。血型：患儿为A型RhD(＋)；患儿母亲为O型RhD(＋)。抗人球蛋白试验(＋)。

问题：

1. 首先应考虑作何诊断？
2. 诊断依据是什么？
3. 如何给出护理建议？

（赖香菊）

任务四　新生儿反应低下的护理

学习目标

知识目标

- 熟悉新生儿败血症、新生儿寒冷损伤综合征的病因、临床表现、治疗原则。
- 掌握早产儿的临床特点。
- 掌握新生儿败血症、新生儿寒冷损伤综合征的护理措施。

能力目标

- 能正确判辨早产儿。
- 能设计新生儿败血症、新生儿寒冷损伤综合征的护理方案。
- 能运用护理程序对新生儿败血症、新生儿寒冷损伤综合征的患儿实施整体护理。

一、工作任务描述

案例展示：患儿，女，5天，拒食、少哭少动、反应差1天入院。患儿孕39周由私人诊所接生，自然分娩，出生体重2950g。入院查体：患儿少哭少动，刺激反应差，皮肤黄染明显，面部颈部散在小脓疮，心肺无殊，腹部稍胀，肝肋下1.5cm，脐部略潮湿，体温35.6℃。根据以上资料，该患儿的初步诊断是什么，还需完善哪些检查？

问题：1. 对该患儿应采取哪些治疗措施？

2. 作为责任护士应该如何运用护理程序对该患儿实施整体护理？

二、护理工作过程

（一）护理评估

1. 健康史　详细询问孕妇妊娠及分娩病史，多数可询问到宫内或分娩时有关感染史，如羊膜早破、产程延长等；产后感染最常见，细菌多从脐部、破损的皮肤、呼吸道或消化道黏膜侵入血液，应注意询问相关病史。通过询问病史了解：患儿孕39周自然分娩，出生体重2950g，私人诊所接生。

2. 身体评估　注意评估患儿的一般状况，有无拒乳、少哭、少动、反应低下等；注意评估患儿体温变化，有无感染性病灶，特别是脐部和皮肤有无破损或化脓；有无黄疸和肝脾肿大、出血倾向及休克等。通过评估发现：患儿少哭少动，刺激反应差，皮肤黄染明显，面部颈部散在小脓疮，心肺无殊，腹部稍胀，肝肋下1.5cm，脐部略潮湿，体温35.6℃。初步诊断为新生儿败血症。

3. 心理社会评估　了解患儿家长的心理状态，注意评估家长对本病病因、性质、护理、预后知识的认识程度，评估其家庭居住环境及经济状况等。通过评估发现：患儿父母为外来务工人员，小学文化，经济条件差，对疾病认识不足，担心费用及预后，存在明显的焦虑恐惧悲观心理。

4. 诊断检查评估　白细胞升高或偏低，中性粒细胞增高，可见中毒颗粒；血培养阳性有助于诊断，但阴性而症状和体征非常明显者仍不能排除诊断。通过评估发现：该患儿尚无相关的检查资料。

（二）护理诊断

1. 有体温改变的危险　与感染有关。

2. 皮肤完整性受损　与脐炎、脓疱疮等感染灶有关。

3. 营养失调：低于机体需要量　与摄入不足、消耗增多有关。

4. 潜在并发症　化脓性脑膜炎、肺出血、DIC。

5. 知识缺乏　与家长文化程度低，缺乏本病的预防及治疗知识有关。

（三）护理目标

1. 患儿体温维持在正常范围。

2. 患儿脓疱疮消失，脐残端干燥，全身皮肤完整。

3. 患儿体重增长，营养状况良好。

4. 患儿无化脓性脑膜炎、肺出血、DIC等并发症发生。

5. 患儿家长能用正确的态度对待疾病，主动配合各项治疗和护理，恐惧焦虑感减轻。

（四）护理措施

1. 一般护理 保持环境的整洁和安静；保证营养物质的供给，坚持母乳喂养，少量多次，细心哺喂；不能进食者，可行鼻饲或通过静脉补充能量和水，或输入血浆；维持体温稳定，发热时可给予物理降温及多喂开水；体温过低时，应及时保暖或置入暖箱；及时清除局部感染灶，促进皮肤病灶早日痊愈，防止感染继续蔓延扩散；医护人员严格执行消毒隔离制度，防止交叉感染。

2. 病情观察 密切观察病情变化，如患儿出现面色青灰、哭声低弱、呕吐、脑性尖叫、前囟饱满、两眼凝视、眼睑或面肌小抽动等，提示有脑膜炎的可能；注意观察有无气促、口唇发绀、口吐白沫等肺炎的表现；如患儿出现面色青灰、皮肤发花、四肢厥冷、脉搏细弱、皮肤有出血点等，应考虑感染性休克或DIC，应立即与医生取得联系。

3. 治疗护理 遵医嘱使用药物，保证抗生素有效进入体内。由于本病用抗生素疗程较长，故应注意保护静脉。

4. 心理护理 对患儿及家长给予安慰、关心和爱护，提供心理支持，树立战胜疾病的信心。耐心做好病情、环境介绍，给予关心、爱护，及时解除患儿不适，取得患儿及家长的信任。

5. 健康教育 向患儿家长解释病情、治疗效果及预后，指导家长正确喂养和护理患儿，保持清洁卫生。

（五）护理评价

患儿体温维持正常；皮肤完整，不发生感染；不出现并发症；营养恢复正常。家长能用正确的态度对待疾病，主动配合各项治疗护理，焦虑恐惧感减轻。

三、背景知识

（一）新生儿败血症

新生儿败血症（neonatal septicemia）是指病原菌侵入新生儿血循环，并在其中生长繁殖产生毒素而造成的全身性感染。新生儿时期败血症的发生率和病死率均较高。

1. 疾病概要 引起新生儿败血症的致病菌种类较多，我国以金黄色葡萄球菌最多见，其次为大肠杆菌。

感染途径可以发生在产前、产时和产后。产前感染与孕妇存在明显的感染有关；产时感染与胎儿通过产道时被细菌感染有关；产后感染往往与细菌经脐部、皮肤黏膜损伤处、呼吸道及消化道等部位的侵入有关，其中以脐部最多见。新生儿特异性和非特异性免疫功能低下是促使败血症发生的内在因素。

临床表现多无特征性。出生后7天内出现症状者称为早发型败血症，7天后出现者为迟发型败血症。一般表现为反应低下、食欲不佳、哭声低弱、体温异常等，严重者发展为精神委靡、不吃、不哭、不动、体温不升、体重不增（“五不现象”）。皮肤黄染或出血点，腹胀、呕吐、肝脾肿大、贫血甚至休克和DIC等，均有助于败血症的诊断。此外，感染可波及各器官，出现脑膜炎、肺炎、肺脓肿、肝脓肿等。血白细胞总数多升高，有核左移和中毒颗粒。血沉增快，C反应蛋白增加。血培养阳性，细菌培养应争取在用药前进行。

2. 治疗要点

（1）选用合适的抗菌药物　早期、联合、足量、静脉应用抗生素，疗程要足，一般应用10～14天。病原菌已明确者可按药敏试验用药；尚未明确前，结合当地菌种流行病学特点选择两种抗生素联合使用。

(2) 对症、支持治疗　保暖、供氧、纠正酸中毒及电解质紊乱；及时处理脐炎、脓疱疮等局部病灶。

(二) 新生儿寒冷损伤综合征

新生儿寒冷损伤综合征(neonatal cold injure syndrome)简称新生儿冷伤，主要由受寒引起，其临床特征是低体温和多器官功能损伤，严重者出现皮肤和皮下脂肪变硬和水肿，此时又称新生儿硬肿症(scleredema neonatorum)。以早产儿发病率最高。

1. 疾病概要　寒冷、早产、感染和窒息为主要病因。新生儿体温调节中枢发育不成熟，体表面积相对较大，易于散热；新生儿尤其是早产儿棕色脂肪贮存量少，产热贮备能力不足，缺乏寒战等物理产热方式。因此，在感染、窒息和缺氧时产热不足致体温过低。新生儿皮下脂肪组织的饱和脂肪含量大，其熔点高，寒冷时皮脂易凝固出现硬肿症。硬肿部位血流量减少，出现微循环障碍。当低体温持续存在和硬肿面积扩大，缺氧和代谢性酸中毒加重，可引起多脏器功能衰竭。

本病多发生在寒冷季节，以出生 3 日内或早产儿多见。发病初期表现体温降低、吸吮差或拒乳、哭声弱等症状，病情加重时发生硬肿和多器官损害体征。

(1) 低体温　体核温度(肛门内 5cm 处温度)常低于 35℃以下，重症＜30℃，腋温－肛温差由正值变为负值。

(2) 皮肤硬肿　皮脂硬化和水肿，特点为皮肤紧贴皮下组织，不能移动，按之如橡皮样，有水肿者压之有轻度凹性。硬肿发生顺序为：小腿-大腿外侧-整个下肢-臀部-面颊-上肢-全身。硬肿范围按：头颈部 20%，双上肢 18%，前胸及腹部 14%，背及腰骶部 14%，臀部 8%，双下肢 26%计算。

(3) 多器官功能损害　早期常有心音低钝、心率减慢、微循环障碍表现；严重时出现休克、心力衰竭、DIC、肾功能衰竭等多器官功能衰竭表现。

(4) 病情分度　根据临床表现，病情可分为轻、中、重三度(表 3－4－1)。

表 3－4－1　新生儿硬肿症的临床分度

分度	肛温	腋温-肛温差	硬肿范围	全身情况和脏器功能
轻度	≥35℃	＞0	＜20%	无明显改变
中度	30～35℃	≤0	25%～50%	反应差、功能明显低下
重度	＜30℃	＜0	＞50%	休克、DIC、肺出血、急性肾衰竭

2. 治疗要点

(1) 复温　是低体温患儿治疗的关键。复温原则是逐步复温，循序渐进。① 若肛温＞30℃，腋温-肛温差≥0，提示体温虽低，但棕色脂肪产热较好，此时可通过减少散热使体温回升。将患儿置于预热至中性温度的暖箱中，一般在 6～12 小时内恢复正常体温。② 当肛温＜30℃，应将患儿置于箱温比肛温高 1～2℃的暖箱中进行外加热。每小时提高箱温 1～1.5℃，箱温不超过 34℃，在 12～24 小时内恢复正常体温。③ 如无上述条件，可采用温水浴、热水袋、电热毯或母亲怀抱等方式复温，但要防止烫伤。

(2) 支持疗法　供给充足的热量有助于复温和维持正常体温，根据病人情况选择经口喂养或静脉营养。但应注意严格控制输液量和速度。

(3) 合理用药　有感染者选用抗生素。纠正代谢紊乱。存在休克、心力衰竭、DIC、肾功能衰竭时,给予相应治疗。

四、知识拓展

➤➤➤ 早产儿特点 ◀◀◀

1. 外观特点　出生时哭声弱,肌张力低下;皮肤薄而红嫩,皮下脂肪少,胎毛多;头发短而软,呈细绒状;耳郭软骨发育不全,轮廓不清楚;乳腺结节不能触到;足底纹理少,指(趾)甲未达指(趾)端;男婴睾丸未降入阴囊,女婴大阴唇不能遮盖小阴唇。

2. 生理特点

(1) 呼吸系统　早产儿呼吸中枢不成熟,调节功能差,表现为呼吸很不规则,可出现呼吸暂停(呼吸停止在 20 秒钟以上,伴心率减慢<100 次/分,并出现青紫)。由于缺少肺泡表面活性物质,故容易发生肺透明膜病。

(2) 消化系统　早产儿吸吮力较弱,吞咽功能差,贲门括约肌松弛,更易引起溢乳、呛奶而窒息。各种消化酶不足,胆酸分泌较少,消化吸收功能差。早产儿肝脏不成熟,肝葡萄糖醛酸转换酶不足,生理性黄疸持续较久且易发生高胆红素血症,甚至出现核黄疸。肝内糖原储存少,蛋白质合成不足,易发生低血糖和低蛋白血症。由于肝内维生素 K 依赖凝血因子合成不足,生后 2～6 天易发生出血症。

(3) 神经系统　早产儿神经系统成熟与胎龄有密切关系,胎龄越小,神经系统发育越不完善,拥抱、握持、吸吮、觅食等各种原始反射越难引出或反射不完整。

(4) 免疫系统　早产儿的非特异性和特异性免疫功能发育极不完善,皮肤娇嫩,屏障功能弱;体液免疫和细胞免疫功能低下,抵抗能力极弱,极易发生各种感染,且病情重,预后差。

(5) 体温调节　早产儿体温调节中枢发育不成熟,棕色脂肪含量少,而体表面积相对较大,产热少散热多,更易发生低体温。早产儿汗腺发育不良,缺乏寒冷发抖反应,在高温环境中易引起体温升高。

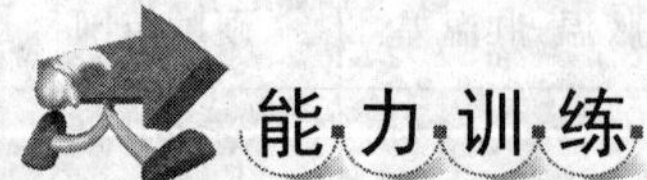

一、单项选择题

1. 下列哪项关于早产儿的描述错误 ……………………………………（　）

A. 乳腺无结节　　B. 指甲未达到指尖

C. 耳郭软,可折叠　　D. 睾丸已下降

E. 足底纹理少

2. 新生儿败血症的主要感染途径是 ……………………………………（　）

A. 子宫内　B. 产道内　C. 泌尿道　D. 消化道

E. 脐部

3. 新生儿败血症的致病菌最常见的是 …………………………………（　）

A. 葡萄球菌　B. 大肠杆菌　C. 绿脓杆菌　D. 肺炎球菌

E. 念珠菌

4. 新生儿败血症的诊断以下哪项不正确 …………………………………………………… ( )
A. 精神不振、拒食 B. 体温一定高 C. 黄疸、肝脾肿大 D. 小儿往往有脐炎
E. 可并发核黄疸

5. 新生儿败血症常见的并发症是 …………………………………………………………… ( )
A. 化脓性脑膜炎 B. 骨髓炎 C. 休克 D. 肾炎
E. 肺出血

6. 新生儿寒冷损伤综合征的病情分度,以下哪项不作为依据 ……………………… ( )
A. 肛温 B. 腋温-肛温差 C. 硬肿硬度 D. 硬肿范围
E. 器官功能改变

7. 新生儿硬肿治疗首选 ……………………………………………………………………… ( )
A. 补液 B. 喂养 C. 复温 D. 抗生素
E. 激素

8. 早产儿易发生低体温,其原因有 ……………………………………………………… ( )
A. 体温调节中枢发育不成熟 B. 寒战是其主要的产热方式
C. 能量储备少,产热不足 D. 以棕色脂肪产热为主
E. 皮肤体表面积相对较大,易于散热

9. 新生儿硬肿发生的顺序首先为哪个部位 ……………………………………………… ( )
A. 大腿外侧 B. 臀部 C. 面颊 D. 小腿
E. 上肢

10. 关于新生儿硬肿症复温方法正确的是 ……………………………………………… ( )
A. 快速复温,在 4 小时内恢复正常
B. 体温在 6 小时内恢复正常
C. 体温在 12 小时内恢复正常
D. 逐渐复温,12～24 小时内恢复正常体温
E. 体温在 48 小时内恢复正常

二、名词解释

1. 早产儿
2. 新生儿败血症

三、案例分析

女婴,日龄 10 天,孕 35 周早产,近 4 天吃奶不好,拒乳,哭声低弱,周身凉,小腿和大腿外侧有轻度硬肿,测肛温 34℃,心率 112 次/分,呼吸 32 次/分。

根据以上资料,要求:① 该患儿可能的诊断是什么?还需做哪些检查?② 该患儿有哪些护理诊断?相关因素是什么?③ 应采取哪些护理措施?

（马宁生）

项目四　儿童常见健康问题护理

任务一　儿童营养障碍的护理

学习目标

知识目标

- 熟悉蛋白质-能量营养不良的护理程序、病因、临床表现。
- 熟悉维生素D缺乏性手足搐搦症的临床特征、急救顺序。
- 掌握维生素D缺乏性佝偻病的临床特征及预防。

能力目标

- 能协助医生对低血糖、手足搐搦症病儿进行急诊处理和护理。
- 能设计营养不良患儿的饮食调整计划。
- 能对营养不良、维生素D缺乏性佝偻病患儿家长进行健康宣教。

一、工作任务描述

案例展示：女婴，7个月到儿保门诊体检。患儿系35周早产，产后母乳不足，加奶粉、奶糕等混合喂养，生后未加其他辅食。平时体质较差，常“感冒”，好哭易吵，特别是夜间睡眠不安，多汗；尚未出牙，不会独坐。体检：体重5.5kg，身长68cm，神志清，精神可，稍苍白，枕部轻度秃发，心肺及其他方面无特殊阳性体征，腹部皮下脂肪0.6cm，肌肉松弛。诊断为营养不良。

问题：了解营养缺乏性疾病的病因；目前疾病状况和转归；希望得到小儿喂养方面的知识及护理维生素D缺乏性佝偻病的知识，以便让小儿健康成长。

二、护理工作过程

（一）护理评估

1. 健康史　详细了解患儿是否双胎、早产，小儿喂养史、睡眠、户外活动情况，生活环境，生长速度；既往病史和用药史；有无先天性消化道畸形，有无各种急、慢性疾病。通过询问病史了解：小儿35周早产，产后母乳不足，加奶粉、奶糕等混合喂养，生后未加其他辅食。因平时体质较差，常“感冒”，户外活动较少；好哭易吵，特别是夜间睡眠不安，多汗；尚未出牙，不会独坐，无消化道畸形；家住工业开发区。

2. 身体评估　测量体重、身高与皮下脂肪厚度，并与同年龄组的正常标准比较。同时要注意各系统器官功能低下的表现，并注意精神状态，有无肌张力改变，是否伴有维生素和(或)矿物质缺乏的症状。通过评估发现：体重5.5kg，身长68cm，腹部皮下脂肪0.6cm，面色苍白，肌肉松弛，稍苍白，枕部轻度秃发，无颅骨软化，心肺及其他方面无特殊阳性体征。

3. 心理及社会评估　营养缺乏性疾病好发于经济落后的贫困地区，食物摄入不足、缺乏喂养知识和卫生条件状况差的地区。所以，应注意准确评估其家庭的经济状况，以及患儿父母对育儿知识的掌握情况；是否有神经、精神症状。应根据患儿年龄不同，重点检查该年龄段易出现的体征，尤其是骨骼的变化、肌张力改变。通过评估发现：小儿来自外来务工者家庭，经济状况较差，父母知识层次低，缺乏喂养知识，对营养缺乏性疾病的性质、发展、预后、防治的认识较低。

4. 诊断检查评估　评估实验室检查资料，营养不良血清白蛋白降低为最具特征的改变，胰岛素生长因子1(IGF-1)水平下降，多种血清酶活性降低，血糖、血清胆固醇降低和维生素及矿物质缺乏。佝偻病患儿有钙磷乘积稍低，碱性磷酸酶正常或增高；血25-(OH) D_3明显降低(正常为10～80μg /L)；长骨干骺端有X线改变。通过评估发现：Hb80mg/L，为小细胞低色素性贫血；钙磷乘积稍低，碱性磷酸酶增高。长骨干骺端有X线示：临时钙化线模糊。

(二) 护理诊断

1. 营养失调：低于机体需要量　与热量或(和)蛋白质长期摄入不足及含丰富维生素D的食物摄入不足有关，与日光照射不足有关。

2. 有感染的危险　与营养素慢性缺乏，机体免疫力低下有关。

3. 潜在并发症　低血糖，维生素微量元素缺乏症，营养性贫血和维生素D中毒，骨骼畸形等。

4. 知识缺乏　与患儿家长缺乏有关婴幼儿营养和喂养知识及营养性疾病的预防和护理知识有关。

(三) 护理目标

1. 根据饮食调整的原则，增加营养素摄入的品种和数量，逐渐恢复正常体重，精神症状改善，血生化检查好转。

2. 避免或减少感染，避免低血糖、贫血、维生素D中毒、骨骼畸形。一旦发生能及时发现和配合处理。

3. 家长能说出小儿营养及喂养的有关知识，能正确运用喂养方法，能说出本病的预防和护理要点。

(四) 护理措施

1. 一般护理　保持室内空气清新，温、湿度适宜；注意休息，加强营养，提倡母乳喂养，保持皮肤、口腔清洁，防止发生褥疮、口腔炎等；注意消除引起营养缺乏性的原因。佝偻病患儿多晒太阳，保证每日户外活动1～2小时，及时添富含维生素D(见表4-1-1)食物；勿久站、久坐、早走，以免发生骨骼畸形。严重佝偻病患儿肋骨、长骨易发生骨折，护理操作时动作要轻柔，不可用力过大过猛，以免发生骨折。营养不良患儿饮食调整应遵循由少到多、由稀到稠、循序渐进、逐步补充的原则。首先要适合患儿的消化能力，如轻度营养不良患儿，可从牛奶开始，逐渐过渡到带有肉末的辅食。程度较重的患儿可先给脱脂奶或稀释奶，再给全奶，然后才能给肉末辅食。其次是符合营养需要，即高蛋白、高能量、高维生素的饮食，还要根据情况适当补充铁剂、锌等矿物质。待消化功能恢复后，再添加适合小儿月龄的辅食。

(1) 轻度营养不良患儿，消化功能良好，应在原有基础上逐渐增加，可从每日 334～419kJ (80～100kcal)/kg 开始，蛋白质每日 3 g/kg，以后逐渐递增 585kJ(140 kcal)/kg，待体重接近正常后恢复至正常能量需要。

(2) 中度以上营养不良患儿，从每日 167～250kJ(40～60kcal)/kg，蛋白质每日 1.5～2g/kg 开始，根据小儿的食欲及大便情况，逐渐增至 502～628kJ(120～150kcal)/kg，蛋白质每日 3～4.5g/kg。待体重恢复后调整至生理需要量。

表 4-1-1　部分维生素 D 食物一览表(国际单位/100g)

食品名	含　量	食品名	含　量
鱼肝油	1.9 万	鸡肝	60
沙丁鱼	1300	猪肝	45
鲱鱼	315	牛肝	26
大比目鱼	44	奶油	50
鸡蛋	55	人乳	18
蛋黄	400	牛乳	0.35

2. 病情观察　重度营养不良的患儿在夜间或清晨发生自发性低血糖，表现为出汗、肢冷、脉弱、面色苍白、神志不清、呼吸暂停，甚至死亡。一旦发现，应立即配合抢救，输入25%～50%葡萄糖 2ml/kg。观察饮食调整效果，每周测体重一次，每月测身高一次；注意喂养方法，密切观察大便性状，了解消化状况。维生素 D 治疗期间应注意观察有无维生素 D 中毒的症状如厌食、恶心、腹泻、烦躁、体重下降等。用鱼肝油制剂时，还应注意有无维生素 A 中毒症状。

3. 治疗护理　遵医嘱给予口服各种消化酶帮助消化，如胃蛋白酶、胰酶或多酶片等；必要时肌注蛋白同化类固醇制剂如苯丙酸诺龙，促进蛋白质合成；补充维生素 A、B、C、D 及锌等，以促进食欲，改善代谢。必要时给予少量多次输血或氨基酸、脂肪乳剂等静脉高营养，输液时注意速度要慢，以免加重心脏负担，出现心功能衰竭。

4. 心理护理　建立良好的医患关系，耐心向家长解释病情，听取家长的倾诉，了解家长的心理活动，并给予同情、安慰和支持，树立家长的信心。与家长共同讨论治疗方案和护理措施，使家长做到心中有数，主动配合。

5. 健康教育　向患儿家长讲解科学喂养知识，尤其提倡母乳喂养，及时添加各种辅食；合理饮食搭配与制作方法，协助家长制订饮食方案；教会家长观察病情，及时发现病情突变，如清晨发生低血糖等；纠正小儿不良饮食习惯，合理安排生活作息制度，保证充足睡眠，预防小儿各种感染性疾病。佝偻病的预防应多晒太阳，保证每日户外活动 1～2 小时，鼓励母乳喂养，及时添加各种辅食；此外，新生儿出生 2 周给予 400IU 维生素 D，未成熟儿头 3 个月预防量加倍。不能坚持口服者可给予维生素 D 10 万～20 万 IU 一次肌肉注射(可维持 2 个月)。夏季阳光充足可暂停或减量。

(五) 护理评价

患儿每日营养物质摄入充足，表现为体重逐渐增加，肌张力改善，血液生化指标逐渐恢复正常；患儿无感染征象，不发生低血糖，不发生维生素 D 中毒或发生时能及时发现并抢救；通过健康教育，家长能说出本病的预防和护理要点；能说出小儿营养与喂养及其他相关的健康知识，并能加以正确运用。

三、背景知识

(一) 蛋白质-能量营养不良

蛋白质-能量营养不良(protein-energy malnutrition, PEM)是由于各种原因导致能量和(或)蛋白质缺乏的一种营养缺乏症,常伴有各种器官的功能紊乱,主要见于3岁以下婴幼儿。主要表现为体重减轻、进行性消瘦或水肿、皮下脂肪减少或消失,伴有各器官不同程度功能紊乱。

1. 病因

(1) 喂养不当 喂养不当是导致婴儿营养不良的主要原因,如母乳不足而未及时添加其他乳品或骤然断奶而未及时添加辅食;人工喂养儿奶粉调配过稀,或长期以淀粉类食品为主食等;较大儿童的营养不良多因不良的饮食习惯和其他一些精神因素:幼儿常由于偏食、挑食,吃零食过多而影响正餐,或进餐心情不愉快、精神性厌食等。

(2) 疾病影响 消化系统解剖或功能的异常如唇裂、腭裂、先天性幽门肥厚,迁延性腹泻、过敏性肠炎等引起消化吸收障碍;长期发热,各种急慢性传染病(麻疹、结核等)后的恢复期,肠道寄生虫病等均可导致分解代谢增加;糖尿病、甲状腺功能亢进、恶性肿瘤等慢性消耗性疾病,均可导致患儿代谢消耗过多和(或)需要量增加。

(3) 需要量增加 早产、多胎、宫内感染、先天性代谢缺陷病等;急慢性传染病的恢复期因需要量增加而造成相对不足。

由于长期能量供给不足,导致自身组织消耗,体温偏低;糖原不足或消耗过多致低血糖;脂肪消耗致血清胆固醇下降,导致脂肪肝;蛋白质供给不足或消耗致血清蛋白下降,低蛋白水肿(如图4-1-1);由于全身总液量增多致细胞外液呈低渗状态,易出现低钾、低钠、低钙、低镁血症和酸中毒。同时还发生各组织器官功能低下,如易出现食欲不振、腹泻,血压下降、脉搏细弱、肢凉,多尿、低比重尿,表情淡漠、智力低下、学习困难及易感染等。

2. 临床表现 营养不良最早出现的症状是体重不增,随后体重下降,皮下脂肪和肌肉逐渐减少或消失,久之可引起身高不增,智力发育落后。皮下脂肪减少的顺序为:首先是腹部,其次是躯干、臂部、四肢,最后为面颊部,严重者面部皮肤皱缩松弛,苍白,肌肉萎缩,貌似"老头"(如图4-1-2),对外界刺激反应淡漠,体温低于正常,心率缓慢,心音低钝,呼吸浅表,全身肌张力低下,腹部如舟状,食欲低下,常出现饥饿性腹泻,表现为大便量少、频繁、带有黏液。严重者出现营养不良性水肿,水电解质紊乱。不同程度的营养不良临床表现见表4-1-2。

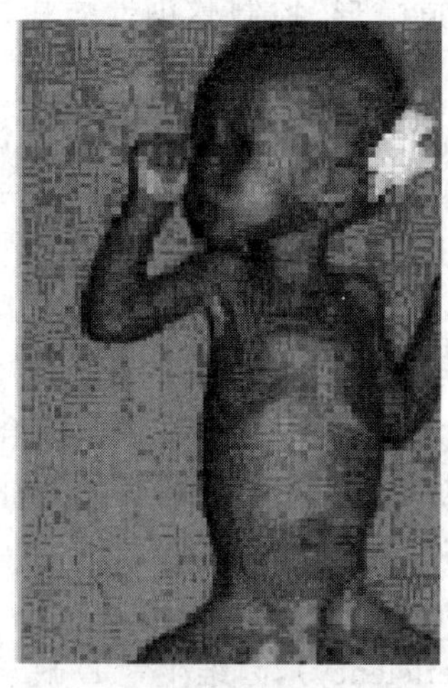

图4-1-1 营养不良水肿

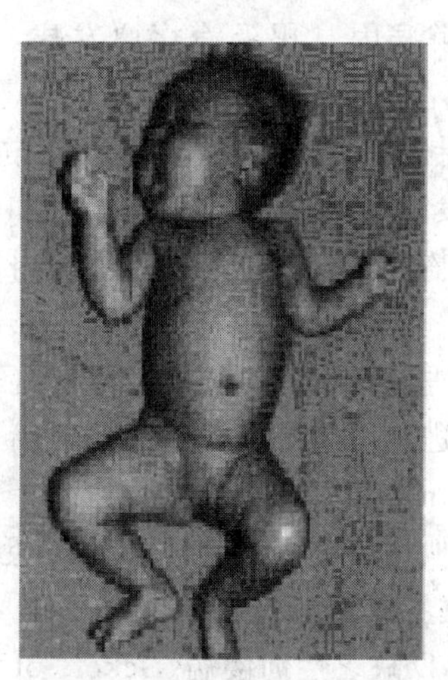

图4-1-2 营养不良患儿

表 4-1-2　婴幼儿不同程度营养不良的临床表现

临床表现	Ⅰ	Ⅱ	Ⅲ
体重低于正常	15%～25%	25%～40%	>40%
腹壁皮褶厚度	0.8～0.4cm	<0.4cm	消失
身长	正常	稍低	明显低
消瘦	不明显	明显	皮包骨样
皮肤	正常	苍白松弛	苍白无弹性
精神	正常	轻度委靡	抑制、烦躁交替
肌张力	正常	降低	低下

根据儿童体重与身高改变的情况，将营养不良分为三种：

(1) 体重低下 (underweight)　即儿童的体重低于同年龄、同性别正常儿童的均数减去2个标准差者，但高于或等于均数减3个标准差为中度，低于均数减3个标准差为重度。此指标主要反映儿童有急性和慢性营养不良。

(2) 生长迟缓 (stunting)　即儿童的身高低于同年龄、同性别正常儿童的均数减去2个标准差者，但高于或等于均数减3个标准差为中度，低于均数减3个标准差为重度。此指标主要反映过去或长期慢性营养不良。

(3) 消瘦 (wasting)　即儿童的体重低于同身高、同性别正常儿童的均数减去2个标准差者，但高于或等于均数减3个标准差为中度，低于均数3个标准差为重度。此指标主要反映儿童近期、急性营养不良。

营养不良患儿易出现各种并发症，最常见的为营养性贫血，其次可伴有多种微量营养素缺乏，以维生素A缺乏多见，还可并发感染及自发性低血糖等。

血清白蛋白降低为最具特征的改变，胰岛素生长因子1(IGF-1)水平下降，是诊断蛋白质营养不良的较好指标；此外，多种血清酶活性降低，血糖、血清胆固醇降低和维生素及矿物质缺乏。

3. 治疗要点　去除病因，控制并发症，逐渐调整与补充营养物质，促进消化功能的改善。

(1) 去除病因　积极治疗原发病，如纠正消化道畸形，控制感染性疾病，根治消耗性疾病。

(2) 控制并发症　严重营养不良常发生各种危及生命的并发症，如自发性低血糖、感染、腹泻时发生严重脱水、电解质紊乱和酸中毒、休克等，均应及时抢救。

(3) 调整饮食　饮食调整的量和内容应根据患儿的消化能力和病情循序渐进，不可操之过急。

(4) 促进消化功能的改善　胃蛋白酶、胰酶、B族维生素、锌制剂口服。

(5) 促进蛋白质的合成　必要时给予苯丙酸诺龙肌肉注射，促进蛋白质合成。苯丙酸诺龙10～25mg/kg，1～2次/周，连续2～3次，用药期间应提供足够的蛋白质和热量。

(6) 其他病情重者少量输血浆、白蛋白、脂肪乳剂等静脉高营养液。

(二) 维生素D缺乏性佝偻病

维生素D缺乏性佝偻病(rickets of vitamin D deficiency)，因维生素D缺乏引起钙磷代谢紊乱和骨样组织钙化障碍，产生的一种以骨骼病变为特征的全身慢性营养性疾病。严重时发生骨骼畸形，多见于 2 岁以下婴幼儿，是我国儿科重点防治的四病之一。

1. 病因

(1) 日光照射不足　由于紫外线不能透过普通玻璃，若婴幼儿缺乏户外活动，便会致内源性维生素 D 生成不足。大气污染如烟雾、尘埃可吸收部分紫外线，居住在高层建筑区，尤其居住在北方的儿童，因冬季日照短，寒冷季节长，紫外线量明显不足，均可使内源性维生素 D 生成不足，故发病率较高。

(2) 摄入量不足　天然食物维生素 D 含量少，一般的食物不能满足。婴儿对维生素 D 的需要量：400 IU/d(相当于 20L 人乳或 30L 牛乳的维生素 D 含量)。若不及时补充鱼肝油、蛋黄、肝泥等，易发生该病。

(3) 生长过速　骨骼的生长速度与维生素 D 和钙的需要量成正比。婴儿成长速度快，维生素 D 需要量大，佝偻病的发生率也高，尤以早产儿、双胞胎更为多见。

(4) 疾病和药物因素　胃肠道或肝胆疾病影响维生素 D 及钙的吸收和利用；严重肝、肾疾病可致维生素 D 羟化障碍；苯妥英钠和苯巴比妥等药物增加肝脏氧化酶的活性，促进维生素 D 降解；糖皮质激素有对抗维生素 D 促进钙吸收的作用。

维生素 D 缺乏时，肠道对钙、磷的吸收减少，使血中钙、磷含量下降。血钙降低，刺激甲状旁腺分泌当功能亢进，甲状旁腺素(PTH)分泌增加，加速了旧骨溶解脱钙，钙磷释放到血中，使血钙暂时恢复正常。但甲状旁腺素抑制肾小管对磷的再吸收，故磷大量经肾排出，使血磷和钙乘积下降，由此导致骨样组织钙化障碍，成骨细胞代偿增生，增生的组织大量堆积于骨骺软骨处，骨骺发生一系列特征性的变化及生化异常。

2. 临床表现　本病常见于 3 月～2 岁婴幼儿，主要表现为生长最快部位的骨骼改变、肌肉松弛及非特异性神经精神症状。临床上分为四期：

(1) 初期(早期)　多见于 3～6 个月以内的小婴儿，主要表现为神经精神症状，如易激惹、烦躁、睡眠不安、夜间啼哭、汗多且与室温无关，常出现枕秃。

(2) 活动期(激期)　除初期症状外，主要表现为骨骼改变和运动功能发育迟缓。

1) 骨骼改变：3～6 个月婴儿易出现颅骨软化，8～9 个月婴儿易发生方颅或鞍状颅，出牙延迟或顺序颠倒，易龋齿，前囟闭合晚；胸部骨骼出现肋骨串珠，以 7～10 肋最明显；鸡胸或漏斗胸及肋隔沟；四肢骨骼表现为腕踝畸形，即佝偻病性手镯、脚镯，下肢弯曲呈“O”形或“X”形腿。此外，可见脊柱侧弯或后突、扁平骨盆等。

2) 运动功能发育迟缓：全身肌张力低下，肌肉关节松弛，坐、立、行等运动功能发育落后，腹部膨隆如蛙腹。

3) 神经精神发育迟缓：表情淡漠，语言发育落后，条件反射形成缓慢，免疫力低下，易合并感染及贫血。

(3) 恢复期　经适当治疗后，临床症状及实验室 X 光检查逐渐减轻或接近正常。

(4) 后遗症期　重症佝偻病可残留不同程度的骨骼畸形，多见大于 3 岁的儿童。临床症状、血生化及骨骼 X 线摄片均正常，少数患儿可遗留运动功能障碍。

3. 辅助检查

(1) 生化检查　初期血钙可正常可稍低，血磷降低，钙磷乘积稍低，碱性磷酸酶正常或增高。活动期血钙可稍低，钙磷乘积明显减低，碱性磷酸酶增高。血 25-(OH)D_3 明显降低(正常为 10～80μg/L)。

(2) X线检查　活动期长骨临时钙化线模糊或消失,呈毛刷样并有杯口样改变,骨骺端明显增宽,骨质疏松,密度减低。见图4-1-3,图4-1-4,图4-1-5。

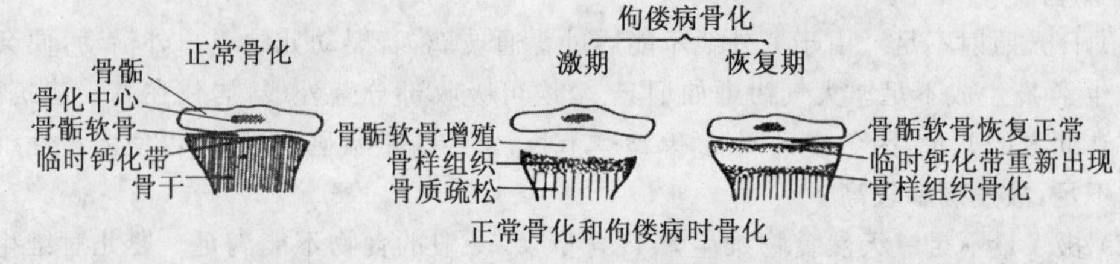

图4-4-3　正常骨化和佝偻病时骨化

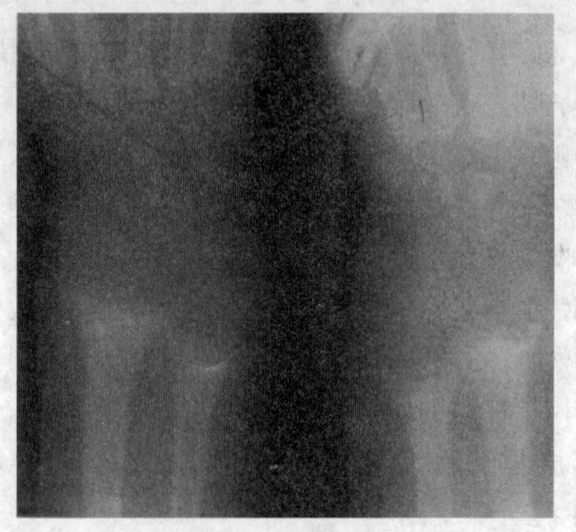

4-1-4　佝偻病治疗前的X线片

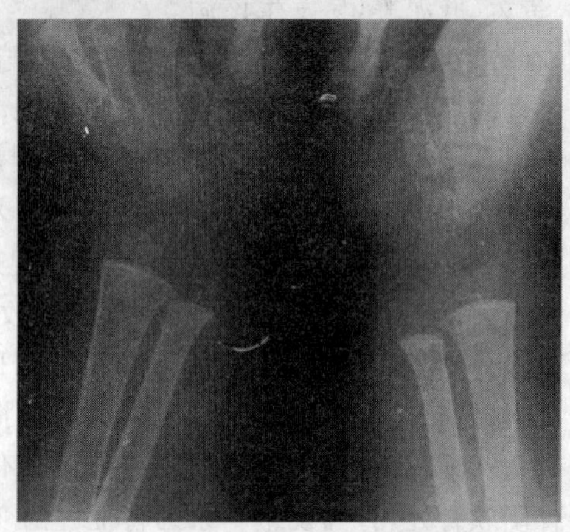

4-1-5　佝偻病治疗后的X线片

4. 治疗原则　目的在于控制病情活动,防止骨骼畸形。

(1) 一般治疗　多晒太阳,改善营养,供给富含维生素D的食物。勿久坐、久立。

(2) 给予适量的维生素D制剂及根据病情补充钙剂　以口服疗法为主,肌注疗法为辅。

口服疗法:维生素D2000~4000IU/d(50~100μg),或1,25-(OH)$_2$D$_3$ 0.5~2.0μg/d,1月后改为预防量400IU/d。

肌注疗法:适合有并发症、无法口服者。用量:维生素D$_3$20万~30万IU,肌注1次,3个月后改为预防量。

(3) 加强体格锻炼,必要时矫正畸形。

四、知识拓展

(一) 维生素D缺乏性手足搐搦症

维生素D缺乏性手足搐搦症(tetany of vitamin D deficiency)又称佝偻病性低钙惊厥,因维生素D缺乏而甲状旁腺又不能代偿,因此血中钙离子降低,而出现神经肌肉兴奋性增高症状,如惊厥、手足肌肉抽搐或喉痉挛等,多见婴幼儿。

本病的诱发因素:① 维生素D缺乏的早期,甲状旁腺代偿功能还未建立,血钙降低,血磷正常;② 在冬末春初天气转暖,阳光充足时或大剂量维生素D肌肉注射时,血中维生素D的水平急速上升,大量钙沉积于骨,使血钙降低;③ 感染、饥饿、发热时组织分解而释放磷,血磷升高与钙结合以磷酸钙形式沉积于骨,造成血钙降低。当血钙低于1.75~1.88mmol/L (7.0~7.5mg/dl)或游离钙降至1.0mmol/L (4mg/dl),由于神经兴奋性增高出现惊厥或手足搐搦。

1. 临床特点

(1) 典型发作有三种表现 ① 惊厥：多见于小婴儿，是最常见的发作形式。患儿突然发生神志不清，两眼上窜，面肌颤动，四肢抽动，持续约数秒至数分不等，时间长者可伴口周发绀，发作停止后，意识恢复，精神委靡而入睡，醒后活泼如常。可数日发作1次至每日数10次不等；一般不发热。② 手足抽搐：见于较大婴幼儿，突发手足强直痉挛，双手腕部屈曲、手指伸直，拇指内收掌心；足部踝关节伸直，足趾同时向下弯曲。③ 喉痉挛：婴儿多见，喉部肌肉及声门突发痉挛，呼吸困难，严重者可发生窒息、发绀，严重缺氧甚至死亡。

(2) 隐匿型 部分患儿没有典型发作症状，但可通过刺激神经肌肉而引出体征。① 面神经征(Chvostek 征)：以手指尖或叩诊锤轻击患儿颧弓与口角间的面颊部可引起眼睑和口角抽动者属阳性，新生儿期可呈假阳性。② 腓反射：以叩诊锤骤击外侧腓神经处可引起向外侧收缩者即为腓反射阳性。③ Trousseau 征：以血压计袖带包裹上臂，使血压维持在收缩压与舒张压之间，5 分钟之内该手出现痉挛状属阳性。

2. 治疗要点 首先控制惊厥和解除喉痉挛，其次予钙剂治疗，最后补充维生素 D。

3. 护理措施

(1) 一般护理 ① 抽搐正在发作时应就地抢救，避免将患儿紧抱，摇晃，或抱起跑入治疗室，以免外伤或加重抽搐，造成机体缺氧引起脑损伤。② 惊厥及喉痉挛发生时，立即将患儿头偏向一侧，舌尖拉出口外，同时在上下磨牙之间放置牙垫，防止舌咬伤；必要时行人工呼吸或加压给氧，甚至气管插管，及时清除口鼻分泌物，保持呼吸道通畅。③ 减少活动，保证充足的休息和睡眠，保持室内空气新鲜，保证充足的水分和营养的供给。宜选用软质材料制作的玩具，创造安全的环境，预防外伤。

(2) 用药护理 遵医嘱立即使用镇静剂，常用地西泮肌注或静推，每次 0.1～0.3mg/kg；苯巴比妥钠肌注，每次 5～7mg/kg。其次补充钙剂，尽快给 10%葡萄糖酸钙 5～10ml 加入5%～10%葡萄糖液 10～30ml，缓慢静脉注射(10～15 分钟)或静脉滴入，谨防引起心跳骤停，避免药液外渗以免造成组织坏死。再则是维生素 D 治疗，方法按佝偻病进行补充。

(3) 病情观察 密切观察病情变化，防止发生惊厥。

(4) 心理护理 患儿及家长在抽搐发作时均有不同程度的焦虑，应注意陪伴和安慰家长，解释本病的预后和护理要点，解除家长的恐惧和顾虑。

(二) 小儿单纯性肥胖症

小儿单纯性肥胖症(obesity)是指能量摄入长期超过人体的消耗，使体内脂肪过度积聚，体重超过了一定的范围。体重超过同年龄、同身高小儿正常标准的 20%即为肥胖。95%～97%的肥胖症患儿不伴有明显的神经、内分泌及遗传代谢性疾病，称为单纯性肥胖。本病的主要原因为进食过多，导致摄入的能量超过机体代谢需要，过多的能量以脂肪的主要成分甘油三酯形式储存于体内。其次是小儿活动过少。消耗过少也可引起肥胖，而肥胖儿童由于活动不便和笨拙亦不喜爱活动，形成恶性循环。此外还有遗传因素，父母皆肥胖的后代肥胖率高达 70%～80%，双亲正常的后代发生肥胖者仅 10%～14%。

小儿肥胖临床特征有：

1. 肥胖体态 身材一般较高大，皮下脂肪厚，以积聚于颈部、乳胸部、腹部、臀部、肩背为显著。男童外生殖器常被耻骨处皮脂掩盖误认为短小，骨龄正常或略超过同龄儿，智力正常及性发育正常。

2. 其他表现 因过胖行动不便，患儿不喜动，常怕热、多汗，易疲劳。极少数严重肥胖者因膈肌抬高，影响肺容量及血液循环，出现呼吸浅速，肺泡换气不足，进而引起低氧血症，红细胞增多，心脏扩大或出现充血性心力衰竭，甚至死亡，称“肥胖性心肺功能不全”，即Pickwickian综合征。有时可引起关节病、扁平足、皮肤皱褶处皮炎等，并可伴发高血压、高脂血症、糖尿病等。女孩月经初潮常提前；骨龄常超前，由于性发育较早，最终身高略低于正常儿。肥胖小儿常有心理上的障碍，如自卑、孤独、胆怯等。

小儿肥胖一般不用药物治疗。首先从管理膳食开始，以不影响儿童身体健康及生长发育为原则；同时增加活动量，解除精神心理障碍。鼓励儿童多参加活动，可选择既有效又易于坚持的运动，如晨间慢步、散步、做操等，活动量以运动后轻松愉快、不感到疲劳为原则。其次饮食控制。提供的能量应低于机体的能量消耗又必须能满足基本的营养和能量需要，故应选低脂肪、低碳水化合物和高蛋白膳食方案，并补充适量矿物质和维生素。开始时以体重不增为目标，以后逐渐过渡到每周最好能减少体重0.5kg，热量供给在1/2正常量左右。能量的供给可按：<5岁2508～3344kJ(600～800kcal)/d，5～10岁为3044～4180kJ(800～1000kcal)/d，10～14岁为4180～5016kJ(1000～1200kcal)/d。为满足小儿食欲，避免饥饿感，应选择体积大、饱腹感明显而热量低的蔬菜类食品。培养儿童良好的饮食习惯对减肥具有重要作用，如戒掉晚餐过饱及吃夜宵的习惯；坚持少食多餐，不吃零食，细嚼慢咽。同时纠正家长“肥胖是喂养得法，越胖越健康”的陈旧观念，讲明过度肥胖即为病态，将来成年后会带来许多危害。父母要有科学喂养知识，培养小儿良好的饮食习惯，不偏食高能量的食物。创造良好的条件，增加患儿的活动量，如看电视时间不宜过长，以1～2小时为宜。定期到儿童保健门诊接受系统的营养监测及指导。

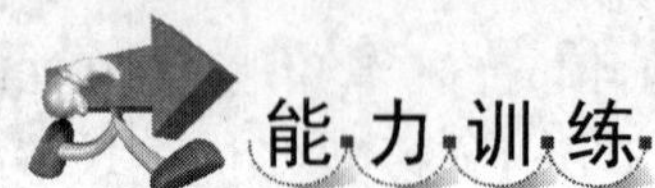

一、单项选择题

1. 10月龄婴儿，烦躁哭闹、夜啼出汗2个月余，查体，方颅，前囟门2.5cm×2.5cm，未出牙，血钙2.05mmol/L，血磷0.938mmol/L，此小儿口服维生素D应选用 …（　）
   A. 每日400U，持续一月　　B. 每日4000U，持续一月
   C. 每日40000U，持续一月　　D. 每日1000U，持续一月
   E. 每日10000U，持续一月
2. 预防维生素D缺乏性佝偻病应强调 ……………………………………（　）
   A. 合理喂养　　B. 经常口服钙片
   C. 经常晒太阳　　D. 加强母亲孕期及哺乳期的保健
   E. 经常口服鱼肝油
3. 维生素D缺乏性佝偻病初期的主要临床表现是 ……………………………（　）
   A. 易激惹、多汗等神经精神症状　　B. 颅骨软化
   C. 肋骨串珠明显　　D. 手镯征
   E. “X”形腿
4. 维生素D缺乏性佝偻病与佝偻病性手足搐搦症的发病机制的不同点是………（　）
   A. 甲状旁腺的功能　　B. 钙的代谢障碍
   C. 磷的代谢障碍　　D. 维生素D缺乏

E. 神经肌肉兴奋性增高

5. 2岁小儿，体重8kg，面色苍白，皮肤弹性差，四肢与面部皮下脂肪减少，腹部皮下脂肪为0.3cm，肌肉松弛，精神呆滞、纳差，应诊断为 ……………………………… (　　)

A. 营养不良性贫血　　B. 营养不良Ⅰ度

C. 营养不良Ⅱ度　　D. 营养不良Ⅲ度

E. 多种维生素缺乏

6. 9个月女婴，生后炼奶喂养为主，辅以米糊，查体，体重4.5kg，神萎，眼窝及前囟凹陷，皮肤弹性差，腹壁脂肪厚0.1cm，推测该患儿不可能存在哪些代谢失常 ………… (　　)

A. 细胞外液呈低渗　　B. 易出现酸中毒

C. 低血钾　　D. 全身总液量相对减少

E. 低血糖

7. 营养不良患儿胃肠功能紊乱时易出现 ……………………………………… (　　)

A. 高渗性脱水　　B. 低渗性脱水　　C. 等渗性脱水　　D. 高钾血症

E. 高钠血症

8. 营养不良的最初症状是 ……………………………………………………… (　　)

A. 肌肉张力低下　　B. 智力发育呆滞

C. 身高低于正常　　D. 运动功能发育迟缓

E. 体重不增

9. 营养不良患儿皮下脂肪消失的顺序是 …………………………………… (　　)

A. 面颊　胸背　腹部　臀部　四肢　　B. 胸背　腹部　臀部　四肢　面颊

C. 腹部　胸背　臀部　四肢　面颊　　D. 臀部　四肢　面颊　胸背　腹部

E. 腹部　胸背　四肢　面颊　臀部

10. 下列哪项符合Ⅰ度营养不良的诊断标准 ……………………………… (　　)

A. 体重低于正常值15%～25%　　B. 精神委靡

C. 肌肉明显松弛　　D. 腹部皮下脂肪0.4cm以下

E. 身高低于正常

11. 营养不良早期诊断最敏感的指标是 ………………………………… (　　)

A. 前白蛋白　　B. 视黄醇结合蛋白

C. 转铁蛋白　　D. IGF-1

E. 甲状腺素结合前白蛋白

12. 关于小儿肥胖症的治疗下列哪项是错误的 ………………………… (　　)

A. 加强运动

B. 使用减肥药物

C. 选用体积大的食物，以产生饱腹感

D. 食物能量的来源应为高蛋白、低脂肪、低碳水化合物

E. 心理治疗

二、简答题

1. 营养不良的临床特点是什么？

2. 中、重度营养不良的患儿如何供给能量？

3. 维生素D缺乏性佝偻病激期骨骼改变有哪些？

三、案例分析

患儿，男，11 个月，于 3 月 21 日就诊。主诉为抽搐 2 天。其主要表现为突然神志不清，双眼上翻，四肢强直转而抽动，无大小便失禁，抽搐后意识恢复，疲乏入睡，醒后活泼如常。如是发作，每日 3～5 次，每次持续数秒至数分钟不等。无发热，无咳嗽，无呕吐，无外伤史。既往健康。患儿为第一胎第一产，足月顺产，生后母乳喂养未添加辅食。体格检查：T 36.5℃，P 120 次/分，R 36 次/分。发育良好，营养中等，神志清楚，方颅，前囟 1.5cm×1.5cm，平坦，双瞳孔等大等圆，光反射灵敏。颈软，心肺未见异常。腹软，肝脏肋下 2cm，质软。神经系统阴性。辅助检查：白细胞总数 8.5×10^9/L，血红蛋白 110g/L。尿常规无异常。血清钙检测结果为 1.7mmol/L。

问：(1) 此患儿可诊断为什么？

(2) 此患儿护理诊断有哪些？

(3) 抽搐若再次发生，如何进行急救？如何对家长进行健康教育？

任务二　发热、咳嗽患儿的护理

学习目标

知识目标

- 了解小儿呼吸系统的解剖生理特点。
- 熟悉上呼吸道感染、支气管肺炎、肺结核的临床表现、治疗要点。
- 掌握呼吸系统疾病的护理诊断及护理措施。

能力目标

- 能正确辨别呼吸系统各疾病的临床特征。
- 能设计肺炎患儿的护理方案。
- 能够运用护理程序为呼吸系统疾病患儿实施整体护理。

一、工作任务描述

案例展示：患儿，男性，3 岁，因“发热、咳嗽 3 天”来院就诊。体检发现患儿精神软弱，面色潮红，口唇无发绀，咽充血，双侧扁桃体轻度肿大，双肺呼吸音粗，未闻及明显干、湿性啰音，T39℃，P124 次/分，R34 次/分，SaO_2 93%。

根据以上资料，该患儿的初步诊断是什么，还需完善哪些检查？你作为责任护士应该如何运用护理程序对该患儿实施整体护理？如何运用专业知识帮助患儿家长来接受检查与治疗？

（待续）

二、护理工作过程

(一) 护理评估

1. 健康史　详细询问患儿发病情况，病前有无受凉或呼吸道传染病接触史；既往有无反复呼吸道感染史，了解患儿生长发育情况。通过询问病史了解：患儿4天前着凉后出现流涕、咳嗽，继而发热，予小儿感冒冲剂口服2天症状无缓解，体温最高达39℃，咳嗽加剧，遂来院就诊。个人史、生产史无殊，生长发育良好。

2. 身体评估　评估呼吸道局部症状，是否有鼻塞、流涕、喷嚏、咽部不适、干咳等症状，检查有无咽部充血、扁桃体有无红肿、淋巴结及肺部体征等，测量体温、脉搏、呼吸、血氧饱和度。通过评估发现：患儿T39℃，P124次/分，R34次/分，SaO_2 93%，精神软弱，面色潮红，呼吸稍快，无发绀，无三凹征，咽充血，双侧扁桃体轻度肿大，双肺呼吸音粗，未闻及明显干湿性啰音，初步诊断上呼吸道感染。

3. 心理社会评估　上呼吸道感染症状多数较轻，家长多不重视，但部分患儿起病急，出现高热甚至发生惊厥等严重表现。因此，要注意评估家长对本病的认识程度，评估患儿生病后对家庭的影响，有无焦虑或恐惧等心理反应。此外，特殊类型上感可引起局部区域流行，应注意评估流行病学情况。通过评估发现：患儿父母为城镇居民，高中文化，对该疾病了解，经济条件好，主要针对患儿反复高热存在焦虑心理。患儿患病系受凉所致，无流行病接触史。

4. 诊断检查评估　血白细胞计数在病毒感染时偏少或正常，细菌感染时增多。及时为患儿送检血液、痰液、胸片等检查，根据检查结果分析临床意义。通过评估发现：患儿相关的血、痰液化验、胸片未行检查。

(二) 护理诊断

1. 体温过高　与上呼吸道炎症有关。

2. 舒适的改变　与鼻塞、流涕、咳嗽、咽痛等有关。

3. 潜在并发症　高热惊厥。

(三) 护理目标

1. 患儿体温恢复正常。
2. 患儿症状消失，自我感觉舒适，心情愉悦。
3. 患儿住院期间不发生惊厥。

(四) 护理措施

1. 一般护理　卧床休息，病室保持安静，空气新鲜，温、湿度适宜，维持室温18～22℃，湿度50%～60%。每4小时测体温一次，观察热型及伴随症状。鼓励患儿多饮水，保证有充足的水分摄入，给予易消化富含维生素的清淡饮食，必要时给予静脉补充营养和水分。

2. 病情观察　密切观察病情变化，注意全身症状如精神、食欲等；注意体温情况，警惕高热惊厥的发生。经常检查口腔黏膜及皮肤有无皮疹，甄别是否为某种传染病的早期征象，以便及时采取相应的措施。

3. 治疗护理　遵医嘱给予抗病毒药物或抗生素。及时清除鼻腔及咽喉部分泌物，保证呼吸道通畅，鼻塞严重时可用0.5%麻黄碱液滴鼻。体温超过38℃时，及时给予物理降温，如头部冷敷，腋下、颈部及腹股沟处置冰袋，温水擦浴等；如超过39℃，按医嘱及时给予药物降温，以减少大脑氧的消耗，防止发生惊厥。大量出汗后应及时更衣，体温不升时要注意保暖。

4. 心理护理　及时解除患儿不适，取得患儿及家长的信任。耐心做好病情、环境介绍，给予关心、爱护，减轻患儿的不安与焦虑，增强患儿自我照顾能力和信心。

5. 健康教育　指导家长掌握上呼吸道感染的预防和护理所必要的知识与技巧，如平时加强体格锻炼，适当进行户外活动，增强机体抵抗力；在呼吸道疾病流行期间，避免到人多拥挤的公共场所；气候变化时及时添减衣服，避免受凉；加强营养，鼓励母乳喂养，及时添加辅助食品。

(五) 护理评价

患儿体温正常，呼吸平稳，无咳嗽等不适，无惊厥发生。患儿家长能用正确的态度对待疾病，主动配合各项治疗和护理，对护理工作满意。

三、背景知识

(一) 急性上呼吸道感染

急性上呼吸道感染 (acute upper respiratory infection，AURI，简称上感)，俗称“感冒”，是小儿时期最常见的疾病。该病主要侵犯鼻、鼻咽和咽部，如上呼吸道某一局部炎症特别突出，即按该炎症处命名，如急性鼻炎、急性咽炎、急性扁桃体炎等。

1. 疾病概要 病毒是引起上呼吸道感染的主要原因，主要有呼吸道合胞病毒、流感病毒、副流感病毒、腺病毒、鼻病毒、柯萨奇病毒等。也可继发细菌感染，以溶血性链球菌、肺炎球菌为主。气候改变、空气污浊、居室拥挤及护理不当等常可诱发本病发生。其临床表现轻重不一，年长儿症状较轻，婴幼儿则较重。

(1) 一般类型上感 以呼吸道局部表现为主，表现有流涕、鼻塞、喷嚏、干咳、咽痛及不同程度的发热等。婴幼儿全身症状较明显，可骤然起病，高热、咳嗽、食欲差，常伴有呕吐、腹泻、烦躁，甚至出现高热惊厥。部分患儿早期可有阵发性脐周疼痛，与发热所致阵发性肠痉挛或肠系膜淋巴结炎有关。体检可见咽部充血，扁桃体肿大，而肺部呼吸音正常。病毒感染者白细胞计数正常或偏低，病毒分离和血清反应可明确病原菌。细菌感染者血白细胞可增高，以中性粒细胞为主，咽拭子培养可有病原菌生长。

(2) 两种特殊类型上感

1) 疱疹性咽峡炎(herpangina)：由柯萨奇 A 组病毒引起，好发于夏秋季，表现为急性起病，高热、咽痛、厌食等，咽部充血，咽腭弓、悬雍垂、软腭等处有2～4mm 大小的疱疹，破溃后形成小溃疡，病程 1 周左右。

2) 咽结膜热(pharyngo-conjunctival fever)：由 3、7 型腺病毒所致，常发生于春夏季，以发热、咽炎、结膜炎为特征，多呈高热、咽痛、眼部刺痛等，咽部充血，一侧或两侧滤泡性眼结膜炎。可在儿童集体机构中流行，病程 1～2 周。

(3) 并发症 上呼吸道炎症可波及邻近器官或向下蔓延引起中耳炎、鼻窦炎、咽后壁脓肿、颌下淋巴结炎、支气管炎及肺炎等并发症。年长儿链球菌感染可引起急性肾炎、风湿热等疾病。

2. 治疗要点 以支持疗法及对症处理为主，注意预防并发症。抗病毒药物常选用利巴韦林(三氮唑核苷)，局部可用 1%利巴韦林滴鼻液；继发细菌感染者应加用抗生素，如证实为溶血性链球菌感染，或既往有风湿热、肾炎病史者，可用青霉素 10～14 天。

案例(续) 该患儿 24 小时后因咳嗽加剧，出现呼吸急促，面色苍白而复诊。查体：气促貌，口唇微紫，双肺底未闻及较多湿性啰音，T39.5℃，P180 次/分，R68 次/分，肝肋下 2.5cm，神经系统检查无殊。

根据以上资料，该患儿可能出现什么问题？对患儿的病情变化如何进行分析？你作为责任护士在目前的情况下应加强哪些护理措施？

(二) 支气管肺炎

支气管肺炎(bronchopneumonia)又称小叶性肺炎,是由不同病原体所致的肺部炎症,为小儿最常见的肺炎,以婴幼儿多见。以发热、咳嗽、气促、呼吸困难以及肺部固定湿啰音为共同临床表现。

1. 病因及分类　支气管肺炎的病原体为细菌和病毒。营养不良、维生素D缺乏性佝偻病、先天性心脏病、低出生体重儿等均易发生本病。冷暖失调、居室拥挤、空气污浊等均可诱发本病的发生。小儿肺炎分类方法有多种:

(1) 按病因分类　分为病毒性肺炎(呼吸道合胞病毒、腺病毒、流感病毒等)、细菌性肺炎(肺炎链球菌、流感嗜血杆菌、葡萄球菌、大肠杆菌等)、支原体肺炎、衣原体肺炎、真菌性肺炎、原虫性肺炎及非感染病因引起的肺炎等。

(2) 按病理分类　分为支气管肺炎、大叶性肺炎、间质性肺炎等。

(3) 按病程分类　分为急性肺炎(<1个月)、迁延性肺炎(1～3个月)及慢性肺炎(>3月)。

(4) 按病情分类　分为轻症肺炎和重症肺炎。

2. 病理生理　病原体多由呼吸道侵入,引起小支气管、肺泡、肺间质炎症,病理变化以肺组织充血、水肿、炎性浸润为主。炎症使小支气管管腔狭窄甚至阻塞,造成通气障碍;肺泡腔内充满炎症渗出物,肺泡壁因充血水肿而增厚,造成换气障碍。通气不足引起低氧血症及高碳酸血症;而换气功能障碍则主要引起低氧血症。缺氧使肺小动脉反射性收缩造成肺动脉高压,加重心脏负担而诱发心力衰竭;病原体及毒素的作用可引起中毒性脑病、消化道出血及中毒性肠麻痹,严重者可发生弥散性血管内凝血。

3. 临床表现

(1) 轻症肺炎　以呼吸系统症状为主,大多起病较急,主要表现为发热、咳嗽、气促。热型不定,多为不规则发热;咳嗽较频,早期为刺激性干咳,以后咳嗽有痰;气促多发生于发热、咳嗽之后,呼吸加快,每分钟可达40～80次,可有鼻翼扇动,出现三凹征及唇周发绀等。肺部听诊闻及固定的中、细湿啰音。

(2) 重症肺炎　除呼吸系统症状外,常有全身中毒症状及循环、神经、消化系统受累的临床表现。循环系统常见心肌炎和心力衰竭。心力衰竭时表现为患儿突然出现极度烦躁不安、明显发绀、面色发灰;呼吸加快,>60次/分;心率加快,>180次/分;心音低钝,奔马律;肝迅速增大;尿少,面部及双下肢水肿等。神经系统表现为烦躁、嗜睡;脑水肿时出现意识障碍、惊厥、昏迷及脑膜刺激征等。消化系统表现为呕吐、腹泻,甚至发生中毒性肠麻痹及消化道出血等。

经治疗后若出现中毒症状或呼吸困难突然加重,体温持续不退或退而复升,均应考虑有并发症的可能,如脓胸、脓气胸、肺大疱等,应注意鉴别。

X线检查早期两肺纹理增粗,以后可见点状或小斑片状阴影,以双肺的下野和中、内带居多,可伴有肺气肿或肺不张改变。

(3) 几种不同病原体所致肺炎的特点

1) 呼吸道合胞病毒肺炎(respiratory syncytial virus pneumonia):由呼吸道合胞病毒所致,多见于2岁以内婴幼儿,尤以2～6个月婴儿多见;常于上呼吸道感染后2～3天出现干咳,低～中度发热,喘憋为突出表现,2～3天后病情逐渐加重,出现呼吸困难和缺氧症状等;肺部听诊可闻及多量哮鸣音、呼气性喘鸣,肺基底部可听到细湿啰音;胸部X线改变常见为小片阴影、肺纹理增多及肺气肿。

2）腺病毒肺炎(adenovirus pneumonia)：为腺病毒所致，以3、7两型为主；多见于6个月～2岁婴幼儿；起病急，稽留高热，全身中毒症状明显，咳嗽频繁，出现喘憋；肺部体征出现较晚，常在高热4～5天后才开始出现少许水泡音；X线肺部改变的出现较肺部体征为早，可见大小不等的片状阴影或融合成大病灶，并多见肺气肿，病灶吸收缓慢，需数周至数月。

3）葡萄球菌肺炎(staphylococcal pneumonia)：多见于新生儿及婴幼儿；起病急，多呈弛张高热，中毒症状明显，面色苍白、咳嗽、呻吟、呼吸困难；肺部体征出现较早，双肺可闻及中、细湿性啰音；皮肤常见猩红热样或荨麻疹样皮疹；可并发脓胸、脓气胸等；胸部X线表现依病变不同，可出现小片浸润影、小脓肿、肺大泡或胸腔积液等。

4）肺炎支原体肺炎(mycoplasmal pneumoniae pneumonia)：由肺炎支原体(MP)引起，年长儿多见，婴幼儿亦不少见。本病全年均可发生，占小儿肺炎的10%～20%，流行年份可达30%。常有发热，热型不定，热程约1～3周；以刺激性咳嗽为突出表现，酷似百日咳样咳嗽，咯出黏稠痰，甚至带血丝；肺部体征常不明显。胸部X线检查大体分为4种改变：① 肺门阴影增浓为突出；② 支气管肺炎改变；③ 间质性肺炎改变；④ 均一的实变影。

4. 治疗要点 采取综合措施，积极控制感染，改善通气功能，对症治疗，防止和治疗并发症。

(1) 控制感染 应根据不同病原菌选择敏感抗生素，使用原则为：早期、联合、足量、足疗程，重症患儿宜静脉联合给药。抗生素用药时间应持续到体温正常后5～7天，临床症状基本消失后3天；肺炎支原体肺炎及衣原体肺炎，用药时间至少2～3周；葡萄球菌肺炎在体温正常后2～3周停药。

(2) 改善通气功能 使用祛痰药和雾化吸入，及时清除呼吸道分泌物，必要时吸痰，以改善通气功能。喘憋严重可选用支气管解痉剂，若中毒症状明显加用肾上腺皮质激素。

(3) 氧疗 有缺氧表现，如烦躁、口周发绀时需吸氧，多用鼻导管给氧，经湿化的氧气流量为0.5～1L/min，氧浓度不超过40%。新生儿或婴幼儿可用面罩给氧，氧气流量2～4L/min，氧浓度50%～60%。

(4) 对症支持治疗 主要是退热，补充水和电解质，纠正酸中毒和电解质紊乱。

(5) 防治并发症 积极预防和治疗心力衰竭、中毒性脑病、消化道出血、中毒性肠麻痹及脓胸、脓气胸等并发症。

5. 护理要点

(1) 一般护理 保持患儿安静，继续加强一般护理；及时给氧，婴幼儿可用面罩法给氧，年长儿可用鼻导管法，若出现呼吸衰竭，则使用人工呼吸器；遵医嘱使用抗生素治疗，以消除肺部炎症，促进气体交换，并注意观察治疗效果。

(2) 病情观察 严密观察病情变化，防止并发症的发生：① 患儿出现烦躁不安、面色苍白、气喘加重、心率加快>160～180次/分、呼吸加快>60次/分、肝脏在短时间内增大等心力衰竭的表现时，应及时报告医生，并立即给予吸氧、减慢输液速度，同时做好使用强心剂、利尿剂等的准备；② 患儿出现烦躁或嗜睡、惊厥、昏迷、呼吸不规则等，提示出现中毒性脑病，应立即报告医生并做好抢救的准备；③ 患儿腹胀明显伴低钾血症时，及时补钾；若有中毒性肠麻痹，应禁食、肠管排气或予以胃肠减压，并遵医嘱皮下注射新斯的明，以促进肠蠕动，消除腹胀；④ 患儿病情突然加重，体温持续不降或降而复升，出现剧烈咳嗽、呼吸困难、胸痛、烦躁不安、患侧呼吸运动受限等，提示并发了脓胸或脓气胸，应及时配合做好胸穿或胸腔闭式引流的准备。

(3) 对症护理　监测体温变化并警惕高热惊厥的发生，对高热者给予物理或药物降温措施，咳嗽、气喘者遵医嘱给予止咳祛痰剂，对严重喘憋者可给予支气管解痉剂，有低氧血症者给予吸氧。

(三) 肺结核

原发型肺结核(primary pulmonary tuberculosis)是原发性结核病中最常见者，为结核杆菌初次侵入人体后发生的原发感染，是小儿肺结核的主要类型，占儿童各型肺结核总数的85.3%。

1. 疾病概要　原发型肺结核包括原发综合征和支气管淋巴结结核。前者是由3部分组成：肺部原发病灶、支气管淋巴结病变和两者相连的淋巴管炎。后者是以胸腔肿大的淋巴结为主。结核菌经呼吸道或消化道进入小儿体内，在肺或肠道壁形成原发病灶，绝大多数在肺内，多位于胸膜下，肺上叶的底部和下叶的上部，以右肺多见。

该病临床表现轻重不一。轻者可无症状或轻度结核中毒症状，长期不规则低热、盗汗、食欲减退、体重减轻、乏力、易激惹等。重者起病急，可突发高热，达39℃以上，持续2～3周，伴咳嗽及明显结核中毒症状，有时可出现皮肤结节性红斑和疱疹性结膜炎。支气管淋巴结结核者，淋巴结肿大明显时出现压迫症状：压迫气管分叉处可出现类似百日咳样痉挛性咳嗽；压迫支气管部分阻塞可引起喘鸣；压迫喉返神经可出现声音嘶哑；压迫静脉可致胸部一侧或双侧静脉怒张。本病一般呈良性预后，大多可完全吸收愈合，愈合方式主要是钙化。也可以继续发展甚至恶化，出现干酪性肺炎、血行播散致急性粟粒性肺结核或结核性脑膜炎。

2. 治疗要点　主要是抗结核治疗，用药原则是：早期、联合、规律、全程、适量。常用抗结核药物：全杀菌药有异烟肼、利福平，半杀菌药有链霉素、吡嗪酰胺，抑菌药物有乙胺丁醇、氨硫脲、卡那霉素、对氨基水杨酸钠、乙硫异烟胺。同时要注意休息，合理营养，给予高蛋白和高维生素的食物，避免接触各类传染病。

四、知识拓展

(一) 急性支气管炎

急性支气管炎(acute bronchitis)是支气管黏膜的急性炎症，常继发于上呼吸道感染后，气管多同时受累。能引起上呼吸道感染的病原体都可引起支气管炎，常为病毒与细菌的混合感染。免疫功能失调、营养不良、佝偻病、特异性体质等都是本病的诱发因素。临床表现以咳嗽为主，初为刺激性干咳，以后有痰，重者可有发热、呕吐、腹泻等；双肺呼吸音粗糙，可闻及不固定的、散在的干湿啰音。婴幼儿可发生一种特殊类型的支气管炎，称为哮喘性支气管炎(asthmatic bronchitis)，其特点为：① 多见于3岁以下，有湿疹或其他过敏史者。② 有类似哮喘的症状，如呼气性呼吸困难、肺部叩诊呈鼓音、听诊两肺满布哮鸣音及少量粗湿啰音。③ 有反复发作倾向。

(二) 喘憋性肺炎

喘憋性肺炎又称毛细支气管炎(bronchiolitis)，是由多种致病原感染引起的急性毛细支气管炎症，以喘憋、三凹征和喘鸣为主要临床特点。本病仅发生于2岁以下的小儿，多数在6个月以内。主要致病原是呼吸道合胞病毒，喘憋和肺部哮鸣音为其突出表现。主要表现为下呼吸道梗阻症状，出现呼气性呼吸困难，呼气相延长伴喘鸣。呼吸困难可呈阵发性，间歇期呼气性喘鸣消失。严重发作者，面色苍白、烦躁不安，口周和口唇发绀。体检发现呼吸浅而快，60～80次/分，甚至100次/分，伴鼻翼扇动和三凹征；心率加快，可达150～200次/分。

肺部体征主要为哮鸣音，叩诊可呈鼓音，喘憋缓解期可闻及中、细湿啰音。肝脾可由于肺气肿而推向肋缘下，因此可触及肝和脾。由于喘憋，PaO_2 降低，$PaCO_2$ 升高，SaO_2 降低而致呼吸衰竭。本病高峰期在呼吸困难发生后的 48～72 小时，病程一般为 1～2 周。治疗主要为氧疗、控制喘憋、病原治疗及免疫疗法。

（三）小儿结核病概述

结核病(tuberculosis)是由结核杆菌引起的一种慢性全身性传染病。小儿结核病以原发型肺结核最常见，严重的病例可引起血行播散而发生粟粒型结核或结核性脑膜炎，后者是小儿结核病致死的主要原因。

结核杆菌属分枝杆菌，具抗酸性，革兰染色阳性，抗酸染色呈红色。对人类致病的主要是人型和牛型结核杆菌，我国小儿结核病大多由人型结核杆菌引起。

结核菌素试验是用结核杆菌的抗原提取物来测定小儿有无结核感染或对结核菌苗的反应的一种试验。

(1) 试验方法　取结核菌纯蛋白衍生物(protein purified dedicative，PPD) 0.1ml(每0.1ml内含结核菌素 5 单位)，在左前臂内侧中下 1/3 交界处作皮内注射，使之形成 6～10mm 的皮丘。48～72 小时观察反应结果，如硬结直径不超过 5mm 为"－"，5～9mm 为"＋"，10～19mm 为"＋＋"，20mm 以上为"＋＋＋"，除硬结外还可见水疱和局部坏死为"＋＋＋＋"，后两者为强阳性反应。

(2) 临床意义

阳性反应：① 接种卡介苗后，一般为弱阳性反应，硬结不超过"＋＋"。② 3 岁以下尤其是 1 岁以内未接种过卡介苗者，表示体内有新的结核病灶，年龄愈小，意义越大。③ 年长儿无临床症状仅呈一般阳性反应，表示曾感染过结核杆菌。④ 由阴性反应转为阳性的，表示新近有感染。⑤ 强阳性反应者，表示体内有活动性结核病。

阴性反应：① 未感染过结核；② 刚接种过卡介苗或初次结核杆菌感染 4～8 周内，机体尚未产生变态反应；③ 技术误差或结核菌素失效；④ 假阴性反应：由机体免疫功能低下或受抑制所致，如重症结核病，急性传染病如麻疹、水痘、百日咳等，严重营养不良，接种了减毒活疫苗，免疫缺陷病，激素使用期间。

（四）小儿呼吸系统解剖生理特点

1. 解剖特点

(1) 上呼吸道　上呼吸道包括鼻、鼻窦、咽、咽鼓管及喉。婴幼儿鼻腔相对短小，无鼻毛，后鼻道狭窄，黏膜柔嫩，血管丰富，感染时易充血、肿胀，引起鼻腔狭窄甚至堵塞，影响吮乳。6 个月内的婴儿鼻窦发育较差，2 岁后迅速增大，由于鼻窦黏膜与鼻腔黏膜相连，易发生鼻窦炎，以上颌窦及筛窦最易感染。婴幼儿鼻泪管较短，开口部瓣膜发育不全，上呼吸道感染时易引起结膜炎。婴幼儿的咽鼓管相对宽、直、短，呈水平位，故鼻咽炎时易致中耳炎。腭扁桃体在 4～10 岁时发育达高峰，12 岁后逐渐退化，因此，扁桃体炎常见于年长儿，婴儿期少见。小儿喉部呈漏斗形，软骨柔软，黏膜血管丰富，轻微炎症即易引起水肿，导致呼吸困难和声嘶。

(2) 下呼吸道　下呼吸道包括气管、支气管、毛细支气管、肺泡管及肺泡。婴幼儿的气管、支气管相对狭窄，软骨柔软，缺乏弹力组织；黏膜柔嫩，血管丰富，纤毛运动差，清除能力弱，易于感染并导致呼吸道阻塞。由于右侧支气管粗短，为气管的直接延伸，若发生气管异物则易进入右支气管。小儿肺弹力纤维发育差，肺泡小而且数量少，间质发育旺盛，血管丰富，全肺含血量多而含气量少，故易发生感染，并易引起间质性炎症、肺不张等。

（3）胸廓　婴幼儿胸廓较短，前后径相对较长，呈圆桶状；肋骨呈水平位，膈肌位置较高，纵隔相对较大；呼吸肌发育差。因此，呼吸时胸廓运动不充分，肺的扩张受到限制，不能充分通气和换气，患病时易发生缺氧而出现发绀。

2. 生理特点

（1）呼吸节律与频率　婴儿呼吸中枢发育不完善，易出现呼吸节律不齐，早产儿、新生儿更为明显。年龄越小，呼吸频率越快。不同年龄小儿呼吸频率见表4-2-1。

表4-2-1　各年龄小儿呼吸、脉搏频率（次/分）

年　龄	呼　吸	脉　搏	呼吸：脉搏
新生儿	40～45	120～140	1：3
1岁以内	30～40	110～130	1：3～1：4
2～3岁	25～30	100～120	1：3～1：4
4～7岁	20～25	80～100	1：4
8～14岁	18～20	70～90	1：4

（2）呼吸类型　婴幼儿呼吸肌发育不全，呈腹膈式呼吸。随年龄增长，膈肌和腹腔脏器下降，肋骨由水平位变为斜位，逐渐转化为胸腹式呼吸。7岁以后以混合呼吸为主。

（3）呼吸功能　小儿肺活量、潮气量、气体弥散量均较成人小，各项呼吸功能的储备能力差，呼吸系统发生病变时，较易发生呼吸衰竭。

3. 免疫特点　小儿呼吸道的非特异性及特异性免疫功能均较差，如咳嗽反射弱，呼吸道黏膜纤毛运动差，难以有效清除吸入的尘埃及异物颗粒。婴幼儿体内的sIgA和IgG含量均低，肺泡巨噬细胞功能不足，乳铁蛋白、溶菌酶、干扰素、补体等数量及活性不足。sIgA是呼吸道黏膜抵抗感染的重要因素。所以，婴幼儿期易患呼吸道感染。

一、单项选择题

1. 小儿易患上感主要与下列哪项不足有关 ……（　　）

A. IgG　　B. IgA　　C. IgM　　D. IgE

E. sIgA

2. 小儿上呼吸道感染最常见的病原体是 ……（　　）

A. 细菌　　B. 病毒　　C. 真菌　　D. 寄生虫

E. 支原体

3. 婴幼儿时期最常见的肺炎是 ……（　　）

A. 支气管肺炎　　B. 大叶性肺炎　　C. 间质性肺炎　　D. 支原体肺炎

E. 干酪性肺炎

4. 小儿肺炎引起全身各系统病理生理变化的关键是 ……（　　）

A. 毒素作用　　B. 组织破坏　　C. 免疫力低下　　D. 病原体的侵入

E. 缺氧和二氧化碳潴留

5. 引起小儿结核病最常见的结核菌类型是 ……………………………………………… (　　)

A. 牛型　　B. 人型　　C. 鸟型　　D. 鼠型

E. 混合型

6. 轻型肺炎与重型肺炎的主要区别是 ……………………………………………………… (　　)

A. 发热程度　　B. 咳嗽程度

C. 呼吸快慢　　D. 白细胞数的高低

E. 有无呼吸系统外的表现

7. 重型肺炎合并腹胀主要是由于 …………………………………………………………… (　　)

A. 低钠血症　　B. 低钙血症　　C. 消化不良　　D. 中毒性肠麻痹

E. 代谢性酸中毒

8. 原发性肺结核出现百日咳样痉挛性咳嗽是因为 ………………………………………… (　　)

A. 支气管痉挛　　B. 压迫喉返神经　　C. 压迫支气管　　D. 压迫气管分杈处

E. 支气管异物

9. 支气管肺炎与喘憋性肺炎的主要区别是 ……………………………………………… (　　)

A. 发热　　B. 咳嗽　　C. 喘息　　D. 发绀

E. 肺部固定中、细湿啰音

10. 以下关于婴幼儿呼吸系统解剖生理特点叙述不正确的是 ……………………………… (　　)

A. 鼻黏膜柔嫩、血管丰富　　B. 喉腔狭小

C. 气管支气管软骨支撑作用弱　　D. 肺泡含血少、含气量多

E. 呼吸肌发育差

二、多项选择题

1. 在急性上呼吸道感染发病早期出现阵挛性腹痛可能为 …………………………………… (　　)

A. 肠痉挛　　B. 肠出血　　C. 肠梗阻　　D. 肠蠕动增强

E. 肠系膜淋巴结炎

2. 疱疹性咽峡炎的临床特点为 ……………………………………………………………… (　　)

A. 由柯萨奇病毒引起　　B. 多发于春夏

C. 病程 1 周左右　　D. 咽部充血，软腭上有疱疹

E. 起病急、高热、咽痛

3. 抗结核治疗的原则是 ……………………………………………………………………… (　　)

A. 早期用药　　B. 大剂量应用　　C. 规律用药　　D. 联合用药

E. 疗程要足

4. 婴幼儿上呼吸道感染的常见并发症有 …………………………………………………… (　　)

A. 中耳炎　　B. 支气管炎　　C. 肺炎　　D. 急性肾炎

E. 咽后壁脓肿

5. 结核菌素试验阴性可见于 ………………………………………………………………… (　　)

A. 未感染过结核　　B. 初次感染结核 4 周之内

C. 结核菌素失效　　D. 机体免疫力低下

E. 接种麻疹活疫苗后

三、填空题

1. 支气管肺炎临床上以(　　　　)、(　　　　)、(　　　　)、(　　　)和(　　　)为主要表现。
2. 上呼吸道包括(　　　　　),下呼吸道包括(　　　　　　　　　　　　)。
3. 上感的两种特殊类型是(　　　　　　　)和(　　　　　　　)。
4. 肺炎按病程分类可分为(　　　　　　)、(　　　　　　　)、(　　　　　)。
5. 小儿肺炎抗生素用药时间应持续至体温正常后(　　　　　)天,临床症状消失后(　　　　　)天。

四、名词解释

1. 原发综合征
2. 咽结膜热
3. 喘憋性肺炎

五、简答题

1. 简述重症肺炎患儿发生心力衰竭时的主要表现。
2. 简述结核菌素试验的方法及临床意义。

六、案例分析

患儿,女性,4月,因“发热、咳嗽、气促3天”入院。T39.3℃,P150次/分,R60次/分,精神软弱,鼻翼扇动,口周稍发绀,咽红,扁桃体无肿大,两肺呼吸音粗,可闻及广泛喘鸣音,痰鸣音及双肺底细小湿啰音。血白细胞18×10^9/L,N81%,L19%。

根据以上资料,要求:① 该患儿可能的诊断是什么?② 该患儿有哪些护理诊断?相关因素是什么?③ 应采取哪些护理措施?

(应延风、陈菊萍)

任务三　腹泻患儿的护理

学习目标

知识目标

- 掌握小儿腹泻的临床表现和护理方法、常用混合溶液的成分和配制、液体疗法的基本原则和护理。
- 熟悉腹泻的病因和治疗原则、口炎的临床表现和护理要点。
- 了解小儿消化系统解剖生理特点、口炎的病因和治疗原则、小儿体液平衡的特点。

能力目标

- 能评估腹泻患儿的脱水程度和性质,并为腹泻患儿制订护理计划。
- 会配制常用混合溶液,协助医生为腹泻患儿进行液体疗法。
- 能为口炎患儿进行口腔护理。

小儿腹泻(infantile diarrhea)或称腹泻病,是一组由多病原、多因素引起的以大便次数增多和大便性状改变为特点的消化道综合征，是我国婴幼儿最常见的疾病之一。6个月～2岁婴幼儿发病率高，其中1岁以内约占半数，是造成小儿营养不良、生长发育障碍的主要原因之一。

一、工作任务描述

案例展示：患儿，男，9个月，腹泻2天。日解稀水便10余次，呕吐2次，为胃内容物，食欲差。体温38℃，呼吸32次/分，心率120次/分，烦躁，前囟、眼窝凹陷，四肢尚温，口唇干燥，皮肤弹性差，腹软无异。诊断：腹泻病。

问题：如何运用护理程序对患儿进行整体护理？

二、护理工作过程

（一）护理评估

1. 健康史 评估患儿的年龄、发病季节及当地有无区域性流行性腹泻。详细询问喂养史：母乳喂养还是人工喂养，喂何种乳品，冲调浓度，喂哺次数及量，添加辅食及断奶情况。评估有无营养不良、维生素A缺乏或获得性免疫缺陷综合征，有无长期服用广谱抗生素史。详细询问有无不洁饮食史、食物过敏史，奶瓶等食具是否消毒。通过评估发现：患儿9个月，发病季节为秋冬季节，母乳喂养，已添加蛋黄、米糊、鱼肉等辅食。

2. 身体评估 评估患儿每日大便次数，每次大便的量、性质、内容物，是否伴有发热、呕吐、腹胀、腹痛等症状。密切观察患儿是否有神志改变、皮肤弹性差、口唇黏膜干燥、前囟和眼窝凹陷、尿量减少等脱水体征，评估脱水的程度和性质。评估患儿皮肤黏膜特别是臀部、肛门周围皮肤的完整性，有无发红、破损等。通过评估发现：患儿体温38℃，烦躁，前囟、眼窝凹陷，四肢尚温，口唇干燥，皮肤弹性差，为中度等渗性脱水。

3. 心理及社会评估 评估患儿的家庭经济状况、居住条件、卫生习惯，家长的文化程度，家长对喂养知识、腹泻的病因和护理知识的了解程度。通过评估发现：家长缺乏腹泻的护理知识。

4. 诊断检查评估 了解血常规、大便常规、病原学检查、电解质、血气分析的结果及意义。通过评估发现：白细胞8×10^9/L，N76%，L24%；大便稀，见少许脂肪球，未见白细胞和红细胞；血钠135mmol/L，血钾4.0mmol/L，HCO_3^- 22mmol/L。

（二）护理诊断

1. 体液不足 与丢失体液过多和摄入量不足有关。

2. 腹泻 与喂养不当、感染等因素有关。

3. 体温过高 与肠道感染有关。

4. 潜在并发症：低血钾、代谢性酸中毒等 与肠道内电解质及大量碱性物质丢失有关。

5. 有皮肤黏膜完整性受损的危险 与腹泻、大便刺激及尿布使用不当有关。

6. 知识缺乏 家长缺乏腹泻的病因和护理知识。

（三）护理目标

1. 24小时内纠正体液不足及电解质紊乱状态。

2. 小儿腹泻次数减少，脱水不再发展。

3. 24 小时内使体温恢复正常。

4. 患儿不发生并发症。

5. 不发生皮肤黏膜损伤。

6. 家长能说出小儿腹泻的病因，能协助医护人员护理患儿。

（四）护理措施

1. 一般护理　根据患儿病情适当调整饮食，以减轻胃肠道负担，逐步恢复消化功能。继续喂养是必要的护理措施，以避免发生营养障碍。母乳喂养的可继续母乳喂养，人工喂养的可用稀释乳，暂停辅食的添加，随着病情好转逐步过渡到正常饮食。严重呕吐者可暂禁食4～6 小时，禁食不禁水。对糖类不能耐受者，应限制糖的摄入量，改喂豆浆或发酵奶。对牛乳和大豆过敏者应改用其他饮食。对少数严重病例口服营养物质不能耐受者，应加强支持疗法，必要时给予全静脉营养。腹泻恢复期应逐渐增加喂养的次数和量，以免造成营养不良。

细菌性肠炎按医嘱使用抗生素抗感染，病毒性肠炎一般不用抗生素。对肠道感染性腹泻患儿要做好隔离，防止交叉感染，护理前后要洗手，患儿食具、尿布、衣服应专用，尿布最好用一次性的，用后焚烧，对腹泻粪便应进行消毒处理。

患儿的臀部皮肤受大便的刺激易发生尿布皮炎。因此，每次便后均要用温水清洗并吸干，然后局部涂上消毒植物油、呋锌油、5%鞣酸软膏或 40%氧化锌油等并按摩片刻，促进血液循环；选用消毒软棉尿布并及时更换，避免使用不透气塑料布或橡皮布，保持会阴部及肛周皮肤干燥、清洁；必要时可用红外线灯照射局部；注意女婴会阴部的清洁，预防逆行性尿路感染。

2. 病情观察　观察患儿的神志、精神、皮肤弹性、前囟和眼窝有无凹陷、体重和尿量变化等，记录 24 小时出入液量，估计患儿脱水的程度，动态观察补液后脱水症状是否得到改善；当患儿出现呼吸加快、精神委靡、口唇樱红，血 pH 和 CO_2CP 下降时，表明患儿存在酸中毒，应及时报告医生并按医嘱使用碱性药纠正；当脱水纠正后，患儿表现为全身乏力、精神委靡、肌张力低下、膝腱反射迟钝、腹胀、肠鸣音减弱或消失、心音低钝，以及心电图显示 T 波平坦或倒置、出现 U 波、ST 段下移和心律失常，提示有低血钾存在，应及时按医嘱补充钾盐。监测体温，当体温过高时，给予松解衣服、置冰袋等物理降温，必要时药物降温。

3. 治疗护理　补充液体，纠正脱水、电解质紊乱及酸碱平衡失调。（详见本任务知识拓展：小儿液体疗法的护理）

4. 心理护理　关心患儿，富有同情心，建立良好的护患关系。多与家长沟通，耐心细致地解释本病的病因、脱水的体征、治疗原则、饮食调整、臀部护理等知识，使家长了解本病的治疗和护理计划，消除家长和患儿的焦虑、恐惧。

5. 健康教育　积极向家长宣传预防腹泻的措施，告诉家长合理喂养的方法及个人卫生、食品清洁、臀部护理、粪便处理等知识。增强小儿体质，适当进行户外活动，防止受凉或过热。应及时治疗营养不良、贫血、佝偻病等疾病，避免长期使用广谱抗生素。

（五）护理评价

患儿腹泻、呕吐次数逐渐减少至停止，大便次数、性状正常；脱水得到纠正，体重恢复正常，尿量正常，未发生酸中毒、低血钾；体温逐渐恢复正常；未发生尿布皮炎；家长了解腹泻的病因、预防措施和喂养知识，能协助医护人员护理患儿。

三、背景知识

(一) 婴幼儿腹泻的病因

1. 内因 婴幼儿期消化系统发育不成熟，胃酸和消化酶分泌少，消化酶活性低，对食物的耐受力差；小儿生长发育快，所需营养物质多，消化系统负担重，易发生消化功能紊乱。胃内酸度低，对进入胃内的细菌杀灭能力弱；血液中免疫球蛋白和肠道 sIgA 均较低，易患肠道感染；人工喂养儿不能从母乳中获得 sIgA、乳铁蛋白等成分，加上食具易污染，故肠道感染发病率明显高于母乳喂养儿。

2. 外因 可分为感染性因素和非感染性因素。

(1) 感染性因素 分为肠内感染和肠外感染。肠内感染的病原体有病毒、细菌、真菌、寄生虫等，病毒感染以轮状病毒引起的秋冬季腹泻最常见，其次有埃可病毒、柯萨奇病毒等。细菌感染有致病性大肠杆菌、侵袭性大肠杆菌、空肠弯曲菌等。肠外感染由于发热及病原体的毒素作用可使消化功能紊乱，故中耳炎、上呼吸道感染、肺炎、肾盂肾炎或急性传染病时可伴有腹泻。

(2) 非感染性因素 有饮食因素和气候因素。由喂养不定时，饮食量不当，突然改变食物品种，过早喂养大量淀粉或脂肪类食物，或对牛奶或大豆过敏引起。气候突然变化，腹部受凉，肠蠕动增加，或者天气过热消化液分泌减少，诱发消化功能紊乱致腹泻。

(二) 婴幼儿腹泻的病理生理

引起腹泻的机制有：肠腔内存在大量不能被吸收的具有渗透活性的物质；肠腔内电解质分泌过多；炎症所致的液体大量渗出；肠道运动功能异常等。据此可将腹泻分为渗透性腹泻、分泌性腹泻、渗出性腹泻和肠道功能异常性腹泻等。但临床上不少腹泻常是在多种机制共同作用下发生的。

1. 感染性腹泻 病原微生物随污染的食物、水等进入消化道，当机体防御功能下降时，大量病原微生物侵入肠道并产生毒素，引起感染性腹泻。如轮状病毒肠炎侵入小肠绒毛的上皮细胞，使之变性、坏死，绒毛变短脱落，引起水、电解质吸收减少，肠液在肠腔内大量积聚而导致腹泻；同时，继发双糖酶分泌不足，使食物中糖类消化不全而滞留在肠腔内，并被细菌分解成小分子的短链有机酸，使肠液的渗透压增高，进-步造成水和电解质的丢失。再如肠毒素性肠炎可引起分泌性腹泻，细菌在肠腔中释放不耐热肠毒素和耐热肠毒素，两者都促进肠道氯化物分泌增多，并抑制钠和水的再吸收，导致分泌性腹泻。

2. 非感染性腹泻 非感染性腹泻主要由饮食不当引起，以人工喂养儿多见。当喂养不当时，消化过程发生障碍，食物被积滞于小肠上部，使肠内的酸度减低，肠道下部细菌上移繁殖，造成内源性感染，使消化功能更加紊乱。加之食物分解后产生胺类等物质刺激肠道，使肠蠕动增加，引起腹泻，严重的导致水、电解质紊乱。

(三) 婴幼儿腹泻的临床表现

1. 急性腹泻 病程在 2 周以内的腹泻为急性腹泻。

(1) 轻型腹泻 多由饮食因素或肠道外感染引起。每日大便多在 10 次以下，呈黄绿色稀糊状或蛋花汤样便，有酸臭味，量较少，可见未消化的奶瓣。精神尚好，偶有低热，无中毒症状，也无明显水、电解质紊乱。大便镜检可见大量脂肪球。一般数日内痊愈。

(2) 重型腹泻 多由肠道内感染所致。每日大便 10 次以上，多者可达数十次。大便呈水样或蛋花汤样，量多，有黏液。全身中毒症状明显，高热或体温不升，精神委靡，嗜睡，甚至昏迷、惊厥。有程度不等的水、电解质、酸碱平衡紊乱。

1）脱水：由于腹泻、呕吐丢体液失，摄入量不足使体液总量减少，而导致不同程度的脱水。由于腹泻时水和电解质两者丧失的比例不同，从而引起体液渗透压的变化，造成不同性质的脱水。① 脱水程度即累积的体液损失，可根据病史和临床表现综合估计。一般将脱水分为轻度、中度、重度脱水三种，不同程度脱水的临床表现见表 4-3-1。② 脱水性质：脱水的同时常伴有电解质的丢失，由于腹泻时水与电解质丢失的比例不同，因而导致体液渗透压发生不同的改变，临床上根据血钠浓度、体液渗透压改变等可将脱水性质分为等渗性、低渗性和高渗性脱水三种。其中以等渗性脱水最常见，其次为低渗性脱水，高渗性脱水少见。不同性质脱水的临床表现见表 4-3-2。

表 4-3-1　三种不同程度脱水的临床表现

	轻度脱水	中度脱水	重度脱水
失水量占体重比例	5%(50ml/kg)	5%～10%(50～100ml/kg)	＞10%(100～120ml/kg)
精神状态	无明显改变	委靡或烦躁	昏睡或昏迷
皮肤	稍干燥，弹性稍差	苍白干燥，弹性差	发灰、干燥，弹性极差
前囟和眼窝	稍凹陷	明显凹陷	极度凹陷
口腔黏膜	稍干燥	明显干燥	极度干燥
口渴程度	稍有	明显	极明显
哭时眼泪	有	少	无
尿量	稍减少	明显减少	极少或无尿
代谢性酸中毒	无	有，较轻	有，较重
周围循环衰竭	无	无	有

表 4-3-2　三种不同性质脱水的临床表现

	低渗性脱水	等渗性脱水	高渗性脱水
原因及诱因	失盐＞失水，补充非电解质过多，常见于病程较长，营养不良者	失水＝失盐，常见于病程较短，营养状况较好者	失水＞失盐，补充电解质过多，常见于高热，大量出汗者等
血钠浓度	＜130mmol/L	130～150mmol/L	＞150mmol/L
口渴程度	不明显	明显	极明显
皮肤弹性	极差	稍差	尚可
血压	极低	低	正常或稍低
神志	嗜睡或昏迷	精神委靡	烦躁，易激惹

2）代谢性酸中毒：由于腹泻时丢失大量碱性物质；进食少和吸收不良，热量摄入不足，体内脂肪氧化增加，酮体生成增多；血容量减少，血液浓缩，血流缓慢，组织缺氧致乳酸堆积；肾血流量减少，尿量减少，酸性代谢产物在体内堆积等原因，中、重度脱水患儿多有不同程度的酸中毒。临床上主要根据血浆二氧化碳结合力值（CO_2CP，正常值为 18～27mmol/L）将酸中毒分为轻、中、重三度。轻度 CO_2CP 在 13～18mmol/L，症状不明显，仅呼吸稍快。中

度 CO_2CP 在 9～13mmol/L，精神萎靡或烦躁，心率增快，呼吸深长，口唇樱桃红色。重度 CO_2CP 小于 9mmol/L，恶心、呕吐，心率减慢，呼吸深快、节律不齐，呼吸有烂苹果味，昏睡或昏迷。

3）低钾血症：由于长期不能进食或进食少，钾的入量不足；呕吐、腹泻，消化道丢钾过多；肾保钾功能较差，从尿中持续有钾排出，腹泻患儿多有低钾血症，尤其是久泻和营养不良的患儿。在脱水和酸中毒未纠正前，由于血液浓缩，酸中毒时钾由细胞内向细胞外转移及尿少而致钾排出量减少等原因，血清钾多数正常，随着脱水、酸中毒纠正，排尿后钾排出量增加，使血钾迅速下降，出现不同程度的缺钾症状。正常血清钾浓度为 3.5～5.5mmol/L，当血清钾低于 3.5mmol/L 时称低钾血症，临床表现为神经、肌肉兴奋性减低，如精神萎靡、反应低下、躯干和四肢无力、严重者发生弛缓性瘫痪，腹胀、肠鸣音减弱或消失、腱反射减弱或消失；心血管症状如心率增快、心音低钝、心律失常，心电图显示 T 波增宽、低平或倒置，Q-T 间期延长，ST 段下降，出现 U 波；肾脏损害如口渴、多饮、多尿、夜尿、低钾低氯性碱中毒、反常性酸性尿。

4）低钙血症和低镁血症：由于腹泻患儿进食少，吸收不良，从大便丢失钙、镁，可使体内钙、镁减少，脱水时易导致低钙血症和低镁血症。在脱水和酸中毒时，由于血液浓缩和离子钙增加，可不出现低钙症状，输液后血钙被稀释及酸中毒被纠正后离子钙减少，可出现手足搐搦、惊厥等表现，尤其见于营养不良和活动性佝偻病患儿。极少数长期腹泻和营养不良患儿中，经补钙后症状不能缓解者，应考虑低镁血症可能，常表现为易激惹、烦躁不安、手足震颤、惊厥等。

2. 迁延性腹泻和慢性腹泻 迁延性腹泻指病程在 2 周～2 个月，慢性腹泻指病程在 2 个月以上。迁延性腹泻和慢性腹泻常见于：① 感染性腹泻未及时控制或长期喂养不当；② 长期应用广谱抗生素导致肠道菌群失调；③ 营养不良，对食物消化功能差；④ 体内缺乏双糖酶，对富含双糖的饮食不耐受；⑤ 对食物过敏，如对牛奶过敏。主要表现为腹泻迁延不愈，病情反复，大便次数和性状不稳定，严重者可出现水、电解质紊乱。由于长期消化吸收障碍，可出现体重减轻、贫血等营养不良表现及感染。

3. 生理性腹泻 多见于 6 个月以内的婴儿，外观虚胖，除大便次数增多外，不影响生长发育，精神、食欲及体重增长良好。添加辅助食品后，大便逐渐转为正常。生理性腹泻发生可能与婴儿小肠乳糖酶相对不足及母乳中前列腺素 E_2 含量较高有关。

4. 几种不同类型肠炎的临床特征

(1) 轮状病毒肠炎 又称秋季腹泻，多发生在秋冬季节。常见于6个月至2岁小儿。起病急，常伴发热和上呼吸道感染等症状。腹泻前先有呕吐，大便次数多、量多，呈水样或蛋花汤样，黄色或黄绿色，无腥臭味，易出现水及电解质紊乱。本病为自限性疾病，病程多为 3～8 天，大便镜检偶见少量白细胞。

(2) 大肠杆菌肠炎 多发生在 5～8 月气温较高季节。主要表现为发热、呕吐、腹泻，大便为稀便，伴较多黏液，有腥臭味，重者可有脱水、酸中毒及电解质紊乱。产毒性大肠杆菌肠炎多无发热和全身症状，侵袭性大肠杆菌肠炎的表现与细菌性痢疾相似。

(3) 真菌性肠炎 主要由白色念珠菌感染所致，常并发于其他感染，与患儿免疫力低下或长期使用广谱抗生素有关。主要症状为大便稀黄，泡沫较多，带黏液，有时可见豆腐渣样细块（菌落），偶见血便；大便镜检可见真菌孢子和假菌丝，真菌培养呈阳性。

(四) 小儿腹泻的治疗要点

小儿腹泻的治疗原则：调整饮食、控制感染、预防和纠正水电解质紊乱、对症处理、预防并发症。急性腹泻侧重于维持水、电解质平衡及抗感染，而迁延性腹泻及慢性腹泻则应注意肠道菌群失调及饮食疗法。

1. 调整饮食　腹泻时进食和吸收减少，而丢失和发热使营养需要量增加。无论何种类型的腹泻都要坚持继续喂养，腹泻恢复期应逐渐增加喂养的次数和量，以免造成营养不良。

2. 控制感染　对侵袭性细菌性肠炎、病原菌确定的迁延性腹泻及新生儿、婴幼儿、免疫功能低下者宜早期选用敏感的抗生素。病毒性肠炎一般不需用抗生素，以饮食管理和支持疗法为主。

3. 液体疗法　脱水和电解质紊乱是腹泻死亡的主要原因。合理的液体疗法是降低病死率的关键。无论何种病原体感染引起的脱水都需要补充丢失的液体和电解质，详见下“小儿液体疗法的护理”。

4. 对症处理　腹胀明显者可用新斯的明皮下注射、肛管排气，低钾者应及时补钾，呕吐严重可针刺内关穴或用氯丙嗪肌内注射，高热者给予物理降温或退热剂等。

5. 迁延性和慢性腹泻的治疗　因常伴有营养不良和其他并发症，病情较为复杂，须针对不同的病因采用中西医综合治疗措施；也可选用微生态疗法和肠黏膜保护剂，以帮助肠道正常菌群的恢复，增强肠道屏障功能，抑制病原菌繁殖、侵袭。

四、知识拓展

小儿液体疗法的护理

(一) 小儿体液平衡的特点

体液是人体的重要组成部分，保持其生理平衡是生命的重要条件，体液中水、电解质、酸碱度、渗透压等的动态平衡有赖于神经、内分泌、肺及肾脏等多个脏器的调节。保持体液的相对稳定对维持机体组织、细胞的正常功能起着十分重要的作用。

1. 体液的总量和分布特点　体液的分布可分为三区，即血浆区、间质区和细胞区。前两区合称为细胞外液，后一区又称为细胞内液。细胞内液和血浆液量相对固定，间质液量变化较大。年龄越小，体液总量相对越多，间质液所占比例也越大，细胞内液和血浆液量的比例则与成人相近(见表 4－3－3)。因此，小儿发生急性脱水时，首先丢失间质液，脱水症状出现早。

表 4－3－3　不同年龄小儿的体液分布(占体重的%)

体液分布	足月新生儿	1岁	2～14岁	成　人
体液总量	78	70	65	55～60
细胞内液	35	40	40	40～45
细胞外液	43	30	25	15～20
血浆液	6	5	5	5
间质液	37	25	20	10～15

2. 体液的电解质组成　除新生儿在生后数日内血钾、氯、磷、乳酸偏高，血钠、钙、碳酸

盐偏低外，小儿体液电解质的组成与成人相似。细胞外液中主要阳离子是 Na^+，主要阴离子为 Cl^-、HCO_3^-。细胞内液中主要的阳离子是 K^+，主要阴离子为 HPO_4^{2-} 和蛋白质。它们对维持细胞内、外液的渗透压起着重要的作用。

3. 水的交换特点 小儿新陈代谢旺盛，每日需水量相对较成人多。年龄越小，需水量越多，每日体内外水的交换量为细胞外液量的 1/2，而成人仅为 1/7，故婴儿体内水的交换率比成人快 3～4 倍。此外，由于小儿生长发育快，新陈代谢旺盛，所需热量较大，其不显性失水量也较多，加上对缺水的耐受力差，在病理情况下，如呕吐、腹泻等，婴儿比成人更容易导致脱水。

4. 体液调节特点 体液调节主要靠肾、肺、血浆中的缓冲系统及神经和内分泌功能的调节。肾脏在维持机体水、电解质、酸碱平衡方面起重要作用。而小儿体液调节功能相对不成熟，如肾功能发育还不完善，处理水、钠的功能不完善，浓缩和稀释功能明显不足；加上呼吸较快，不显性失水较多，故容易发生水和电解质代谢紊乱。

（二）常用溶液配制

液体疗法的目的是纠正水、电解质和酸碱平衡紊乱，以恢复机体的正常生理功能。液体中电解质所具有的渗透压为张力（tonicity），与血浆渗透压相等时定为 1 个张力，即等张（isotonicity）或等渗，低于血浆渗透压时为低张（hypotonicity）或低渗，高于血浆渗透压时为高张（hypertonicity）或高渗，所以常用溶液分为等渗液、低渗液和高渗液三种。

1. 非电解质溶液 临床常用 5％葡萄糖溶液和 10％葡萄糖溶液。前者为等渗液，后者为高渗液，但输入体内后被氧化为二氧化碳和水，同时供给能量，或转变成糖原储存在体内，失去维持血浆渗透压作用。因此在液体疗法时视各种浓度的葡萄糖溶液为无张力液体（即张力为 0），主要用于补充水分和部分能量。

2. 电解质溶液 主要用于补充丢失的体液、所需的电解质，纠正体液的渗透压和酸碱平衡失调。

（1）0.9％氯化钠溶液（生理盐水，NS） 为等张液，钠离子和氯离子浓度均为 154mmol/L，其中溶液中钠离子浓度接近于血浆中浓度（142mmol/L），而氯离子浓度较血浆中浓度（103mmol/L）高，大量输入生理盐水可致高氯性酸中毒。

（2）复方氯化钠溶液（林格氏液，Ringer 溶液） 也为等张液，内含 0.86％氯化钠、0.03％氯化钾和 0.03％氯化钙，其作用及缺点与生理盐水基本相同，大量输注不会发生稀释性低血钾和低血钙，但氯的含量高，大量输入亦可致高氯性酸中毒。

（3）5％葡萄糖氯化钠溶液（5％GNS） 也为等张液，内含 5％葡萄糖溶液、0.9％氯化钠溶液，其作用亦与生理盐水基本相同，同时能够补充能量。

（4）高渗氯化钠溶液 临床常用 3％氯化钠溶液和 10％氯化钠溶液，前者用以纠正低钠血症，后者用以配制各种混合溶液。

（5）碱性溶液 主要用于纠正酸中毒，临床常用的有：

1）碳酸氢钠溶液：可直接增加缓冲碱，纠正酸中毒作用迅速，是治疗代谢性酸中毒的首选药物。市售 5％碳酸氢钠为高渗液，一般可用 5％或 10％葡萄糖溶液稀释 3.5 倍即为 1.4％碳酸氢钠（为等张液）。在抢救重度酸中毒时，可不经稀释直接静脉推注。

2）乳酸钠溶液：需在有氧条件下经肝脏代谢产生 HCO_3^- 而起作用，显效较缓慢，因此在肝功能不全、缺氧、休克、新生儿期及乳酸潴留性酸中毒时不宜使用。市售 11.2％乳酸钠为高渗液，用 5％或 10％葡萄糖溶液稀释 6 倍即为 1.87％乳酸钠（为等张液）。

(6)氯化钾溶液 用于纠正低钾血症，临床常用10%和15%氯化钾溶液。均不能直接静脉推注或静脉点滴，静脉点滴时应稀释成0.1%～0.3%浓度，禁止静脉直接推注以免发生心脏骤停而死亡。

3. 混合溶液 将各种不同渗透压的溶液按不同比例配制即成混合溶液，目的是减少或避免各自的缺点以互补不足，以适应不同情况液体疗法的需要。几种常用混合溶液的组成及应用见表4-3-4。

表4-3-4 几种常用混合溶液的组成及临床应用

混合溶液	生理盐水(份)	5%或10%葡萄糖(份)	1.4%碳酸氢钠或1.87%乳酸钠(份)	张力	临床应用
2∶1含钠液	2		1	等张	低渗性脱水或重度脱水伴休克
2∶3∶1液	2	3	1	1/2张	等渗性脱水
4∶3∶2液	4	3	2	2/3张	低渗性脱水
1∶1液	1	1		1/2张	等渗性脱水
1∶4液	1	4		1/5张	高渗性脱水

注：表中生理盐水可用林格氏液或5%GNS代替。

临床上常用10%氯化钠和5%碳酸氢钠(或11.2%乳酸钠)溶液来配制所需的溶液，几种常用混合溶液的简便配制方法见表4-3-5。

表4-3-5 几种常用混合溶液的简便配制

		加入溶液(ml)	
		10%氯化钠	5%碳酸氢钠(11.2%乳酸钠)
2∶1含钠液	500ml	30	47(30)
2∶3∶1液	500ml	15	24(15)
4∶3∶2液	500ml	20	33(20)
1∶1液	500ml	20	—
1∶4液	500ml	10	—

注：为了配制简便，加入的10%氯化钠和5%碳酸氢钠(11.2%乳酸钠)均为整数，且未从葡萄糖注射液中扣除。

4. 口服补液盐溶液(oral rehydration salts，简称ORS溶液) 由世界卫生组织(WHO)推荐使用的一种溶液，临床用以治疗急性腹泻合并轻、中度脱水，且无明显呕吐者。配制方法：氯化钠0.35g，碳酸氢钠0.25g(或枸橼酸钠0.29g)，氯化钾0.15g，葡萄糖2g，加温开水100ml溶解配成。此溶液为2/3张，含钾浓度为0.15%。口服补液盐的家庭简单配制法：食盐1.75g(约半啤酒瓶盖)，白糖10g(约2啤酒瓶盖)，加米汤或温开水500ml溶解、混匀即可。

(三)液体疗法的基本原则

液体疗法的目的是通过补充不同种类的液体，来纠正水、电解质和酸碱平衡紊乱，以恢复机体的正常生理功能。包括口服补液和静脉补液两种方法。

1. 口服补液 WHO推荐的ORS溶液用于腹泻时脱水的预防，以及轻、中度脱水无明显呕吐、周围循环障碍者，一般在家庭进行，嘱咐家长若病情加重应及时就诊。

(1) 补液量　轻度脱水约 50～80ml/kg，中度脱水约 80～100ml/kg，于 8～12 小时内补足累积损失量。对无脱水者，可将 ORS 溶液加等量水稀释，每天约 50～100ml/kg，少量频服，以防脱水。

(2) 补液方法　年长儿可用杯子少量多次直接饮用，2 岁以下患儿每 1～2 分钟喂 5ml (约 1 小勺)，若有呕吐，可停 10 分钟后再慢慢喂服，每 2～3 分钟喂 5ml。

2. 静脉补液　在实施过程中正确掌握"三定"、"三先"、"三补"的补液原则，即："定量、定性、定速"，"先快后慢、先浓后淡、先盐后糖"，"见尿补钾、见惊补钙(或镁)、见酸补碱"。

(1) 定量　根据脱水程度决定补液总量。补液总量包括累积损失量(发病后至入院治疗前所丢失的水和电解质的总液量，约为总量的 1/2)、继续损失量(患儿补液开始后因呕吐、腹泻等继续丢失的液量)和生理需要量(维持机体基础代谢所需液量)。以上 3 部分合计，第 1 天补液总量：轻度脱水 90～120ml/kg，中度脱水 120～150ml/kg，重度脱水 150～180ml/kg。第 2 天及以后的补液量：主要补充继续损失量和生理需要量。继续损失量丢多少补多少，一般按每日 10～30ml/kg 补充，生理需要量按每日 60～80ml/kg 补充。

(2) 定性　根据血清钠浓度来判断脱水性质，决定补液种类。等渗脱水用 1/2 张含钠液，低渗脱水用等张或 2/3 张含钠液，高渗脱水用 1/5～1/3 张含钠液。等渗性脱水在临床最为常见，故临床上判断脱水性质有困难时，可先按等渗性脱水处理。继续损失量常用 1/3～1/2 张含钠液，生理需要量常用 1/3～1/5 张含钠液。

(3) 定速　遵循先快后慢原则。累积损失量一般于前 8～12 小时内补足，相当于每小时 8～10ml/kg。继续损失量和生理需要量在后 12～16 小时内输入，相当于每小时 5ml/kg。重度脱水伴休克患儿应先扩容，改善肾功能，用 2∶1 等张含钠液 20ml/kg(总量不超过 300ml)于 0.5～1 小时内快速静脉输入。在补液过程中要随时根据患儿病情变化调整输液速度。相对而言，低渗性脱水时速度应快些，高渗性脱水时速度宜慢些，否则易引起脑细胞水肿而发生惊厥。

(4) 纠正低钾血症　监测血钾浓度，观察低钾血症表现，及时补钾，但必须严格掌握补钾的原则：① 遵循见尿补钾的原则，或治疗前 6 小时排过尿可予补钾。② 总量不能多，每日补钾总量为 200～300mg/kg，能口服者尽量口服。③ 静脉补钾绝对不能直接静脉推注，以免发生高血钾而引起心跳骤停导致死亡，静脉滴注时钾的浓度≤0.3%(即 100ml 溶液中加 10%氯化钾不超过 3ml 或 15%氯化钾不超过 2ml)，速度不能快，静脉滴注时间不少于 8 小时。④ 细胞内钾浓度恢复正常要有一个过程，故治疗低血钾需持续 4～6 天，严重者时间要更长。在治疗过程中如病情好转，可由静脉滴注改为口服，当饮食恢复到正常的一半时，可停止补钾。

(5) 纠正低血钙和低血镁，防止惊厥　在输入大量液体，酸中毒被纠正后离子钙降低，应及时补充钙剂，尤其营养不良、佝偻病及腹泻较重患儿。常用 10%葡萄糖酸钙 5～10ml 加 5%或 10%葡萄糖稀释 1～2 倍后缓慢静脉注射，时间不少于 10 分钟，注意药液切勿漏出血管外，以免引起剧痛和局部组织坏死。当患儿发生震颤、抽搐或惊厥，钙剂治疗无效者，应考虑低血镁，常用 25%硫酸镁 0.2ml 深部肌肉注射，每天 1～2 次，连用 3～5 天。

(6) 纠正酸中毒　轻度的酸中毒在补液后可自行纠正，严重者应补充碱性液体，临床首选碳酸氢钠。碱性药物剂量计算方法有下列几种：① 简单方法：可先用 5%碳酸氢钠 5ml/kg约可提高 CO_2CP 5mmol/L；② 根据所测 CO_2CP 来计算：5%碳酸氢钠 ml 数＝

(22－患儿 CO_2CP)mmol/L×体重(kg)×1.0；③ 根据剩余碱(BE)值来计算：5%碳酸氢钠 ml 数＝(－BE)数×体重(kg)×0.5。临床上一般先补给总量的 1/2，稀释为等张液，以后随病情变化、治疗反应等调整剂量，重度酸中毒急需治疗时可减少稀释倍数或不稀释直接静脉输入。

3. 几种特殊情况的静脉液体疗法

(1) 营养不良伴腹泻液体疗法　婴幼儿营养不良时易并发腹泻，细胞外液多呈低张性，多为低渗性脱水，应补 2/3 张含钠液；因患儿皮下脂肪少、皮肤弹性差，易将脱水程度估计过高，补液总量应减少 1/3；补液速度应慢，一般为每小时 3～5ml/kg，以免加重心、肺负担；患儿大多有低钾、低钙，腹泻后症状更明显，故应尽早补充。

(2) 婴幼儿肺炎液体疗法　重症肺炎患儿，因其肺循环阻力加大，心脏负担较重，故在一般情况下，应尽量口服补液。必须静脉补液时，输液总量和钠量要相应减少约 1/3，补液总量应控制在每日生理需要量的最低值，约为 60～80ml/kg，输液速度宜缓慢，一般控制在每小时 3～5ml/kg，以免发生肺水肿或合并心力衰竭。对伴有酸中毒者，应以改善肺通气为主，一般不用碱性溶液。

(3) 新生儿液体疗法　新生儿心、肺功能差，肾脏调节水、电解质、酸碱平衡功能不完善，因此应控制补液总量及速度，减少电解质含量(补液种类以 1/5 张含钠液为宜)。除急需扩充血容量者，全日液体总量应在 24 小时内匀速滴注。由于生理性溶血，生后数天内红细胞破坏较多，血钾偏高，可不必补钾。肝功能尚不成熟，若有酸中毒时应选用碳酸氢钠。

(四) 液体疗法的护理

1. 原则　按医嘱要求全面计划第一天液体总量，遵循“三定、三先、三补”的补液原则，即“定量、定性、定速”，“先快后慢、先浓后淡、先盐后糖”，“见尿补钾、见惊补钙(或镁)、见酸补碱”。

2. 记录液体进出量　补液过程中应记录 24 小时液体出入量，入量包括口服液体和胃肠外补液量，出量包括尿、大便和不显性失水。婴儿大小便不易收集，可用“称尿布法”计算液体排出量。

3. 保持输液通畅　注意输液管是否通畅，局部有无渗液和红肿，有无输液反应。

4. 严格掌握输液速度　根据每小时输入液体的毫升数，累积损失量一般每小时约 8～10ml/kg，继续损失量和生理需要量一般为每小时 5ml/kg，计算出每分钟输液滴数(1ml 约 15 滴)，注意防止输液速度过快或过慢。过快易发生心力衰竭及肺水肿，过慢脱水不能纠正，有条件者最好应用输液泵，以便准确地控制速度。

5. 严密观察病情变化

(1) 监测生命体征及病情改变　若突然出现烦躁不安、脉率及呼吸加快、肺部出现湿啰音等，应警惕因输液过量或过速而致心力衰竭和肺水肿。

(2) 注意有无代谢性酸中毒　当患儿出现精神委靡或烦躁、心率增快、呼吸深长、口唇呈樱桃红色，提示代谢性酸中毒。宜按医嘱及时补充碱性液体，补碱性液体时要防止液体漏出血管外，以免引起局部组织坏死。

(3) 注意有无低血钾　当患儿出现神经肌肉兴奋性减低，如精神委靡、反应低下、躯干和四肢无力，心率增快、心音低钝、心律失常等提示低血钾，宜按医嘱及时补钾，见尿补钾，严格掌握补钾的浓度(≤0.3%)和速度，绝不可静脉推注。

(4) 注意输液效果　观察患儿脱水情况，比较治疗前后变化，判断脱水是否减轻或加重。皮肤弹性及眼窝凹陷恢复说明脱水已经纠正；尿多而脱水未纠正，说明液体中含糖液过多；眼睑浮肿说明液体含钠盐过多，口服补液者此时应改服白开水或母乳。

五、知识链接

(一) 小儿消化系统解剖生理特点

1. 口腔 口腔是消化道的起始，具有吸吮、吞咽、咀嚼、消化、味觉、感觉和语言等功能。足月新生儿口腔小，舌体短宽，两颊有厚厚的脂肪垫，齿槽上有堤状隆起，咀嚼肌发育良好，生后即有觅食反射、吸吮反射和吞咽反射，这种解剖生理特点保证婴儿能正常哺乳。

新生儿口腔黏膜柔嫩，血管丰富，唾液腺不够发达，口腔黏膜干燥，容易发生黏膜损伤和局部感染。3～4 个月时唾液腺分泌开始增加，5～6 个月时明显增多；婴儿口底浅，尚不能及时吞咽所分泌的全部唾液，唾液常从口角流出，这种现象叫生理性流涎。同时唾液中的淀粉酶含量增多，所以 4 个月时可以添加淀粉类食物。

2. 食管、胃 新生儿食管似漏斗状，弹力组织及肌层尚不发达，食管下端贲门肌发育不成熟，控制能力较差，常发生胃食管反流，一般在小儿 8～10 个月时症状消失。婴儿胃呈水平位，贲门括约肌发育差，幽门括约肌发育良好，若哺乳时吸入空气，易发生溢乳。新生儿胃容量约 30～60ml，1～3 个月 90～150ml，1 岁时 250～300ml。由于哺乳后不久幽门即开放，胃内容物逐渐进入十二指肠，故实际哺喂量多于上述容量。胃排空时间因食物种类不同而不同：水为 1.5～2 小时，母乳为 2～3 小时，牛乳为 3～4 小时。早产儿胃排空慢，易发生胃潴留。

3. 肠及肠道菌群 婴儿肠道相对成人较长，一般为身长的 5～7 倍，分泌面积及吸收面积较大，利于消化吸收。肠系膜相对较长且活动度大，肠道黏膜及黏膜下层固定较差，易发生肠套叠及肠脱垂。新生儿哺乳后结肠和直肠有细菌繁殖，母乳喂养儿以双歧杆菌为主，人工喂养儿则以大肠埃希菌为主。

4. 肝 小儿年龄越小，肝脏相对越大，肝细胞发育尚未完善，肝功能也不成熟，解毒能力较差。婴幼儿在右肋缘下 1～2cm 处易触及肝，6 岁后肋缘下不能触及。

5. 消化酶 3 个月以下小儿唾液淀粉酶产生较少，婴儿胃酸分泌比成人少，各种酶的活性较成人低，6 个月以下小儿胰淀粉酶活性较低，1 岁时接近成人。故不宜过早喂淀粉类食物，对脂肪和蛋白质的摄入也应有一定比例。

6. 健康小儿粪便 ① 胎粪：新生儿最初排出的粪便呈墨绿色，质黏稠，无臭味，生后 12 小时内开始排便，持续 2～3 天，逐渐过渡为黄糊状粪便。② 母乳喂养儿粪便：纯母乳喂养儿粪便呈金黄色，均匀糊状，偶有细小乳凝块，不臭，有酸味，每日 2～4 次。③ 牛、羊乳喂养儿粪便：呈淡黄色，较稠，多成形，为碱性或中性，量多，较臭，每日 1～2 次。④ 混合喂养儿粪便：母乳加牛乳喂养者粪便与喂牛乳者相似，但比较软、黄。无论何种方法喂养，添加谷类、蛋、肉及蔬菜等辅食后，粪便性状均接近成人。

(二) 口炎

口腔黏膜的炎症简称口炎(stomatitis)。如病变仅局限于舌、牙龈、口角亦可称为舌炎、牙龈炎或口角炎，在婴幼儿时期常见，多由真菌、病毒、细菌引起。可单独发病，亦可继发于全身性疾病。

1. 鹅口疮 鹅口疮又称雪口病，由白色念珠菌感染引起，多见于新生儿及营养不良、腹泻、长期应用广谱抗生素或激素的患儿。新生儿多由产道感染或因哺乳时奶头不洁及污染的乳具感染引起。口腔黏膜表面覆盖白色或灰白色乳凝块样小点或小片状物，可逐渐融合成片，周围无炎症反应，不易拭去，若强行擦拭剥落后，局部黏膜可有出血。最常见于颊黏膜，其次是舌、牙龈、上腭，甚至蔓延到咽部。患处不红、不痛、不流涎，一般不影响吃奶，无全身症状。重者可伴有低热、拒食、吞咽困难。白膜涂片镜检可见真菌的菌丝和孢子。鹅口疮患儿可用2%碳酸氢钠溶液于哺乳前后清洁口腔，局部涂10万～20万U/ml制霉菌素。

2. 疱疹性口炎 由单纯疱疹病毒Ⅰ型感染引起。起病时发热可达38～40℃，在牙龈、舌、唇内和颊黏膜等处可见单个或成簇的黄白色小水疱，直径约2mm，周围有红晕，黏膜充血，迅速破裂后形成浅表溃疡，上面覆盖白色膜样渗出物，多个小溃疡可融合，有时累及上腭及咽部。口唇可红肿裂开，近口角及唇周皮肤可有疱疹。由于局部疼痛剧烈，患儿出现流涎、拒食、烦躁，颌下淋巴结肿大。疱疹性口炎患儿应保持口腔卫生，多喝水；局部涂疱疹净、锡类散、冰硼散、西瓜霜等药，疼痛重者在进食前局部涂2%利多卡因，发热者可用退热剂。

3. 溃疡性口炎 主要由链球菌、金黄色葡萄球菌感染引起。多见于婴幼儿，急性感染、长期腹泻等机体抵抗力降低时，更有利于细菌繁殖而致病。初起口腔黏膜充血水肿，形成大小不等的糜烂或溃疡，溃疡表面有纤维素性炎性渗出物形成的假膜，常呈灰白色，边界清楚，易拭去，遗留出血的创面，但不久又被假膜覆盖。常见于舌、唇内及颊黏膜等处，可蔓延到唇及咽喉部。可有局部疼痛、流涎、拒食、烦躁等表现，常有发热，可达39～40℃，局部淋巴结肿大。假膜涂片染色可见大量细菌。溃疡性口炎应选用有效抗生素控制感染；做好口腔清洁，局部可涂2.5%～5%金霉素鱼肝油。

（三）中毒性菌痢

中毒性细菌性痢疾多发生于2～7岁体质较好的儿童，病原菌是痢疾杆菌，属肠杆菌的志贺菌属。临床上起病急骤，表现为高热、意识障碍、抽搐，而肠道炎症反应极轻。若不及时治疗，病情继续发展，可出现休克、昏迷，病死率高。这是由于痢疾杆菌内毒素的作用，并且可能与某些儿童的特异性体质有关。

中毒型菌痢分为休克型、脑型和混合型。

1. 休克型 临床上以感染性休克为主要表现。突然发病，开始即为高热，体温迅速上升到40℃以上（少数体温可不升），出现意识障碍，紧接着出现抽搐。患者面色苍白，四肢冰凉，皮肤出现青紫色花纹，心率增快，心音弱，脉搏细速，血压下降或测不出，可伴心、肺、血液、肾等多系统功能障碍。

2. 脑型 以脑水肿、脑疝、中枢性呼吸衰竭为特征。可见高热、嗜睡、呕吐、头痛、血压偏高，心率相对缓慢。随病情进展很快进入昏迷，频繁惊厥，瞳孔散大或忽大忽小，对光反应减弱或消失，呼吸深浅、快慢不匀、节律不整，甚至呼吸停止。此型较重，病死率高。

3. 混合型 上述两型同时或先后出现，病情更加严重，病死率很高。

中毒型菌痢早期多无大便，以后可出现水样便，粪便中多夹有黏液和血丝，随着病情进展，也可出现典型的脓血便。大便镜检可见大量脓细胞、红细胞和吞噬细胞。

治疗上以降温止惊、防治脑水肿和呼吸衰竭、防治循环衰竭和抗感染治疗为主。

（四）肠套叠

肠套叠是部分肠管及其肠系膜套入邻近肠腔所致的一种绞窄性肠梗阻，是婴幼儿时期最常见的急腹症之一，好发部位多由回肠末端套入宽大的盲肠腔内。

临床表现为突然发作剧烈的阵发性肠绞痛，持续数分钟后，腹痛缓解，间歇10～20分钟后又反复发作。发病后6～12小时排出果酱样黏液血便，或作直肠指检时发现血便，伴有呕吐。多数病例在右上腹季肋下可触及套叠的肿块，呈腊肠样。患儿早期一般情况良好，随着病程延长，全身情况恶化，常有严重脱水、高热、昏迷及休克等，并发肠坏死或腹膜炎。腹部

B超检查在套叠部位显示同心圆或靶环状肿块图像。空气灌肠，在X线透视下可见杯口阴影，能清楚看见套叠头的块影。

肠套叠在48小时内、全身情况良好、腹部不胀的患儿可行空气灌肠，以空气压力将肠管复位。肠套叠超过48～72小时，或时间不长但病情严重怀疑有肠坏死者，需手术治疗。

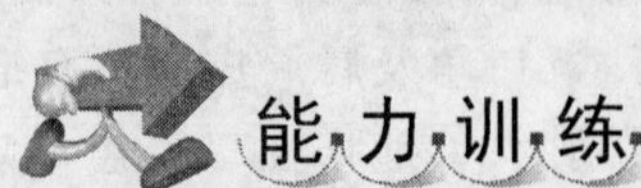

能力训练

一、单项选择题

1. 轻型腹泻与重型腹泻的主要区别是 ……………………………………………… (　　)
   A. 病程长短　B. 大便次数　C. 大便性状　D. 有无呕吐
   E. 有无水、电解质、酸碱平衡紊乱及全身中毒症状

2. 某患儿腹泻3天，日解稀水便7～8次，呕吐2次，食欲差。前囟稍凹陷，口腔黏膜稍干燥，尿量略减少，末梢循环和皮肤弹性尚可，估计其脱水程度 …………… (　　)
   A. 无脱水　B. 轻度脱水　C. 中度脱水　D. 重度脱水
   E. 重度脱水伴休克

3. 腹泻患儿，经治疗脱水纠正，病情好转，突然出现腹胀，心音低钝，可闻及早搏，膝反射消失，心电图ST段降低，T波低平，出现U波，考虑可能合并 ………… (　　)
   A. 中毒性肠麻痹　B. 中毒性心肌炎　C. 低钾血症　D. 低钠血症
   E. 低钙血症

4. 腹泻患儿，重度脱水、酸中毒，补液后突然出现抽搐，双眼上翻，应首先考虑伴发 ………………………………………………………………………………… (　　)
   A. 水中毒　B. 低钾血症　C. 低镁血症　D. 低钙血症
   E. 低血糖症

5. 下列哪项是腹泻患儿预防臀红最有效的护理措施 …………………………… (　　)
   A. 禁食　B. 更换尿布
   C. 大便后及时清洗臀部　D. 暴露臀部皮肤
   E. 臀部涂爽身粉

6. 200ml 2∶3∶1液的配制方案 ……………………………………………… (　　)
   A. 5%或10%葡萄糖200ml，10%氯化钠12ml，5%碳酸氢钠19ml
   B. 45%或10%葡萄糖200ml，10%氯化钠6ml，5%碳酸氢钠10ml
   C. 45%或10%葡萄糖200ml，10%氯化钠15ml，5%碳酸氢钠24ml
   D. 5%或10%葡萄糖200ml，10%氯化钠8ml，5%碳酸氢钠13ml
   E. 5%或10%葡萄糖200ml，10%氯化钠7.5ml，5%碳酸氢钠12ml

7. 350ml溶液中最多能加10%氯化钾多少 ……………………………………… (　　)
   A. 3.5ml　B. 7ml　C. 10.5ml　D. 12ml
   E. 15ml

8. 婴儿腹泻中度脱水第一天补液总量为 ……………………………………… (　　)
   A. 100～120ml/kg　B. 90～120ml/kg
   C. 120～150ml/kg　D. 150～180ml/kg

E. 180～200ml/kg

9. 腹泻患儿补充累积损失量应于开始输液的多长时间内完成 ……………………（　　）

A. 0.5～1 小时　　B. 1.5～2 小时　　C. 3～4 小时　　D. 8～12 小时

E. 12～16 小时

10. 重度脱水需扩容时应用 ……………………………………………………………（　　）

A. 2∶1 溶液　　B. 4∶3∶2 溶液　　C. 1∶4 溶液　　D. 2∶3∶1 溶液

E. 生理盐水

二、名词解释

1. 重型腹泻
2. 等渗性脱水
3. 生理性腹泻

三、案例分析

患儿，男性，12 个月，因发热、腹泻、呕吐 3 天来诊。患儿三天前无明显诱因忽然高热 39℃，半天后开始腹泻和呕吐，大便每天 10 次以上，为黄色稀水便，呈蛋花汤样，无黏液及脓血，无特别臭味，呕吐每天 3～5 次，为胃内容物，非喷射性，曾用新霉素治疗无好转。病后食欲差，尿少，近 10 小时无尿。既往无腹泻和呕吐史。

个人史：第 2 胎第 2 产，足月自然分娩，母乳喂养。

查体：T38.9℃，P135 次/分，R35 次/分，BP 80/50mmHg，体重 9kg，身长 75cm。急性重病容，面色发灰，皮肤无黄染，未见皮疹，皮肤弹性差，心率 135 次/分，律齐，心音稍低钝，肺部听诊无异常，腹稍胀，肝肋下 1cm 肠鸣音存在。眼窝明显凹陷，哭无泪。肢端凉，神经系统检查无异常。

实验室检查：Hb110g/L，WBC8.6×10^9/L，PLT200×10^9/L；粪便常规偶见 WBC。

根据以上资料：① 请评估该患儿脱水的程度和性质。② 列出护理诊断。③ 根据护理诊断，给予相应的护理措施。

（马腹婵）

任务四　青紫患儿的护理

学习目标

知识目标

- 掌握常见先天性心脏病及病毒性心肌炎的护理措施。
- 熟悉常见先天性心脏病及病毒性心肌炎的临床表现、治疗原则。
- 了解常见先天性心脏病的 X 线检查，心电图、超声心动图及心导管检查。
- 了解正常胎儿血液循环及生后血液循环。

能力目标

- 能说出常见四种先天性心脏病的共同点和不同点。
- 能对先天性心脏病患儿及家长进行健康宣教。
- 能运用护理程序对先天性心脏病及病毒性心肌炎患儿实施整体护理

一、工作任务描述

案例展示：女孩，3岁，因发现“心脏有杂音”而来院就诊。患儿平素常患“感冒”、“肺炎”，患“肺炎”时有过青紫。患儿系第一胎第一产，足月顺产。母孕时28岁，孕期健康。出生史无异常。生后无明显喂养困难。生长发育大致正常。预防接种均按时进行。

体温36.5℃，脉搏102次/分，呼吸36次/分。发育尚可，身体消瘦。口唇无发绀，喉发音正常。双肺呼吸音无异常，心前区轻度隆起，心尖搏动弥散，心率102次/分，心律齐，心音有力，胸骨左缘第2～3肋间闻及收缩期喷射性杂音，肺动脉瓣第二心音亢进并有固定分裂。腹软，肝脾未触及。神经系统阴性。辅助检查资料暂缺。

根据以上资料，该患儿的初步诊断是什么？还需完善哪些检查？对该患儿应采取哪些治疗措施？你作为责任护士，应该如何运用护理程序对该患儿实施整体护理？

二、护理工作过程

（一）护理评估

1. 健康史 询问母亲妊娠最初3个月内，尤其是妊娠第2～8周有无病毒感染史；是否接触过放射线；是否服用过影响胎儿发育的药物；母亲是否为高龄产妇，有无患某些代谢性疾病如糖尿病、苯丙酮尿症等；家族中有无遗传性疾病，如21-三体综合征等。通过评估发现：患儿系第一胎第一产，母亲为非高龄产妇，孕期健康，否认接触射线和服药物史，家族史无殊。该患儿无明显导致先天性心脏病的病因。

2. 身体评估 评估患儿生后有无喂养困难、面色苍白、多汗、吃奶中断、乏力、活动后气急、消瘦、心悸等表现；有无生长发育落后，平素有无发热、咳嗽、气促等反复呼吸道感染病史；有无声音嘶哑（肺动脉的扩张压迫喉返神经）；活动、哭闹后或患肺炎时有无短暂性青紫或持续性青紫；有无蹲踞、昏厥等现象。体检：心前区有无隆起，心尖搏动有无弥散，心界有无扩大，胸骨左缘有无杂音及其性质，肺动脉第二音有无亢进或减弱（消失），并注意有无固定分裂；有无水冲脉、毛细血管搏动和股动脉枪击音等周围血管体征，有无下半身青紫和杵状趾；有无心率加快、呼吸困难、发绀、水肿及肝大等心力衰竭的表现；有无长期发热、皮肤淤斑、贫血、肝脾肿大等亚急性细菌性心内膜炎的表现；有无肢体活动障碍、语言障碍、呕吐、双眼凝视等脑血栓的表现。通过评估发现：患儿平素常患“感冒”、“肺炎”，患“肺炎”时曾有青紫；身体消瘦，但发育尚可，口唇无发绀，喉发音正常；心前区轻度隆起，心尖搏动弥散，心浊音界扩大；胸骨左缘第2～3肋间闻及收缩期喷射性杂音，肺动脉瓣第二心音亢进并有固定分裂。提示患儿可能存在先天性心脏病——房间隔缺损。

3. 心理及社会评估 评估患儿及家长有无焦虑、自卑、抑郁、恐惧等心理；评估患儿及家长对疾病的认识程度，有无积极配合治疗的信心。通过评估发现：家长因在当地卫生院发现患儿“心脏有杂音”而要求来院进一步诊断和治疗，说明家长有焦虑和担心等心理。

4. 诊断检查评估 评估患儿X线检查有无心腔扩大，动脉段有无突出，肺血管影有无增粗，搏动有无强烈，有无肺门“舞蹈征”，心影形状；超声心动图提示有无心腔增大，房、室间隔回声有无中断，多普勒彩色血流显像有无分流及分流的位置、方向及分流量；心电图提示心电轴有无偏离，有无传导阻滞，心腔有无增大；心导管检查测定不同部位的血氧含量，观察心导管能否通过缺损部位。通过评估发现：患儿胸部X线片检查显示心脏外形中度扩大，右心房、右心室扩大，肺动脉段明显突出，主动脉影缩小，肺门血管影增粗，可见肺门"舞蹈征"，肺野充血。进一步提示患儿可能存在先天性心脏病——房间隔缺损。

（二）护理诊断

1. 活动无耐力 与体循环血量减少或血氧饱和度下降，组织缺氧有关。

2. 营养失调 与心脏畸形导致组织、细胞长期缺氧、缺血有关。

3. 有感染的危险 与机体免疫力下降、长期肺充血和心内膜损伤有关。

4. 潜在并发症 支气管肺炎、心力衰竭、亚急性细菌性心内膜炎。

5. 焦虑 与发病时间长、经济负担加重、预后难以预测有关。

（三）护理目标

1. 患儿活动量得到适当的限制，能满足基本生活需要。
2. 患儿获得充足的营养，满足生长发育的需要。
3. 住院期间不发生感染。
4. 住院期间不发生并发症或能及时发现并发症，并得到及时处理。
5. 患儿及家长了解本病的有关知识，配合各项检查、治疗和护理，焦虑、恐惧感减轻。

（四）护理措施

1. 一般护理 环境要空气新鲜，穿衣冷暖适中，出汗较多患儿可在内衣内放置毛巾，出汗后抽出，避免因换衣不慎受凉引起呼吸道感染。给予适宜的饮食，保证充足的热量、蛋白质和维生素的供应；对喂养困难的婴儿要耐心喂养，可少量多餐。心力衰竭有水肿者，适当限制钠盐，多食蔬菜、水果等粗纤维食品，利于大便通畅。制定合理的生活制度，如轻症无症状者可与正常小儿一样活动；有症状者应限制活动量，避免情绪激动和剧烈哭闹，以免加重心脏负担；重症患儿应卧床休息，采取半卧位，给予吸氧。尽量少到公共场合，避免接触感染性疾病患儿。除严重心力衰竭外，应按时预防接种。

2. 病情观察 监测患儿体温、呼吸、脉搏、血压、心率、心律及心脏杂音等变化，一旦发现以下情况，及时报告医生，同时作相应的护理，如置患儿于半卧位，吸氧等，患儿发热、咳嗽、气促、肺部啰音等支气管肺炎表现，心率增快、呼吸困难、端坐呼吸、浮肿、肝脏肿大等心力衰竭表现，长期发热、皮肤淤斑、贫血、肝脾肿大等亚急性细菌性心内膜炎的表现。

3. 治疗护理 并发支气管肺炎、心力衰竭、亚急性细菌性心内膜炎表现时，前两者立即置患儿于半卧位，给予吸氧，控制输液速度为5ml/h，必要时使用输液泵；手术前后按医嘱使用足量、有效的抗生素，预防亚急性细菌性心内膜炎的发生；若是法洛四联症患儿出现缺氧发作，应立即给予胸膝卧位，吸氧，按医嘱注射吗啡、普萘洛尔等，同时，应注意增加液体摄入量。

4. 心理护理 鼓励患儿与正常儿童交往，建立正常的社会行为方式。向家长（及年长儿）介绍治疗原则、并发症的预防措施、预后和手术问题，使家长及患儿减少焦虑、恐惧，树立信心，主动配合检查及治疗。

5. 健康教育 指导家长掌握先天性心脏病的日常护理，建立合理的生活制度。定期复查，合理用药，预防感染和其他并发症，维持心功能正常，使患儿能安全到达手术年龄，通过手术治愈。

（五）护理评价

患儿生长发育正常；无反复呼吸道感染；未发生支气管肺炎、心力衰竭、亚急性细菌性心内膜炎等并发症。家长能用正确的态度对待疾病，主动配合各项治疗护理，焦虑、恐惧感减轻，使患儿进入择期手术而治愈。

三、背景知识

（一）先天性心脏病概述

先天性心脏病（congenital heart disease）是指胎儿时期心脏腔室、血管发育异常而致的心血管畸形，发生率约 0.50%～1.25%，为出生缺陷的第一原因，也是围产儿和儿童死亡的主要原因。最常见的先天性心脏病有室间隔缺损（ventricular septal defect，VSD）、房间隔缺损（atrial septal defect，ASD）和动脉导管未闭（patent ductus arteriosus，PDA）。随着超声心动图、心导管和心血管造影术、放射性核素造影、计算机断层扫描及磁共振成像等新技术的迅速发展，较复杂的先天性心血管畸形在新生儿期即可作出诊断。治疗上，低温麻醉、体外循环下心脏直视手术的发展，介入性导管术用于堵塞动脉导管、关闭房间隔及室间隔缺损、瓣膜和血管扩张等，使临床上先天性心脏病的诊断、治疗和预后都有了显著进步。

1. 病因　先天性心脏病的病因目前尚未完全明了。多数学者认为，除了少数先天性心脏病是单基因突变和染色体畸变引起，如 21、13、15、18－三体综合征、马方综合征等可合并心血管畸形，大多数先天性心脏病属于多基因遗传病，是由遗传和环境因素相互作用引起的。环境因素主要为早期宫内感染、母亲孕期接受大剂量放射线和服用药物史、宫内慢性缺氧、妊娠早期酗酒或吸食毒品等。

2. 分类　按血流动力学、解剖学特点及分流方向等可分为三类。

（1）左向右分流型（潜在青紫型）　是临床上最常见的类型。在左、右心之间或主动脉与肺动脉之间有异常通路，由于左心压力高于右心压力，主动脉压力高于肺动脉压力，血流方向由左向右，因此平时不出现青紫，在特殊情况下，如肺炎、哭闹、右心衰竭时，右心室或肺动脉压力大于左心室时，血流方向由右向左，出现暂时性青紫。出现显著肺动脉高压时，左向右分流变为双向分流或逆向分流而出现持续性青紫，称为艾森曼格综合征（Eisenmenger syndrome）。常见的有室间隔缺损、房间隔缺损和动脉导管未闭等。

（2）右向左分流（青紫型）　为先天性心脏病中最严重、死亡率高的类型。由于畸形的存在，造成右心压力增高超过左心，使血液从右向左分流，或大血管起源异常，使大量静脉血流入体循环，出现持续性青紫。以法洛四联症和大血管错位最常见。

（3）无分流型（无青紫型）　心脏的左、右两侧或动、静脉之间无异常通道或分流，不出现青紫，如肺动脉狭窄和主动脉缩窄。

（二）先天性心脏病的临床特点

1. 房间隔缺损　房间隔缺损（ASD）根据解剖病变的不同分卵圆孔未闭，第 1 孔（原发孔）缺损，第 2 孔（继发孔）缺损。卵圆孔未闭一般不引起两心房间的分流（图 4－4－1）。

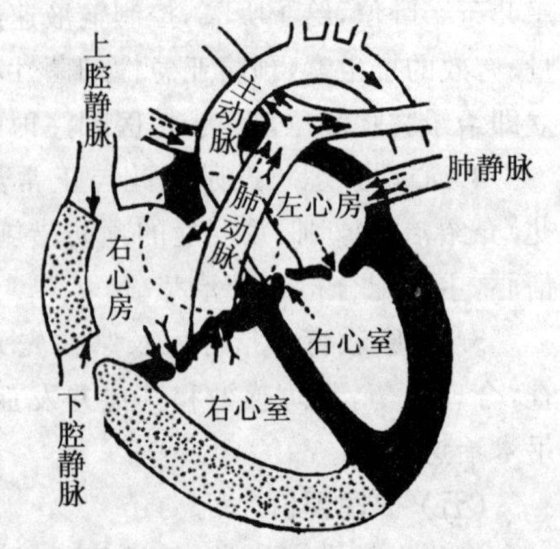

图 4－4－1　房间隔缺损血液循环示意图

（1）临床表现　缺损小可无症状。缺损大时可出现乏力、活动后气急、心悸、生长发育落后、易患呼吸道感染。体检可见心前区隆起，心尖搏动弥散，心界扩大。胸骨左缘 2～3 肋间闻及Ⅱ～Ⅲ级喷射性收缩期杂音，肺动脉瓣区第二心音增强，呈固定分裂。

（2）辅助检查

1）X线检查：小型缺损时心影正常。大型缺损可见右心房、右心室增大，肺动脉段突出，肺血管影增粗，搏动强烈，可见肺门“舞蹈征”，主动脉弓影缩小。

2）心电图：典型表现为电轴右偏和不完全性右束支传导阻滞，部分病例可有右心房和右心室肥大。第1孔未闭伴二尖瓣关闭不全者，左心室也增大。

3）超声心动图：示右心房和右心室内径增大。可见房间隔回声中断，可显示缺损位置和大小。多普勒彩色血流显像可观察分流的位置、方向及分流的大小。

4）心导管检查：右心房血氧含量高于上、下腔静脉，导管可通过缺损由右心房插入左心房。

（3）治疗要点　缺损较大影响生长发育者，应争取在2～4岁时做房间隔缺损修补术。亦可通过介入性心导管用扣式双盘堵塞装置、蚌状伞或蘑菇伞关闭缺损。少数婴儿症状明显或并发心力衰竭者可提前治疗。

2. 室间隔缺损　室间隔缺损（VSD）是先天性心脏病中最常见的类型。根据缺损位置不同，可分为：① 位于室上嵴上方，肺动脉瓣或主动脉瓣下，又称干下型；② 位于室上嵴下方；③ 位于三尖瓣后方；④ 位于室间隔肌部。②、③型又称为膜部缺损。根据缺损大小不同还可分为三型：① 小型缺损，缺损直径<0.5cm，常见于肌部，又称为Roger病；② 中型缺损，缺损直径为0.5～1cm；③ 大型缺损，缺损直径>1.0cm（图4-4-2）。

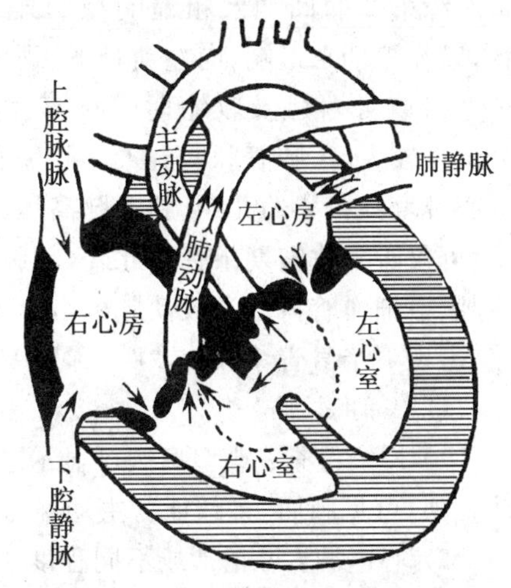

图4-4-2　室间隔缺损血液循环示意图

（1）临床表现　小型缺损常无明显症状，生长发育不受影响。中、大型缺损者，分流量超过体循环2倍以上时，肺循环内明显充血，体循环血量减少，影响生长发育。患儿消瘦、乏力、多汗、喂养困难、面色苍白，活动后心慌、气急。易患肺部感染及充血性心力衰竭。肺动脉的扩张压迫喉返神经，可引起声音嘶哑。体检心前区隆起，心尖搏动弥散，心界扩大。胸骨左缘3～4肋间有响亮粗糙的Ⅲ～Ⅳ级以上全收缩期杂音，杂音最响处可触及收缩期震颤。肺动脉第二心音增强。分流量较大时，肺静脉回流入左心房血量过多，可于心尖部听到舒张期隆隆样杂音。

室间隔缺损易并发支气管炎、支气管肺炎、充血性心力衰竭和亚急性细菌性心内膜炎。

（2）辅助检查

1）X线检查：小型缺损可正常或仅有轻度左心室扩大及肺充血。大型缺损左、右心室或右心室增大，左心房也可扩大，肺动脉段突出，肺血管影增粗，搏动强烈，可见肺门“舞蹈征”，主动脉弓影缩小。

2）超声心动图：可见左心室、左心房和右心室内径增大，主动脉内径缩小。室间隔回声中断，可提示缺损位置和大小。多普勒彩色血流显像可显示分流的位置、方向及分流量。

3）心电图：小型缺损可正常或轻度左心室肥大，大型缺损左、右心室均肥大。

4）心导管检查：右心室血氧含量高于右心房，可测定肺动脉压及肺小动脉阻力。心导管可通过缺损进入左心室。

（3）治疗要点　约20%～50%的膜部和肌部的室间隔缺损有自然闭合的可能，缺损小者不一定需要治疗，但应定期随访。缺损大有症状者宜于学龄前期行手术治疗。反复患肺炎、难以控制的充血性心力衰竭者,可提前手术。

3. 动脉导管未闭 动脉导管未闭(PDA)约占先天性心脏病发病总数的15%～20%。根据未闭的动脉导管大小、长短、形态的不同分管型、漏斗型及窗型三种类型(图4-4-3)。

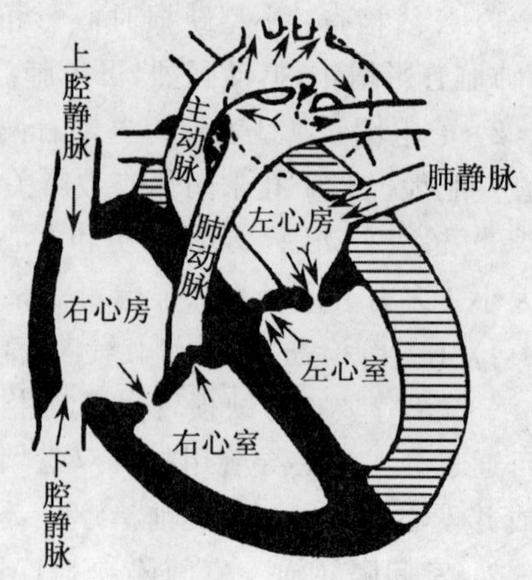

图4-4-3 动脉导管未闭血液循环示意图

(1) 临床表现 分流量小可无症状。分流量大者有体循环供血不足的表现,如消瘦、乏力、多汗、心悸、生长发育落后等。易患呼吸道感染、充血性心力衰竭。肺动脉扩张可压迫喉返神经引起声音嘶哑。体检可见心前区隆起,心尖搏动弥散,心界扩大。胸骨左缘第2肋间闻及粗糙响亮的连续性机器样杂音,以收缩期末最响,向左锁骨下、颈部和腋下传导;杂音最响处可触及收缩期或收缩、舒张两期震颤。分流量较大时,肺静脉回流入左心房血量过多,可引起相对性二尖瓣狭窄的杂音。肺动脉第二心音增强。婴幼儿期、肺动脉高压、心力衰竭或哭闹时,主动脉与肺动脉舒张期压力差很小,可仅听到收缩期杂音。此外,动脉舒张压降低,脉压差大于40mmHg(5.3 kPa),可有水冲脉、毛细血管搏动和股动脉枪击音等周围血管体征。有显著肺动脉高压时,产生右向左分流,出现下半身青紫和杵状趾,称为差异性青紫。

(2) 辅助检查

1) X线检查:典型病例可显示左心室和左心房增大,肺动脉段突出,肺血管影增粗,搏动强烈,可见肺门"舞蹈征",主动脉弓增宽。晚期肺动脉高压时右心室亦增大。

2) 心电图:可正常或不同程度左心室肥大,电轴右偏。晚期合并肺动脉高压时右心室肥大。

3) 超声心动图:示左心房、左心室和主动脉内径增宽。多普勒彩色血流显像可直接测分流方向和大小。

4) 心导管检查:肺动脉血氧含量高于右心室,导管可通过未闭的动脉导管进入降主动脉,肺动脉压大于右心室。

(3) 治疗要点 新生儿、早产儿可生后2～7天内试用吲哚美辛治疗,促使动脉导管关闭。手术结扎或切断导管即可治愈,手术时间以学龄前期较适宜。如心脏明显扩大,有心力衰竭或肺动脉压增高者,可以提早手术。近年来,介入导管用微型弹簧圈或蘑菇伞等堵塞动脉导管,效果较满意。

4. 法洛四联症 法洛四联症(TOF)是存活婴儿中最常见的青紫型心脏病。由以下4种畸形组成:① 肺动脉狭窄:以漏斗部狭窄多见;② 室间隔缺损;③ 主动脉骑跨;④ 右心室肥厚。其中,以肺动脉狭窄最重要(图4-4-4)。

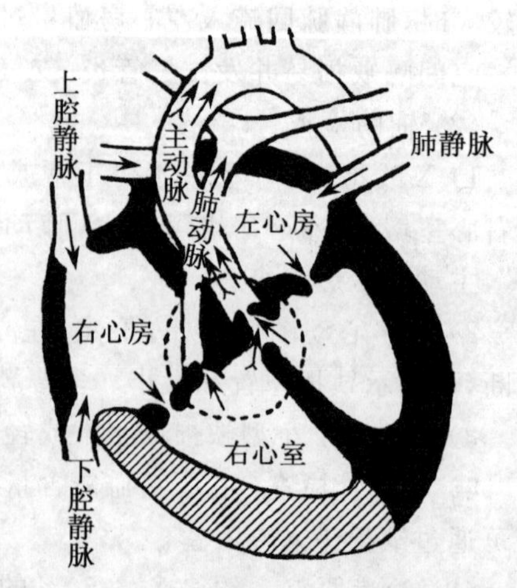

图4-4-4 法洛四联症血液循环示意图

(1) 临床表现

1) 青紫:出生后青紫逐渐加重为主要表现,尤在毛细血管丰富的部位如唇、指(趾)甲、球结膜、耳垂等。由于缺氧,哭闹、吃奶及活动后气促及青紫加重。

2）缺氧发作：有时吃奶、哭闹或用力时可突发性呼吸困难,青紫加重,重症可晕厥,抽搐,甚至死亡。这是由于肺动脉漏斗部肌肉痉挛,肺动脉一过性梗阻,脑缺氧加重所致。

3）蹲踞现象：患儿在行走、活动中自行下蹲片刻后再行走。蹲踞时下肢屈曲,使静脉回心血量减少,心脏负荷减轻,同时体循环阻力增加,右向左分流减少,缺氧的症状得以暂时缓解。

4）其他表现：长期缺氧使侧支循环增多,出现杵状指(趾)、眼结膜充血等表现。长期缺氧还使红细胞代偿性增多,血液黏稠度增高,引起脑栓塞,若为细菌性血栓,易形成脑脓肿。还可并发感染性心内膜炎。

5）体格检查：体格发育落后。心前区可隆起,抬举性心尖搏动,胸骨左缘 2～4 肋间可闻及Ⅱ～Ⅲ级喷射性收缩期杂音。杂音响度取决于肺动脉狭窄程度,严重的狭窄使流经肺动脉的血液减少,杂音则轻而短。部分伴有收缩期震颤。肺动脉瓣区第二心音减弱或消失。

(2) 辅助检查

1）X 线检查：典型病例右心室肥厚,心尖圆钝上翘,肺动脉凹陷,心影呈“靴形”。肺血管影缩小,肺纹理减小,肺野清晰,部分患儿肺野出现网状侧支循环影。

2）心电图：示心电轴右偏,右心室肥大。

3）超声心动图：可显示主动脉内径增宽并向右移位。右心室内径增大,流出道狭窄。多普勒彩色血流显像可见右心室的血液流入骑跨的主动脉。

4）心导管检查：右心室压力增高,导管较易从右心室进入主动脉,主动脉血氧饱和度明显下降。

(3) 治疗要点　以根治手术治疗为主。手术年龄一般在 2～3 岁以上。肺血管发育较差不宜作根治手术者以姑息分流手术为主,可增加肺血流量,待年长后一般情况改善时再作根治术。

缺氧发作时,置患儿于胸膝位;皮下注射吗啡 0.1～0.2mg/kg;并及时吸氧和纠正酸中毒等处理。此外,可口服普萘洛尔(心得安)预防发作。

四、知识拓展

(一) 心脏胚胎发育

胚胎第 2 周形成一个纵直的原始心管,由外表的收缩环自下而上把它分成心房、心室和心球三部分。在胚胎第 4 周形成共腔的房室,第 4 周后开始形成间隔,至第 8 周房室中隔完全长成,即成为四腔心脏。所以胚胎期心脏发育的关键时期在第 2～8 周,先天性心脏病畸形的形成主要在这时期。

(二) 胎儿血液循环及生后改变

1. 正常胎儿血液循环　胎儿的营养代谢与气体交换是通过脐血管与母体之间以弥散的方式进行。胎盘的动脉血经脐静脉进入胎儿体内,在肝下缘分成两支,一支入肝与门静脉吻合,另一支经静脉导管入下腔静脉,与来自下半身的静脉血混合,共同流入右心房。此混合血约 1/3 经卵圆孔入左心房,再经左心室流入升主动脉,主要供应心脏、脑及上肢,其余的流入右心室。从上腔静脉回流的、来自上半身的静脉血,入右心房后绝大部分流入右心室,与来自下腔静脉的血液一起进入肺动脉。由于胎儿肺脏处于压缩状态,肺血管阻力高,故肺动脉的血只有少量流入肺，而大部分经动脉导管流入降主动脉，供应腹腔器官及下肢，最后经脐动脉回至胎盘，获取营养及氧。故胎儿期含氧量最高的脏器是肝，其次是心脏、脑及上肢，最低是腹腔器官及下肢(图 4－4－5)。

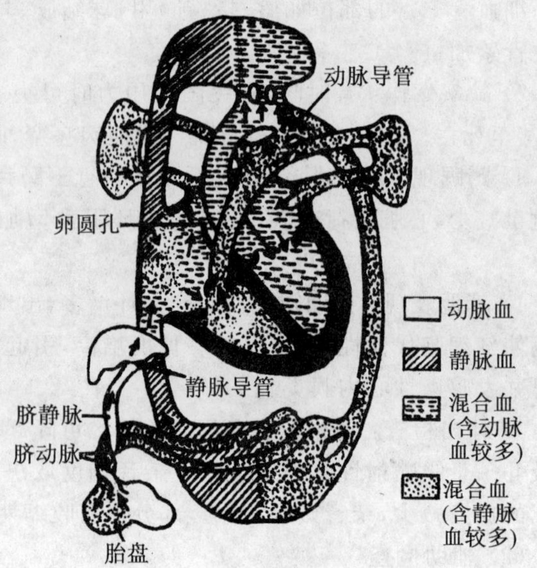

图 4－4－5　正常胎儿血液循环

2. 出生后血液循环的改变　出生后脐血管结扎，呼吸建立，肺脏进行有效的气体交换，肺循环阻力下降，从右心经肺动脉入肺的血液增多，左心房压力增高，当左心房压力超过右心房时，卵圆孔发生功能性关闭，生后 5～7 个月可形成解剖上的关闭。同时由于肺循环压力的降低与体循环压力的增高，流经动脉导管的血流逐渐减少，最后停止，形成功能上的关闭。正常足月儿动脉导管在生后 24 小时发生功能性关闭，80％婴儿在生后 3 个月、95％在出生 1 年内形成解剖上的关闭。脐带结扎后 6～8 周，脐血管完全闭锁形成韧带。

(三) 正常小儿心率与血压特点

1. 心率　年龄愈小，心率愈快。哭闹、体力活动、进食、发热或精神紧张，心率可明显加速。一般体温每增高 1 ℃，心率每分钟增加约 10～15 次。睡眠时心率每分钟可减少 20 次左右。新生儿每分钟平均心率 120～140 次，婴儿 110～130 次，2～3 岁 100～120 次，4～7 岁 80～100 次，8～14 岁 70～90 次。

2. 动脉血压(简称血压)　其高低主要取决于心排出量和外周血管阻力。小儿年龄愈小，动脉压力愈低。新生儿血压较低，不易测定。新生儿收缩压在 53～71mmHg(7.1～9.4 kPa)之间，平均为 65mmHg(8.7 kPa)，1 岁时 85mmHg(11.3 kPa)。2 岁以上小儿上肢血压正常值可按下列公式计算：

收缩压 ＝ 80 ＋(2×年龄)mmHg，或 10.7＋(0.26×年龄)kPa

舒张压为收缩压的 2/3。收缩压高于此标准 20mmHg(2.6 kPa)以上考虑为高血压，低于此标准 20mmHg(2.6kPa)以上可考虑为低血压。正常下肢血压比上肢约高 20～40mmHg (2.6～5.3kPa)。脉压差为收缩与舒张压之差，正常为 30～40mmHg (4.0～5.2 kPa)。

1mmHg ＝ 0.13kPa ，1 kPa ＝ 7.5mmHg

小儿血压受诸多外界因素的影响，如哭闹、体位变动、情绪紧张皆可使血压暂时升高。血压计袖带宽度应以该小儿上臂长度的 2/3 为宜，过窄测得的血压偏高，过宽则偏低。

3. 静脉压　其高低与心排出量、血管功能及循环血容量有关。静脉压一般学龄前儿童为 40mmH_2O(0.4 kPa)，学龄儿童约为 60mmH_2O(0.6 kPa)。正常小儿坐位或立位时看不到饱满的颈静脉，若能看到，则提示静脉压增高。小儿哭闹、体力活动、变换体位时，静脉压可增高。

五、知识链接

病毒性心肌炎

病毒性心肌炎(viral myocarditis)是病毒侵犯心脏所致,以心肌炎性病变为主要表现,有的可伴有心包炎和心内膜炎。本病临床表现轻重不一,多数病例属轻症,预后良好,但重症可发生心力衰竭、心源性休克,甚至猝死。

1. 疾病概要　引起心肌炎的病毒有柯萨奇病毒、埃可病毒、脊髓灰质炎病毒、腺病毒、流感和副流感病毒、流行性腮腺炎病毒、麻疹病毒、风疹病毒及疱疹病毒等。本病发病机制尚不完全清楚,一般认为与病毒及其毒素早期直接侵犯心肌细胞有关,病毒感染后的变态反应和自身免疫也与发病有关。

临床上各年龄均可发病,但以学龄前及学龄儿童多见,好发于夏秋季。多数病例在起病前1～2周或同时有上呼吸道感染或消化道感染的前驱病史。临床表现轻重不一,轻者仅似“感冒”样表现,典型病例有疲乏、头晕、苍白、恶心、呕吐、气促、心悸和心前区不适等表现。体检可发现心脏扩大,心搏异常,安静时心动过速,第一心音低钝及有奔马律。重者可出现心力衰竭、心源性休克,甚至猝死。

2. 辅助检查

(1) 血象及血沉　急性期白细胞总数多增高,以中性粒细胞为主;部分血沉轻度增高。

(2) 血清心肌酶谱测定　早期血清肌酸激酶(CK)及其同工酶(CK-MB)、乳酸脱氢酶(LDH)及其同工酶(LDH1)、血清谷草转氨酶(SGOT)均增高。

(3) 心电图检查　持续性心动过速,多导联ST段偏移和T波低平、双向或倒置、QRS波低电压。重症出现QT间期延长。心律失常以室性期前收缩为多见,可有阵发性心动过速、心房扑动、房室传导阻滞、室内传导阻滞等。

(4) X线检查　心影正常或普遍扩大,合并大量心包积液、心力衰竭时,心搏动减弱;心功能不全时两肺血管影增粗。

(5) 病毒学诊断　通过病毒分离和相应的血清抗体测定,可应用免疫荧光技术及免疫电子显微镜检查等方法证实病毒存在。

3. 治疗要点　主要是休息,减轻心脏负担;大剂量维生素C和能量合剂改善心肌代谢和心脏功能,促进心肌修复。心力衰竭治疗时,可根据病情联合应用利尿剂、洋地黄、血管活性药物。由于心肌炎时对洋地黄制剂比较敏感,使用洋地黄制剂一般用饱和剂量的1/2～1/3量。心源性休克时大剂量静脉滴注肾上腺皮质激素或静脉推注大剂量维生素C常可取得较好的效果,效果不满意时可应用多巴胺、异丙肾上腺、间羟胺等加强心肌收缩、维持血压和改善微循环。

4. 护理措施

(1) 一般护理　主要是休息,减轻心脏负担。急性期应卧床休息至热退后3～4周,逐渐增加活动量,一般总休息时间不少于3～6个月。严重者心脏扩大,有心力衰竭,应延长卧床时间至少3～6个月,待病情好转、心脏缩小后逐渐开始活动。

(2) 严密观察病情　密切观察并记录心率、脉搏的强弱和节律;注意血压、体温、呼吸及精神状态的变化,及时发现并处理并发症。对严重心律失常者应持续进行心电监护。发现多源性期前收缩、心动过速(过缓)、完全性房室传导阻滞或扑动、颤动,需立即通知医师并采取紧急措施。

(3) 治疗护理

1）有胸闷、气促、心悸、心律失常者应给予吸氧。应用抗心律失常药物时，应了解所用药物的性能、特点和副作用。

2）烦躁不安者应保持病室环境安静，按医嘱给予镇静剂。

3）心力衰竭时取半卧位，保持安静；控制输液速度；使用洋地黄类药物时剂量应偏小，用药期间应密切观察心率、心律和恶心、呕吐等消化道症状。如心率过缓或其他副作用出现时，应及时报告医师妥善处理，避免洋地黄中毒。

4）对心源性休克应积极做好输液准备，及时有效地扩充血容量，改善微循环。使用血管活性药物和扩张血管药时，要准确控制滴速，以免血压过大波动。

(4) 心理护理　向家长及患儿介绍本病的病因、临床表现、治疗过程、并发症的预防及预后，使他们减少焦虑和恐惧心理，树立治疗的信心，主动配合检查及治疗。

(5) 健康教育　强调休息对病毒性心肌炎恢复的重要性，要严格按心功能状况保证患儿休息。告知预防上呼吸道或消化道感染的常识，流行期间尽量少到公共场所，一旦发病及时就诊治疗。心律失常患儿，应了解常用抗心律失常药物名称、使用方法、用药时间及副作用。定期到门诊复查，接受医务人员的康复指导，防止复发。

能力训练

一、单项选择题

1. 先天性心脏畸形的形成主要在 ……………………………………………………（　）
   A. 胚胎第2～4周　　B. 胚胎第2～8周
   C. 胚胎第3～8周　　D. 胚胎第4～8周
   E. 胚胎第6～8周

2. 先天性心脏病病因中最主要是由于 ………………………………………………（　）
   A. 遗传　　B. 宫内感染
   C. 接触大剂量放射线　　D. 孕母患代谢紊乱性疾病
   E. 妊娠早期服用药物

3. 肺动脉瓣区第2音亢进和固定分裂多见于 …………………………………………（　）
   A. 房间隔缺损　B. 室间隔缺损　C. 动脉导管未闭　D. 法洛四联症
   E. 艾森曼格综合征

4. 室间隔缺损的血流动力学改变常引起 ……………………………………………（　）
   A. 左心室、右心室增大　　B. 右心房、右心室、左心室增大
   C. 左心房、右心房、左心室增大　　D. 左心房、右心房、右心室增大
   E. 左、右心房与左、右心室增大

5. 室间隔缺损出现持续性青紫的原因是 ……………………………………………（　）
   A. 肺血增多　　B. 动力型肺动脉高压
   C. 梗阻型肺动脉高压　　D. 肺动脉凹陷
   E. 肺门阴影缩小

6. 可能出现水冲脉及枪击音的先心病是 …………………………………………………… ( )
   A. 房间隔缺损 B. 室间隔缺损 C. 动脉导管未闭 D. 法洛四联症
   E. 艾森曼格综合征
7. 法洛四联症缺氧发作,常见原因是 ……………………………………………………… ( )
   A. 右心室流出道漏斗部肌肉痉挛 B. 心力衰竭
   C. 脑血栓 D. 脑脓肿
   E. 继发肺部感染
8. 下列哪种先心病容易发生脑血栓或脑脓肿 ……………………………………………… ( )
   A. 房间隔缺损 B. 室间隔缺损 C. 动脉导管未闭 D. 法洛四联症
   E. 右位心
9. 下列哪项不是左向右分流先心病的共同特征 …………………………………………… ( )
   A. 容易并发肺部感染 B. 生长发育落后
   C. 胸骨左缘收缩期杂音 D. 肺动脉瓣第二音增强
   E. 蹲踞现象
10. 女孩,8 岁,于生后 4 个月出现发绀,并于哭吵、活动后加重伴气急。查体:体瘦,心前区隆起,胸骨左缘 2～3 肋间闻及Ⅱ～Ⅳ级收缩期杂音,P_2减弱。X 线胸片示两肺纹理减少,肺动脉段凹陷,呈“靴形”心影。此例最大可能诊断为 ……… ( )
    A. 单纯肺动脉瓣狭窄 B. 艾森曼格综合征
    C. 法洛四联症 D. 动脉导管未闭
    E. 以上均不是
11. 小儿收缩期血压的计算公式为 ………………………………………………………… ( )
    A. (年龄×2)＋80(mmHg) B. (年龄×2)＋10.67(kPa)
    C. (年龄×3)＋80(mmHg) D. (年龄×3)＋10.67(kPa)
    E. (年龄×2)＋13.33(kPa)
12. 病毒性心肌炎的主要体征是 …………………………………………………………… ( )
    A. 心包摩擦音 B. 心尖区收缩期杂音
    C. 心尖区第 1 心音低钝和期前收缩 D. 奔马律
    E. 肺动脉瓣区第 2 音减弱
13. 病毒性心肌炎在急性期至少应休息到热退后 …………………………………………… ( )
    A. 1～2 周 B. 2～3 周 C. 3～4 周 D. 4～5 周
    E. 5～6 周

二、名词解释

1. Roger 病
2. 差异性青紫
3. 法洛四联症
4. 艾森曼格综合征

三、案例分析

倩倩,女,3 岁。经常患上呼吸道感染和肺炎,平时活动后气促,多汗,消瘦矮小,哭闹时有口周发绀。体检:心前区隆起,胸骨左缘 3～4 肋间闻及响亮粗糙的级收缩期杂音,杂音最响处可触及收缩期震颤,肺动脉瓣区第二音增强。胸部 X 线检查显示:左心室和右心室增大，肺动脉段突出，肺野充血，肺门“舞蹈征”。

根据以上资料，该患儿可能的诊断是什么？还需做哪些检查？有哪些主要护理诊断？其相关因素是什么？应采取哪些护理措施？

（姚静婵）

任务五 浮肿患儿的护理

学习目标

知识目标

- 掌握急性肾小球肾炎、肾病综合征、泌尿道感染的临床特点、护理评估、常见护理诊断、护理措施及健康教育。
- 熟悉急性肾小球肾炎、肾病综合征的治疗要点。
- 了解急性肾小球肾炎、肾病综合征、泌尿道感染的病因与病理。

能力目标

- 能对急性肾小球肾炎、肾病综合征、泌尿道感染患儿实施护理评估，提出护理诊断。
- 能对提出的护理诊断实施护理措施，并能对患儿及家属进行健康指导。
- 能正确使用利尿药、降压药，观察其副作用；能对高血压脑病、急性循环充血、急性肾功能不全进行抢救及护理。

一、工作任务描述

案例展示：患儿，男性，9 岁，因水肿伴少尿、血尿 5 天就诊。体检：精神差，血压 20/13kPa(150/98mmHg)，眼睑及颜面水肿，尿常规：尿蛋白＋＋，红细胞 20～30 个/HP，拟诊急性肾炎，在医生建议下住院治疗(图 4-5-1)。目的：① 了解急性肾小球肾炎的病因；② 目前疾病状况及转归；③ 希望得到急性肾小球肾炎的相关知识，以便更好地配合治疗。

作为责任护士应该如何运用护理程序对该患儿进行整体护理？如何运用专用知识帮助患儿解除痛苦早日康复出院？

二、护理工作过程

(一) 护理评估

1. 健康史 详细询问发病前有无上呼吸道感染史或皮肤感染史，目前有无发热、乏力、呕吐及食欲下降等全身病史；了解水肿开始时间及其发生发展过程，24 小时排尿次数及尿量尿色，询问目前用药情况，以往有无类似疾病发生。通过询问病史了解：该患儿 2 周前有上呼吸道感染史，5 天前出现水肿、尿少、乏力，未曾用药，今天晨感觉头痛。既往史、个人史、家庭史无殊。

2. 身体评估　评估患儿的一般状态，测量体温、脉搏、呼吸、血压及体重等，检查水肿的部位、性质、程度，肺部有无啰音，心率是否增快。肾区有无叩击痛，尿量是否减少，尿色是否呈茶色、鲜红色或洗肉水样，有无心悸气短、不能平卧等循环充血的表现。通过评估发现：该患儿目前有颜面部、眼睑及双下肢水肿，非凹陷性，血压升高，腹部稍膨隆，移动性浊音(－)，双肾区叩击痛(＋)，尿量减少，尿色呈洗肉水样。初步诊断为急性肾小球肾炎。

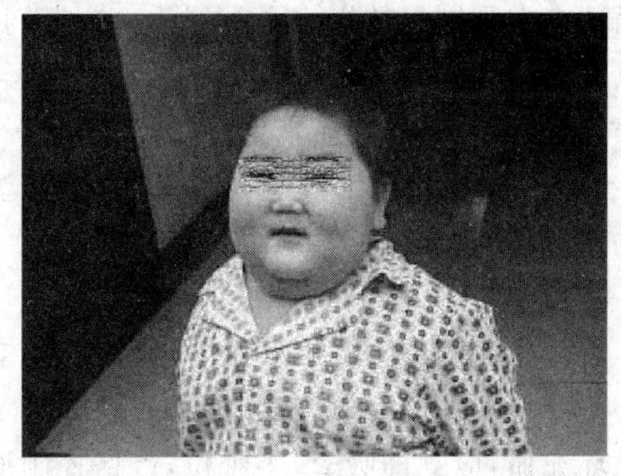

图 4－5－1　眼睑及颜面水肿

3. 心理及社会评估　了解患儿及家属的心态，有无心理压力，评估患儿及家属对本病的认识程度、对护理的需求，了解患儿家庭经济状况。通过评估发现：患儿及其母亲缺乏关于急性肾小球肾炎的相关知识，生性好动，卧床休息难以配合，存在焦虑心理，主要担心疾病的预后和住院影响学习，希望能早日康复出院，家庭经济状况一般。

4. 诊断检查评估　及时采集标本进行相关检查。分析实验室检查结果，注意有无血尿；有无低补体血症及抗链球菌溶血素“O”增高，血肌酐、尿素氮升高等。

(二) 护理诊断

1. 体液过多　与肾小球滤过率下降、水钠潴留、血容量增加有关。

2. 活动无耐力　与水钠潴留、血压升高有关。

3. 潜在并发症　高血压脑病、严重循环充血、急性肾功能不全。

4. 焦虑　与病程长及医疗性限制有关，使患儿有情绪低落、烦躁、焦虑而不合作。

5. 知识缺乏　家长和患儿缺乏对本病的认识。

(三) 护理目标

1. 患儿在 1～2 周内尿量增多，水肿消退。

2. 患儿肉眼血尿消失，血压维持在正常范围。

3. 患儿不发生高血压脑病、严重循环充血及肾功能不全等情况或发生时得到及时发现与处理。

4. 患儿及家属情绪稳定，对治疗充满信心。

5. 患儿及家属了解急性肾小球肾炎的相关知识，理解休息及饮食的重要性，配合治疗及护理。

(四) 护理措施

安排患儿住院，尽快卧床休息，做好入院宣教，问病史及体检均在床边进行。病室阳光充足，空气新鲜，室温保存在 22 ～24℃。减少探视，以防交叉感染。

1. 一般护理

(1) 卧床休息　起病 2 周内，患儿应卧床休息，以减轻心脏负担，增加心排血量，使肾血流量增加，提高肾小球滤过率，减少水钠潴留，同时因为静脉压下降，降低了毛细血管血压，从而减轻水肿。待水肿消退，血压降至正常，肉眼血尿消失，可下床轻微活动，3 个月内避免剧烈活动，尿内红细胞减少、血沉正常方可上学，但避免体育活动，Addis 计数正常后恢复正常生活。

(2) 饮食　急性期内，即水肿及高血压时期，应限制钠盐摄入，每日 1～2g，严重少尿或循环充血限制水的摄入。有氮质血症期间限制蛋白质的入量,每日 0.5g/kg,供给高糖饮食以满足小儿能量需要。在尿量增加、水肿消退、血压正常后可恢复正常饮食,以保证儿童生长发育的需要。

(3) 皮肤护理　皮肤黏膜保持清洁,注意保护水肿部位的皮肤,避免损伤而引起感染,并注意腰部保暖。

2. 病情观察

(1) 每日评估患儿水肿情况,每日晨空腹称体重,以检查水肿进展情况;密切观察呼吸心率变化。在治疗过程中,如果出现烦躁不安、胸闷、心率增快、尿少、肝脏肿大,为发生急性循环充血,应立即吸氧,半卧位,严格控制液体摄入,并通知主管医生。

(2) 观察尿量、尿色,准确记录 24 小时出入量,并定期做尿常规检查。如尿量增加,肉眼血尿消失,提示病情好转,如尿量持续减少,出现头痛、恶心、呕吐等,要警惕急性肾功能不全的发生。

(3) 监测血压,每 8 小时 1 次,如出现血压突然升高,剧烈头痛、眼花、呕吐等,提示高血压脑病,立即绝对卧床休息,抬高头肩 15°～30°,吸氧,并遵医嘱给予镇静、降压处理,脑水肿时给脱水剂。

3. 治疗护理

(1) 高血压　患儿存在高血压,遵医嘱给予硝苯地平(心痛定)5mg,8～12 小时一次,口服,观察降压效果及副作用,并告知患儿及家属避免突然起立,以防直立性低血压的发生。若出现剧烈头痛、呕吐、一过性失明、惊厥等应立即配合医生进行抢救,如遵医嘱给予地西泮或苯巴比妥肌肉注射,硝普钠 5～20mg 加入 5%葡萄糖液 100ml 中,以 1g(kg·min)速度静脉滴注。硝普钠应新鲜配制,避光,放置 4 小时后不能再用。主要副作用有恶心、呕吐、头痛、肌痉挛等,使用过程中应密切监测血压变化。

(2) 水肿、少尿　患儿存在颜面部、眼睑及双下肢水肿,24 小时尿量＜400ml,遵医嘱给予呋塞米 20mg(1～2mg/kg)静脉注射,根据病情每 6～8 小时重复使用,观察应用利尿剂前后患儿体重、尿量、水肿的变化,注意药物发挥作用的时间和不良反应,有无脱水、电解质紊乱。患儿出现烦躁不安、胸闷、心率增快、尿少、肝肿大,为发生急性循环充血,遵医嘱应用血管扩张剂如硝普钠或酚妥拉明 0.1～0.2 mg/kg,加葡萄糖 10～20ml 静脉缓注。适当使用快速强心药,如毛花甙 C。

(3) 使用抗生素　遵医嘱给予青霉素静脉滴注以清除残存病灶,使用前需询问过敏史和做过敏试验,阴性方可使用。

4. 心理护理　医护人员态度和蔼,关心体贴患儿,帮助他们解决困难,向患儿及家属讲解急性肾小球肾炎的发病原因、发展过程,说明本病大多预后良好,95%的患儿能完全恢复,仅少数患儿(＜5%)发展为慢性肾炎和慢性肾衰竭。

5. 健康指导　向患儿及家长介绍本病的特点。本病无特异治疗,主要是休息及对症治疗,彻底清除感染病灶。强调休息的重要性,讲解疾病不同阶段对饮食的特殊要求,以取得配合。指导家长正确留取尿标本。平时应加强体育锻炼,增强体质,预防感冒,对急性扁桃体炎、脓皮病,患儿应尽早、彻底地用敏感抗生素治疗。感染后 1～3 周内应随访尿常规,及时发现和治疗本病。出院后定期查尿常规,随访时间一般为半年。

(五) 护理评价

1. 患儿生命体征维持在正常范围,水肿消退,尿量正常,血压正常,尿常规中红细胞及白细胞正常，无感染征象，没有发现高血压脑病、严重循环充血及急性肾功能不全，或发生时能及时发现并治疗。

2. 患儿焦虑消失，情绪平稳，接受事实，配合治疗和各项护理措施，患儿及家长能应用相关知识分析本次发病的原因，能掌握休息、饮食的调控方法，学会自我管理，对康复有信心。

三、背景知识

(一) 急性肾小球肾炎

急性肾小球肾炎又称急性肾炎，为A组β-溶血性链球菌感染后引起的免疫复合物性肾炎，常继发于呼吸道和皮肤感染。除β-溶血性链球菌外，其他如金黄色葡萄球菌、肺炎链球菌、革兰阴性杆菌以及病毒、螺旋体、支原体、弓形体等感染也可致急性肾炎。多见于5～10岁小儿。

1. 疾病概要 A组β-溶血性链菌感染后导致肾炎的发病机制，系机体对链球菌的某些抗原成分产生相应抗体，抗原抗体复合物随血流抵达肾脏，沉积于肾小球基底膜上并激活补体，引起一系列免疫损伤和炎症反应，炎症损伤使肾小球毛细血管管腔变窄，甚至闭塞，导致肾小球血流量减少，肾小球滤过率降低，水钠潴留。临床上出现少尿、水肿、高血压、急性循环充血，甚至肾功能不全；又由于免疫损伤使肾小球基膜断裂，血液成分漏出毛细血管，尿中出现蛋白、红细胞、白细胞和各种管型。

多数患儿起病前1～2周有呼吸道或皮肤感染的前趋症状。

(1) 一般表现 急性期常有全身不适、乏力、食欲不振、发热、头痛、头晕、咳嗽、呕吐、腹痛等。肾炎症状主要表现为：① 水肿、少尿：70%的病例有水肿，程度不等，呈非凹陷性，起始眼睑，严重时迅速延及全身，可有少量胸腔积液或腹水，浮肿时尿量减少。② 血尿：常为起病的首发症状，多为镜下血尿，其中30%～50%患儿有肉眼血尿，血尿的颜色随尿液pH的变化而变化，尿液的pH高时，是洗肉水样或鲜红色，尿pH低时，呈浓茶色或烟灰色。③ 高血压：约1/2患儿有高血压，学龄前儿童＞16.0/10.7kPa(120/80mmHg)，学龄儿童＞17.3/12.0kPa(130/90mmHg)，一般在1～2周内随尿量增加而恢复正常。

(2) 严重表现 ① 严重循环充血：由于水钠潴留，血浆容量增加而出现循环充血，临床表现为气急、胸闷、不能平卧、咳嗽、咯粉红色血性泡沫痰、两肺底湿啰音、心脏扩大、心率增快等左右心衰竭症状，系因血容量扩大所致，与真正的心肌泵衰竭不同。危重病例可因急性肺水肿于数小时内死亡。② 高血压脑病：多发生于急性肾炎病程早期，血压急剧增高，超过脑血管代偿性收缩机制，使脑组织血液灌注急剧增多而致脑水肿。临床上出现剧烈头痛、烦躁不安、恶心呕吐、一过性失明，若能及时控制高血压，上述症状可迅速消失，如不及时治疗则发生惊厥、昏迷，严重时发生脑疝。③ 急性肾功能不全：急性肾炎患儿在尿量减少同时可出现暂时性氮质血症，3～5日后尿量增多，若持续少尿或无尿，可出现电解质紊乱和代谢性酸中毒，如不及时治疗，可危及生命。

(3) 辅助检查 ① 尿常规：尿蛋白＋～＋＋＋，镜下除见大量红细胞外，还可见透明、颗粒或红细胞管型。② 血沉：早期一般增快，提示病情处于活动阶段。③ 抗"O"：大部分患儿升高，可持续6个月。④ 补体C_3：血补体C_3于6～8周内一过性低下，是链球菌感染后肾炎的首要确诊条件。⑤ 肾功能：常有轻度氮质血症，血肌酐及尿素氮暂时升高，经利尿数日后，氮质血症即可恢复正常。⑥ 腹部B超：多数患儿肾脏有肿胀，结构不清，呈弥漫性病变。

2. 治疗要点

(1) 本病为自限性疾病,无特异疗法。主要是休息和对症治疗,清除残留感染灶,注意观察和防止急性期并发症,保护肾功能。

(2) 利尿　一般用氢氯噻嗪,每天1～2mg/kg,分2～3次口服,口服效果差及重症用呋塞米(速尿)0.5～1mg/(kg·次),肌注或静脉注射。

(3) 降压　经休息、限制钠盐、利尿处理后血压升高,舒张压＞12.0kPa(90mmHg)时应给降压药,首选钙通道阻滞剂硝苯地平(心痛定)0.25～0.5mg/(kg·d),最大剂量不超过1mg/(kg·d),分3次口服。血管紧张素转化酶抑制剂卡托普利,一般从小剂量开始,0.2～0.3mg/(kg·d),最大剂量5～6mg/(kg·d),分3次口服,与硝苯地平交替使用效果好。

(4) 重症病例的治疗　① 严重循环充血:应严格限制水、钠入量和用强利尿剂(如呋塞米)促进液体排出,纠正水钠潴留,恢复有效循环血量。应用血管扩张剂如硝普钠或酚妥拉明静脉缓注。适当使用快速强心药,如毛花甙C,但剂量宜小,且不必维持治疗。② 高血压脑病:紧急降压处理,首选硝普钠。出现抽搐时,可给苯巴比妥钠肌肉注射或地西泮缓慢静脉注射。③ 急性肾功能不全:应绝对卧床休息,正确记录出入液量,严格控制输液量避免进一步损害肾脏的药物,及时处理高钾血症和低钠血症等危及生命的水电解质紊乱,并做好透析前的准备工作。

(二) 肾病综合征

病因尚不明确,单纯性肾病可能与T细胞免疫功能紊乱有关;肾炎性肾病可能与免疫病理损伤有关;先天性肾病与遗传有关。

1. 病理生理

(1) 大量蛋白尿　是本病最根本的病理生理改变,由肾小球毛细血管通透性增高所致,也是导致其他三大临床特点的原因。微小病变肾病患儿的蛋白尿称之为选择性蛋白尿,非微小病变的蛋白尿称非选择性蛋白尿。长时间持续大量蛋白尿能促进肾小球系膜硬化和间质病变,导致肾功能不全。

(2) 低蛋白血症　大量血浆蛋白经尿中丢失是造成低蛋白血症的主要原因,其次是蛋白质的分解增加,此时,肝脏合成蛋白的代偿能力受损也使血浆蛋白降低。

(3) 高胆固醇血症　低蛋白血症刺激肝脏合成蛋白增加,其中大分子脂蛋白不能从肾小球滤出而导致高脂血症,持续高血脂而导致肾小球硬化和间质纤维化。

(4) 水肿　低蛋白血症使血浆胶体渗透压下降,造成水和电解质自血管外渗到组织间隙,引起水肿,血浆渗透压下降致有效循环血量减少,刺激使抗利尿激素、肾素-血管紧张素-醛固酮分泌增加,造成水钠潴留,进一步加重水肿。

2. 临床特点　起病前大多有上呼吸道感染或劳累病史,常有面色苍白、乏力、食欲下降。

(1) 单纯性肾病　多见于2～7岁,男性发病明显高于女性。临床上以水肿为其突出表现,一般开始于眼睑,继而面部,渐波及全身,水肿可呈凹陷性、体位性,严重者伴有腹水和(或)胸水,可有尿量减少,尿多泡沫,一般无血尿及高血压(图4-5-2)。

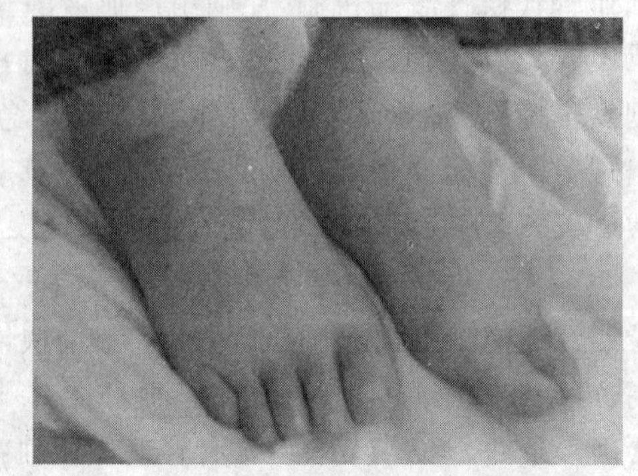

图4-5-2　双下肢浮肿

(2) 肾炎性肾病　多见于学龄期儿童,除具备肾病4大特征外，尚有明显的血尿、高血压、血清补体下降、氮质血症，水肿一般不严重。单位性肾病与肾炎性肾病的鉴别要点见表4-5-1。

表4-5-1 单位性肾病与肾炎性肾病的鉴别要点

主要鉴别点	单纯性肾病	肾炎性肾病
发病年龄	2～7岁	多在学龄期
病理类型	多数为微小病变型	多数为非微小病变型
水肿	高度浮肿	较轻
蛋白尿	＋＋＋～＋＋＋＋，选择性	＋＋以上，非选择性
血尿	不明显	明显
血压	正常	升高
肾功能	一般正常	升高
血补体	正常	降低
激素治疗	多数敏感	多数不敏感

（3）并发症 ① 感染：是常见的并发症。由于肾病患儿免疫功能低下，蛋白质营养不良以及多用皮质激素和（或）免疫抑制剂治疗等，使患儿常合并各种感染，而感染又可促使病情加重或病情反复，常见有呼吸道、皮肤、泌尿道感染和原发性腹膜炎等。② 电解质紊乱：由于长期限盐，应用利尿剂及肾上腺皮质激素应用等可引起低钠、低钾血症，同时由于与血蛋白结合的钙和维生素D也由尿中丢失，因而导致低钙惊厥和骨质疏松。常见的电解质紊乱有低钠、低钾、低钙血症，其中以低钠血症较多见，表现为乏力、食欲减退、水肿加重，甚至休克。③ 高凝状态和血栓形成：由于肝脏合成凝血因子增加和纤维蛋白原增加，尿中丢失抗凝血酶Ⅲ，血浆抗凝物质减少。高脂血症时血液黏滞度增高，血流缓慢，血小板聚集增加等，使患儿的血液处于高凝状态，易发生血栓，如大血管栓塞时，可出现相应的疼痛等症状，如肾静脉血栓可出现突发性腰痛、血尿等症状。④ 急性肾衰竭。多数为低血容量所致，部分与滤过系数降低有关，少数为肾组织的增生性病变。⑤ 生长延迟：主要见于频繁复发和长期接受大剂量皮质激素治疗的患儿。⑥ 预后：小儿原发性肾病综合征的预后与其病理类型及激素的敏感性密切相关。微小病变型（单纯性肾病）绝大多数对激素敏感，虽可多次复发但远期预后良好；非微小病变型多数对激素不敏感，预后较差。

（4）辅助检查 ① 尿常规检查：尿蛋白定性多为＋＋～＋＋＋＋，24小时尿蛋白定量＞0.1g/kg，肾炎性肾病患儿尿内红细胞可增多。② 生化检查：低蛋白血症，白蛋白＜30g/L，肾功能多呈正常，肾炎性肾病有轻重不等的肾功能障碍及氮质血症。③ 血沉多数显著增快。④ 补体C_3肾炎性肾病可降低。⑤ 血胆固醇＞5.7mmol/L。⑥胸片：可有胸腔积液表现。⑦胸部B超：双肾大多呈弥漫性病变，常有腹水现象。

3. 治疗要点

（1）一般治疗 ① 休息、饮食（同护理）。② 防治感染：避免到公共场所，抗生素不作为预防用药，一旦发生感染应积极选用抗生素控制感染。③ 补充维生素和钙剂：激素治疗期间，患儿每日口服维生素D 500～1000IU，同时加服钙剂。

（2）利尿消肿 水肿较重，尤其有胸腹水时可给予利尿剂，如氢氯噻嗪、螺内酯口服，静注呋塞米等。对水肿明显且血容量相对不足者给予低分子右旋糖酐快速静脉滴注后再静注呋塞米。

(3) 激素治疗　首选泼尼松，有短程疗法和中长程疗法，目前多采用中长程疗法。

泼尼松中长程疗法：泼尼松 2mg/(kg·d)，最大剂量不超过 60mg/d，分 3～4 次口服，尿蛋白转阴后继续原剂量服 2 周，以后改为泼尼松 2mg/kg，隔日清晨顿服，4 周后如尿蛋白持续转阴则每 2～4 周减 2.5～5mg，直至停药，6 个月为中程疗法，9 个月为长程疗法。

疗效判断：泼尼松 2mg/(kg·d)治疗 8 周进行评价。激素敏感：8 周内尿蛋白转阴，水肿消退；激素部分敏感：治疗 8 周内水肿消退，但尿蛋白仍＋～＋＋；激素耐药：治疗满 8 周，尿蛋白仍在＋＋以上；激素依赖：对激素敏感，但停药或减量 2 周内复发，再次用药或恢复用量后尿蛋白又转阴，并重复 2 次以上者(除外感染及其他因素)；复发或反复：尿蛋白已转阴，停用激素 4 周以上，尿蛋白又＞＋＋为复发；如在激素用药过程中出现上述变化为反复；频频复发或反复：指半年内复发或反复＞2 次，1 年内＞3 次。

(4) 免疫抑制剂治疗　用于激素部分敏感、耐药、依赖及复发的病例，常用药物环磷酰胺(CTX)冲击治疗、甲基氢化泼尼松冲击治疗。副作用主要是胃肠道反应、出血性膀胱炎、脱发、骨髓抑制及远期性性腺损害等。

(5) 抗凝治疗　应用肝素、尿激酶、双嘧达莫等可防治血栓，减轻尿蛋白。

4. 护理要点

(1) 一般护理　① 合理休息；② 注意饮食；③ 预防感染：加强皮肤、口腔护理，特别注意腋窝、腹股沟、会阴部等处的清洁，并保持干燥，及时更换内衣，病房每日空气消毒，严格执行无菌操作，避免肌肉注射药物和接种活疫苗，经常翻身，保持床铺整洁，阴囊水肿时用棉垫或吊带托起，防止皮肤擦伤，尽量减少探视人员，避免到人多的公共场所去。

(2) 病情观察　注意观察药物的疗效及副作用：① 应用激素治疗期间要严格按医嘱用药，做到服药到口，并观察激素的副作用，如库兴综合征、消化道溃疡、骨质疏松等；② 应用利尿剂时要观察尿量、体重，定期查血钾、血钠，尿量过多或体重下降过快时应及时与医生联系；③ 应用环磷酰胺、甲基氢化泼尼松冲击治疗期间，要鼓励患儿多饮水，监测白细胞计数的变化，如有白细胞下降、恶心、呕吐、血尿等应及时报告医生；④ 应用抗凝和溶栓治疗时，监测凝血时间及凝血酶原时间，观察有无出血倾向。

(3) 合并症的观察　① 电解质紊乱：注意有无低血钾、低血钙等的表现，如出现面色苍白、乏力、腹胀等，应及时报告医生；② 高凝状态：注意有无腹痛警惕肾静脉栓塞，观察四肢温度、颜色，防止血栓的发生；③ 长期服用肾上腺皮质激素时注意观察药物的副作用，如继发感染、高血压、消化道溃疡、精神症状、库兴综合征等。

(4) 治疗护理　① 补充维生素和矿物质：在蛋白尿未控制、激素治疗期间遵医嘱每日服维生素 D500～1000IU，同时服用钙剂；② 利尿：治疗 7～10 天水肿仍较重，遵医嘱给予氢氯噻嗪或螺内酯，均分 3 次服用，如效果不佳可遵医嘱给予呋塞米每 6～8 小时口服或肌注；③ 低分子右旋糖酐：水肿明显而血容量不足，遵医嘱给予低分子右旋糖酐快速滴入后，静脉注射呋塞米，另外，也可输入适量血浆或白蛋白；④ 应用激素、免疫抑制剂治疗的护理：长期服用激素的患儿应避免剧烈活动，以免发生骨折；服用环磷酰胺的患儿应多饮水和定期查血常规，观察有无胃肠道反应、出血性膀胱炎、骨髓抑制等；⑤ 应用抗凝和溶栓治疗时，注意液体滴速不可过快，防止出血。

四、知识拓展

(一) 泌尿道感染

泌尿道感染是指病原体侵入尿路,并在尿中生长繁殖,侵犯尿路黏膜或组织而引起的损伤,是常见的泌尿系疾病,女性发病率高于男性,但在新生儿或婴儿早期,男性发病率高于女性。感染可累及尿道、膀胱、肾盂及肾实质。肾盂肾炎又称上尿路感染,膀胱炎和尿道炎合称下尿路感染。病程在6个月以内的泌尿道感染称为急性尿路感染,病程迁延大于6个月为慢性尿路感染。

1. 病因病理

(1) 致病菌 尿路感染的致病菌绝大多数为肠道杆菌,常见有大肠杆菌、复形杆菌、克雷白杆菌等,少数为金黄色葡萄球菌。

(2) 感染途径 ① 上行感染:致病菌从尿道、膀胱、输尿管到达肾脏,引起肾盂肾炎,是最主要的感染途径,致病菌主要是革兰阴性杆菌。② 血源性感染:病原菌从局部感染病灶或全身感染随血液到达肾脏,多见于新生儿及婴幼儿。致病菌主要是金黄色葡萄球菌。③ 淋巴感染:肠道感染通过淋巴管到达肾脏,引起尿路感染。④ 直接感染:由肾部近器官和组织感染直接蔓延而成。

(3) 易感因素 ① 小儿泌尿道解剖生理特点:小儿输尿管道长而弯曲,管壁弹力纤维发育不全,易于扩张而发生尿潴留,利于细菌生长。女孩尿道短,尿道口靠近肛门,易受粪便污染;男孩由于包皮过长,包茎积垢,均易引起上行感染。② 先天畸形。③ 膀胱输尿管尿液反流。④ 其他:如不及时更换尿布、长期使用糖皮质激素或免疫抑制剂,以及患糖尿病等均容易导致感染的发生。

2. 临床特点

(1) 新生儿 症状不典型,以全身症状为主,可有发热、体温不升、皮肤苍白、拒奶、体重不增、腹泻、嗜睡和惊厥等,常伴有黄疸。

(2) 婴幼儿 症状仍不典型,以全身症状为主,主要表现为高热、面色苍白、拒奶、呕吐、腹泻等,甚至出现精神委靡和惊厥,而局部症状可不明显,有时可发现排尿时哭闹。

(3) 年长儿 症状与成人相似,如发热、寒战、腹痛、肾区叩击痛等,膀胱刺激症状明显,出现尿频、尿急、尿痛、尿液混浊,偶见肉眼血尿。

3. 辅助检查

(1) 尿常规 清洁中段尿离心后镜检,沉渣中白细胞>5个/HP。

(2) 尿细菌培养 清洁中段尿细菌培养,菌落计数超过10万/ml便可确诊,通过耻骨上膀胱穿刺获取的尿培养,只要发现有细菌生长,即有诊断意义。

4. 治疗要点

(1) 一般治疗 注意外阴清洁,卧床休息,多饮水,口服碳酸氢钠以碱化尿液,减轻膀胱刺激症状,并增强氨基糖苷类抗生素、青霉素、红霉素和磺胺类药物的疗效。

(2) 抗菌治疗 合理使用抗生素,消除病原体。上尿路感染应选择血药浓度高的抗生素,在做尿培养后,立即使用2种抗菌药物,常用氨苄西林、头孢噻肟钠、头孢曲松钠等,第一次发作疗程10~14天,尿培养结果出来后再按结果调整用药。下尿路感染用选择尿浓度高的抗生素,首选复方磺胺甲噁唑(SMZCO),按每日50mg/kg计算,分2次口服,连服7~10天,待有培养结果后按药敏选用药物。婴幼儿按上尿路感染用药。如为再发性尿路感染,总疗程

6～8 周。多次复发或慢性感染，急性感染控制后改用小剂量长程抑菌治疗，疗程 6～12 个月。

5. 护理要点

(1) 一般护理　注意休息，合理饮食，鼓励患儿多饮水。

(2) 病情观察　每 4 小时测体温 1 次，观察患儿有无发热、腹痛、腰痛、恶心、呕吐、血尿及尿频、尿急、尿痛、排尿困难等膀胱刺激症状。

(3) 治疗护理　① 控制感染：遵医嘱给予抗菌药物治疗，注意药物副作用，口服抗生素可在饭后服用，以减轻胃肠道副作用；磺胺类药物服用时要多喝水，并注意有无尿少、尿闭等；② 保持外阴部清洁：每日用 1∶5000 高锰酸钾溶液坐浴 1～2 次，每日 15 分钟，内裤日光下暴晒；③ 对症处理：高热时，采取物理降温或药物降温措施，尿路刺激症状明显者，可遵医嘱给予 654-2 等抗胆碱药。

(4) 标本留取　采集尿液培养标本时应注意以下几点：① 清洁消毒外阴部；② 在抗生素应用前留取；③ 取中段尿，避免污染，立即送检。

(二) 小儿泌尿系统解剖生理特点

1. 解剖特点

(1) 肾脏　体积相对较成人大，年龄越小肾相对体积越大，足月新生儿肾长约 6.0cm，重 24g。婴儿期肾位置较低，下极位于髂嵴以下第 4 腰椎水平，2 岁后才达髂嵴以上，故 2 岁以下健康小儿腹部触诊可扪及肾脏。肾小球体积较小，肾小管较短，功能发育不成熟，易发生水电解质平衡紊乱。

(2) 输尿管　小儿输尿管长而弯曲，管壁肌肉及弹力纤维发育不全，故易扩张受压及扭曲而导致梗阻，易造成尿潴留而诱发泌尿道感染。

(3) 膀胱　婴儿膀胱位置相对较高，尿液充盈后其顶部常在耻骨联合以上，腹部触诊易扪及膀胱；随年龄增长，逐渐下降至盆骨内。

(4) 尿道　女婴尿道较短，新生女婴尿道仅长 1cm(性成熟后约 3～5cm)，尿道口靠近肛门，故易受粪便污染而发生上行感染。男婴尿道虽较长，但常有包茎，污垢积聚时也可致上行性细菌感染。

2. 生理特点　新生儿出生时肾单位数量已达成人水平，但肾小球滤过率到 1～2 岁时才达到成人水平，调节机制亦不成熟。新生儿出生时肾小球滤过率平均仅 20ml(min·1.73m^2)，早产儿更低，生后 1 周时为成人的 1/4，36 个月为成人的 1/2，6～12 个月为成人的 3/4，故此期过量的水分和溶质不能有效地排出，新生儿及幼婴肾小管的功能不够成熟，对水和钠的负荷调节较差，容易发生钠潴留和水肿。初生婴儿对尿的浓缩功能差，排出相同溶质所需液量加多，故此期如有脱水易发生氮潴留。新生儿对药物排泄功能差，用药种类及剂量均应慎重选择。

3. 排尿及尿液特点

(1) 排尿次数　93%的新生儿在生后 24 小时内开始排尿，99%在 48 小时内排尿。出生后最初几天因摄入少，每日排尿仅 4～5 次；1 周后因摄入量增加，代谢旺盛，而膀胱容量小，排尿次数增至 20～25 次/日；1 岁时排尿 15～16 次/日；学龄前和学龄期减至 6～7 次/日。

(2) 尿量　新生儿正常尿量为每小时 1～3ml/kg；每小时＜1.0ml/kg 为少尿，每小时＜0.5ml/kg为无尿。正常每日尿量(ml)约为(年龄－1)×100＋400。婴儿每日尿量为 400～500ml，幼儿 500～600ml，学龄前小儿 600～800ml，学龄儿 800～1400ml。学龄儿童每日尿量＜400ml，学龄前小儿＜300ml，婴幼儿＜200ml 时为少尿；每日尿量＜50ml 为无尿。

(3) 排尿控制　婴幼儿由脊椎反射完成,以后建立脑干-大脑皮层控制。一般至 3 岁左右小儿能控制排尿。在 1.5～3 岁之间,小儿主要通过控制尿道外括约肌和会阴肌而非逼尿肌来控制排尿;若 3 岁后仍保留这种排尿机制,不能控制膀胱逼尿肌收缩,则常表现为白天尿频、尿急或尿失禁和夜间遗尿,称为不稳定性膀胱。

(4) 小儿尿液特点

1) 尿色及酸碱度:正常小儿尿色淡黄,pH 在 5～7,出生后最初几天尿色较深,稍混浊,因含尿酸盐较多,放置后有褐色沉淀(尿酸盐结晶)。寒冷季节尿排除后变为白色混浊,是由于尿中盐类结晶所致。

2) 尿渗透压和尿比重:新生儿尿渗透压平均为 240mmol/L,比重为 1.006～1.008,1 岁后接近成人水平,儿童尿渗透压通常为 500～800mmol/L,尿比重通常为 1.011～1.025。

3) 尿蛋白:正常小儿尿蛋白定性试验阴性,定量不超过每天 100mg,超过 150～200mg 为异常,一次尿蛋白/肌酐≤0.2。

4) 尿沉渣和 Addis 计数:正常小儿新鲜离心尿沉渣红细胞<3 个/HPF,白细胞<5 个/HPF,管型(－);12 小时 Addis 计数蛋白质<50mg,红细胞<50 万个,白细胞<100万个,管型<5000 个。

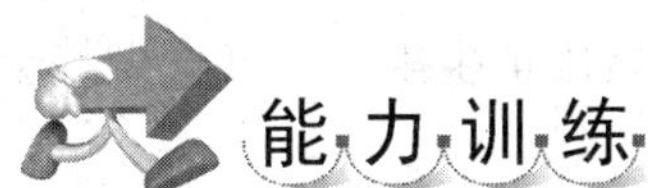

一、单项选择题

1. 急性肾小球肾炎患儿起病后应卧床休息 ……………………………………… (　　)

A. 1 周　　B. 2 周　　C. 3 周　　D. 4 周

E. 5 周

2. 小儿泌尿系感染最常见的致病菌是 ………………………………………… (　　)

A. 肠杆菌　　B. 大肠杆菌　　C. 白色葡萄球菌　　D. 克雷白杆菌

E. 绿脓杆菌

3. 肾病综合征最常见的并发症是 ……………………………………………… (　　)

A. 低血容量性休克　　B. 感染

C. 电解质紊乱　　D. 血栓形成

E. 心源性休克

4. 6 岁男孩,因急性肾炎入院,1 天前出现颜面水肿,尿呈洗肉水样,现出现头昏、乏力。首要的护理措施是 ………………………………………………………… (　　)

A. 严格限制水的入量　　B. 严格限制蛋白的入量

C. 监测血压　　D. 卧床休息

E. 肾区热敷　　F. 肌注呋塞米

5. 急性肾炎引起水肿的主要原因 ……………………………………………… (　　)

A. 低蛋白血症　　B. 大量蛋白尿

C. 醛固酮增多　　D. 肾小球滤过率低

E. 心力衰竭

6. 8 岁男孩,眼睑水肿 5 天,尿色如浓茶,伴头晕,惊厥 1 次,尿常规蛋白(＋),RBC20～

30 个/HP。首选的检查为 ……………………………………………………………… ( )

A. 测血压　B. 尿细菌培养　C. 肾功能　D. 肾脏 B 超

E. 肾活检

7. 患儿,男,4 岁,诊断为单纯性肾病,治疗无规律,反复出现水肿,一直低盐饮食,近日精神委靡,嗜睡,且水肿加重。血压 10/6kPa(75/45mmHg)。最可能发生 ……… ( )

A. 低钙血症　B. 低钠血症　C. 低钾血症　D. 低镁血症

E. 低蛋白血症

8. 肾病综合征最常见的并发症是 ……………………………………………………… ( )

A. 低血容量性休克　B. 感染　C. 电解质紊乱　D. 血栓形成

E. 心源性休克

9. 2 岁,女孩,近 3 天发热、呕吐、轻度腹泻,排尿时有哭闹现象,尿常规: WBC++,其诊断首先考虑是 ……………………………………………………………… ( )

A. 急性肾炎　B. 急性尿路感染　C. 慢性肾炎　D. 肾病综合征

E. 急进性肾炎

10. 3 岁女孩,因高热、尿频、尿急、尿痛来院就诊,诊断为尿路感染。本病主要预防措施 ……………………………………………………………………………… ( )

A. 加强营养　B. 常服抗生素　C. 做好会阴护理　D. 长期锻炼

E. 低盐饮食

二、名词解释

1. 大量蛋白尿
2. 激素耐药和激素依赖
3. 镜下血尿
4. 泌尿道感染

三、简答题

1. 为什么小儿易患泌尿道感染? 如何健康教育?
2. 简述急性肾小球肾炎的主要临床表现,如何指导休息和饮食?
3. 单纯性肾病与肾炎性肾病如何鉴别?
4. 简述肾病综合征的主要护理诊断,如何做好皮肤护理?
5. 简述肾病综合征患儿使用肾上腺糖皮质激素、免疫抑制剂治疗的不良反应有哪些?

四、病例分析

1. 男孩,6 岁,因发热、寒战、尿频、尿急、尿痛 2 天就诊,3 个月内发作了 3 次,经过输液治疗症状消失。2 天前又出现尿频、尿急、尿痛,食欲下降。查体: 体温 38.5℃,精神差,腹平软,全身无浮肿,肾区叩击痛(+)。

根据以上资料,要求: ① 该患者的疾病诊断是什么? ② 写出护理诊断; ③ 制定详细的护理措施及健康教育内容。

2. 患儿,男性,9 岁,因水肿 5 天,尿少血尿 2 天,伴烦躁、气促 1 天入院。3 天前晨起后出现双眼睑浮肿,渐及颜面部及下肢,伴尿少、尿色加深,无尿急、尿频等,轻咳无发热,在家服用抗感冒药治疗。两天前出现小便呈洗肉水样,尿量较前减少,出现头晕、头痛,无呕吐。曾输液治疗 2 两天,无明显好转自发病来食欲减退,诉乏力。半月前出现发热、咽痛,在当地诊断为"扁桃体炎",予以输注青霉素、地塞米松 5 天。既往无肾病病史及家族史。体检: 体温 36.6℃，血压 20/14 kPa(150/105mmHg)，脉率 120 次/min，口唇微绀，端坐呼吸，心率 120 次/分，两肺底少量细湿啰音，肝肋下 3cm。实验室检查，尿蛋白(++)，红细胞 15～20 个/HP，血尿素氮 5.8mmoL/L。

根据以上资料，要求：① 写出该患儿的主要护理诊断；② 制定详细的护理措施及健康教育内容。

（赖香菊）

任务六　贫血患儿的护理

学习目标

知识目标

- 了解小儿的造血特点与血液特点。
- 熟悉营养性贫血的病因、临床表现与治疗原则。
- 掌握营养性贫血的护理措施。

能力目标

- 学会进行小儿血常规的分析。
- 能对营养性缺铁性贫血患儿实施正确的铁剂疗法。
- 能运用护理程序分析营养性缺铁性贫血有关病例，实施整体护理。

一、工作任务描述

案例展示：患儿，女，13 个月，因“食欲减退、精神差、面色苍白 1 月余”入院。患儿一个多月前食欲差，除奶粉外其他辅食很难喂进。

体格检查：T：36.9℃，P：105 次/分，R：22 次/分，体重 8.5kg。反应差，面色、结膜、甲床均苍白。发育正常。腹部平软，肝肋下 2.5cm，剑下 3cm，质软，无触痛。脾肋下刚触及。实验室检查：Hb 81g/L；RBC 3×10^{12}/L；血清铁蛋白 9.4μmol/L。

根据以上资料，该患儿的初步诊断是什么？还需要完善哪些检查？你作为责任护士应该如何按照护理程序对患儿进行整体护理？

二、护理工作过程

（一）护理评估

1. 健康史　向家长了解患儿的喂养方法及饮食习惯，辅食添加、饮食结构是否合理，以了解有无铁摄入不足情况；了解其母孕产史，如孕期母亲有无贫血，是否早产、多胎等，判断有无先天性储铁不足；了解有无生长发育过快，慢性疾病如慢性腹泻、肠道寄生虫、吸收不良综合征等致铁吸收减少或消耗、丢失过多的因素。通过询问健康史获知：该患儿为第一胎，顺产，母亲健康情况良好。母乳喂养至今未断奶，未及时添加辅食，且添加辅食时量又不足，提示铁摄入不足。

2. 身体评估 评估患儿贫血程度，观察皮肤、黏膜颜色及毛发、指甲情况；了解有无乏力、烦躁或委靡、记忆力减退等；年长儿有无头晕、耳鸣、眼前发黑等症状；贫血严重者要注意有无心率增快、心脏扩大及心力衰竭表现，还应了解患儿有无异食癖、口腔炎、舌炎及生长发育情况。通过评估发现：患儿有贫血表现，食欲差，乏力，面色、口唇、甲床苍白，毛发发黄，有反甲等；有异食癖及髓外造血反应。

3. 心理社会评估 评估患儿及家长的心理状态，年长患儿有无因记忆力减退、成绩下降或智力低于同龄儿而产生的自卑、焦虑或恐惧等心理；家长对本病的病因及防护知识的了解程度，对健康的需求及家庭背景等。通过评估发现：家长对本病完全不了解，非常焦虑，期待患儿完全康复，家庭状况良好。

4. 诊断检查评估 评估患儿血象、骨髓象的改变和铁代谢检查的结果。

(1) 血象 末梢红细胞数、血红蛋白量均低于正常，血红蛋白降低比红细胞数减少明显，其特点是小细胞低色素性。外周血涂片可见红细胞大小不等，以小细胞为多，中央淡染区扩大；网织红细胞正常或下降；白细胞、血小板多正常或稍低。

(2) 骨髓象 呈增生现象，以中、晚幼红细胞增生为主。各期红细胞均小，细胞质发育落后于细胞核。粒细胞系和巨核细胞系一般无明显改变。

(3) 铁代谢检查 血清铁蛋白(SF)＜12μg/L，血清铁(SD)＜10.7μmol/L，转铁蛋白饱和度(TS)＜15%，红细胞游离原卟啉(FEP)＞0.9μmol/L，总铁结合力(TIBC)＞62.7μmol/L。

(二) 护理诊断

1. 活动无耐力 与贫血致组织器官缺氧有关。

2. 营养失调：低于机体需要量 与铁的供应不足，吸收不良，丢失过多或消耗增加有关。

3. 潜在并发症 感染，心力衰竭。

4. 知识缺乏 家长及年长患儿的营养知识不足，缺乏本病的防护知识。

(三) 护理目标

1. 患儿倦怠乏力有减轻，活动耐力逐渐增加。

2. 家长能正确选择含铁较多的食物，能遵指导正确服用铁剂，保证铁剂的摄入。

3. 患儿住院期间不发生并发症。

4. 家长及年长患儿能叙述其发病的原因，积极主动配合治疗，纠正不良的饮食习惯，合理搭配饮食。

(四) 护理措施

1. 一般护理 贫血程度轻者指导其规律生活，安排适合自身状态的活动，避免剧烈运动；贫血严重者，应卧床休息以减轻心脏负担，定时测量心率，观察有无心悸、呼吸困难等，必要时吸氧。保持患儿心情愉快，防止烦躁、哭闹而增加需氧量。

2. 饮食指导

(1) 向家长及年长儿解释不良饮食习惯会导致本病，协助纠正不良的饮食习惯。

(2) 制订饮食计划，指导合理搭配饮食，进食含铁丰富的食物。含铁丰富且易吸收的食物有动物血、肝脏，肉类、鱼类、豆制品及干果等。维生素C、氨基酸、果糖、肉类可促进铁的吸收，可与铁剂或含铁食品同时进食；茶、咖啡、牛奶、植物纤维可抑制铁的吸收，应避免与含铁食品同食。鲜牛奶须加热处理后才能喂养婴儿，以减少因过敏而致肠出血。

(3) 婴儿提倡母乳喂养，按时添加含铁丰富的辅食或补充铁强化食品。

3. 治疗护理　指导正确应用铁剂，观察疗效及不良反应。

(1) 告知家长每日需铁量，指导家长掌握铁剂服用的正确剂量和疗程。

(2) 口服铁剂可致胃肠道反应，如恶心、呕吐、腹泻或便秘、厌食、胃部不适及疼痛等，最好在两餐之间服用，不良反应明显者可在饭后服用，减少刺激；3～4 日后改为两餐之间服药，以利吸收。铁剂可与维生素 C、果汁同服，促进铁的吸收；忌与抑制铁吸收的食物同服。液体铁剂可使牙齿染黑，可用吸管、滴管服之；服用后及时刷牙，减轻着色。服用铁剂后，大便变黑或呈柏油样，停药后恢复正常，向家长说明原因，消除顾虑。

(3) 注射铁剂易出现不良反应，一般在不能口服铁剂时使用。选择大肌群深部肌内注射，每次更换注射部位，注射后勿按揉注射部位，以防药液漏入皮下组织，首次注射应密切观察，警惕过敏现象发生。

(4) 观察疗效。有效者于服药 2～3 天后网织红细胞升高，5～7 天达高峰；2 周后血红蛋白逐渐上升，临床症状随之好转。若服药 3～4 周仍无效，应查找原因。如治疗结果满意，血红蛋白恢复正常后再继续服用铁剂 6～8 周，以增加铁储存。

4. 防止并发症　观察病情，防止发生感染和心力衰竭。

(1) 观察病情变化　① 在自然光线下观察皮肤黏膜苍白情况，了解病情；② 注意有无脑缺氧表现；③ 对重症患儿及时测量生命体征，如有异常及时通知医生。

(2) 防止感染　施行保护性隔离，做好口腔护理同时保持皮肤清洁。

(3) 防止发生心力衰竭　重度贫血患儿卧床休息，取半坐卧位，必要时吸氧。对需输血的患儿需注意，贫血程度愈重，一次输血量应愈小，速度应愈慢。如出现心悸、气促、发绀、肝大等表现时应及时通知医生。

5. 心理护理　通过介绍本病的病因、治疗方法、护理方案，使患儿家长了解本病知识及治疗与护理措施，减轻其焦虑情绪。

6. 健康教育　向家长及患儿讲解疾病的有关知识和护理要点：① 做好母亲保健工作：孕妇及哺乳期母亲应食用含铁丰富的食物。② 指导合理喂养，提倡母乳喂养。6 个月内婴儿若有足够的母乳喂养，可以维持血红蛋白和储存铁在正常范围。足月儿 4 个月后、低体重儿 2 个月后应加维生素 C 及含铁较多的菜汤(绿色蔬菜)及水果汁，5～6 个月后可在粥内、米糊内加蛋黄、鱼泥、肝泥、肉类等含铁丰富且易消化的食物；③ 对早产儿、低体重儿宜在 2 个月左右给予铁剂(元素铁 2mg/kg・d)预防；④ 患病小儿坚持正确用药，贫血纠正后，仍要坚持合理安排小儿膳食，培养良好饮食习惯，防止复发，保证正常生长发育；⑤ 因患本病致智力降低、成绩下降者，应加强教育与训练，减轻自卑心理。

(五) 护理评价

患儿倦怠乏力减轻；家长能为患儿正确选择含铁较多的食物，纠正不良的饮食习惯，并合理搭配饮食；能正确服用铁剂；家长及年长患儿知道本病有关知识；患儿没有发生感染等。

三、背景知识

(一) 营养性缺铁性贫血

营养性缺铁性贫血(iron-deficiency-anemia，IDA)是由体内铁缺乏导致血红蛋白合成减少，临床上以小细胞低色素性贫血、血清蛋白减少和铁剂治疗有效为特点的贫血症。缺铁性贫血是小儿最常见的一种贫血，多见于6个月至2岁婴幼儿，严重危害小儿健康，是我国重点防治的小儿常见病之一。

1. 病因

(1) 铁摄入不足　是缺铁性贫血的主要原因。人体内的铁来源于两部分：一部分是外源性铁，主要来源于食物，约占人体铁摄入量的1/3。食物中的铁分为血红素铁和非血红素铁，前者比后者吸收率高。动物性食物含铁高且为血红素铁，吸收率达10%～20%。母乳和牛乳含铁量均低，但母乳的铁吸收率比牛乳高2～3倍。植物性食物中含铁量低且为非血红素铁，不易吸收。另一部分是内源性铁，体内红细胞衰老或被破坏释放的血红蛋白铁，约占人体铁摄入量的2/3，几乎全部被再利用。所以单纯的人乳、牛奶或谷物等低铁食品喂养而未及时添加辅食，年长儿偏食、挑食等会致铁摄入量不足。

(2) 先天储铁不足　胎儿期后3个月从母体获得的铁最多，足以满足其生后4～5个月之造血所需。如因早产、双胎、多胎、胎儿失血及孕母患严重缺铁性贫血可致胎儿储存铁减少。

(3) 生长发育快　婴儿期、青春期儿童，早产儿及低体重儿生长发育快，需铁量相对增加。若不及时添加含铁丰富的辅食，易发生缺铁。

(4) 吸收和利用障碍　慢性腹泻、消化道畸形、反复感染及不合理的食物搭配等均可影响铁的吸收和利用而导致缺铁。

(5) 丢失过多　长期慢性失血是缺铁性贫血的常见原因。肠息肉、消化性溃疡、钩虫病等可致肠道慢性小量出血；鼻出血、初潮后少女月经量过多等均可致铁丢失过多。用未经加热的鲜牛奶喂养婴儿，也可因对蛋白过敏出现肠出血导致铁丢失。

铁是合成血红蛋白的原料，铁到达骨髓造血组织后即进入幼红细胞，在线粒体汇总与原卟啉结合形成血红素，后者再与珠蛋白结合形成血红蛋白。缺铁时血红蛋白合成减少，导致新生的红细胞内血红蛋白不足，细胞质减少，细胞变小，而缺铁对细胞的分裂、增殖影响较小，故红细胞数量减少程度不如血红蛋白减少明显，从而形成小细胞低色素性贫血。缺铁还可影响肌红蛋白合成，可使某些酶(如细胞色素C、单胺氧化酶、核糖核苷酸还原酶等)活性降低，造成细胞功能紊乱，出现非造血系统的表现如消化功能、神经、精神行为改变，皮肤和黏膜损害及肌肉运动、免疫功能降低等。

2. 临床表现　任何年龄均可发病，以6个月～2岁多见。起病缓慢。

(1) 一般表现　皮肤黏膜逐渐苍白，以唇、口腔黏膜及甲床最明显。易疲乏、无力、不爱活动。年长儿可诉头晕、耳鸣、眼前发黑等。

(2) 髓外造血表现　肝、脾可轻度肿大。年龄愈小、病程愈久、贫血愈重，肝脏肿大愈明显。

(3) 非造血系统表现　① 消化系统：可出现食欲减退，少有异食癖(如喜食泥土、煤渣等)；可有呕吐、腹泻；还可出现口腔炎、舌炎或舌乳头萎缩；重者可出现萎缩性胃炎或吸收不良综合征等。② 神经系统：可出现烦躁不安或精神委靡，注意力不集中，记忆力减退，学习成绩下降，智能多较同龄儿低。③ 心血管系统：严重贫血时心率加快，心脏扩大或心前区杂音，甚至心力衰竭。④ 其他表现：如毛发枯黄易脱落、反甲、合并感染等。

3. 治疗要点　主要原则是去除病因和补充铁剂。

(1) 去除病因　是根治的关键。喂养不当者应合理安排饮食，纠正不良的饮食习惯，积极治疗原发病。

(2) 铁剂治疗　铁剂是治疗本病的特效药物。无特殊情况一般口服给药，剂量以元素铁计算，一般为4～6mg/kg，分3次口服。疗程至血红蛋白恢复正常后2个月左右停药。常用口服制剂有硫酸亚铁(含铁20%)、富马酸亚铁(含铁33%)、葡萄糖酸亚铁(含铁12%)等。口服铁剂不耐受或因长期腹泻、呕吐、胃肠手术等致吸收不良者可采用注射铁剂如右旋糖酐铁。

(3) 输血治疗　一般不需输血。严重贫血者可少量多次输注浓缩红细胞或压积红细胞，改善贫血症状。

(二) 营养性巨幼红细胞性贫血

营养性巨幼红细胞性贫血是由于缺乏维生素B_{12}或(和)叶酸所致的一种大细胞性贫血。主要临床特点是贫血、神经精神症状、红细胞的胞体变大、骨髓中出现巨幼红细胞、用维生素B_{12}或(和)叶酸治疗有效。

1. 疾病概要　本病常见于维生素B_{12}摄入量不足、吸收和转运障碍、需要量增加和叶酸的摄入量不足、药物作用或代谢障碍等。起病缓慢，以6个月～2岁儿童多见。

(1) 一般表现　多呈虚胖或颜面水肿，毛发黄色，细而短，严重者有出血或淤斑。

(2) 贫血表现　皮肤蜡黄，睑结膜、口唇、甲床苍白；疲乏无力；常有肝、脾肿大。

(3) 精神神经症状　患儿面无表情、反应迟钝、少哭不笑、条件反射不易形成，智能发育及动作发育落后，可出现倒退现象。维生素B_{12}缺乏者可出现肢体、头部或全身震颤，甚至出现抽搐。

(4) 消化系统症状　常有食欲不振、腹泻和舌炎等。

(5) 实验室检查　血象、骨髓象的改变和血清维生素B_{12}和叶酸值下降。

2. 治疗要点

(1) 去除诱因，加强营养，防治感染。

(2) 单纯维生素B_{12}缺乏引起的营养性巨幼红细胞性贫血宜单用维生素B_{12}治疗，不宜加用叶酸，以免加重精神神经症状。维生素B_{12} 100μg肌内注射，每周2～3次和(或)叶酸5mg口服，每日3次。连用数周，至临床症状明显好转，血象恢复正常为止。

(3) 对单纯叶酸缺乏引起的本病，口服叶酸治疗，每次5mg，每日3次，连续数周致临床症状好转，血象恢复正常为止。同服维生素C可促进吸收。因使用抗叶酸制剂致病者给甲酰四氢叶酸钙治疗。

四、知识拓展

(一) 小儿造血与血液特点

1. 造血特点　小儿造血分胚胎期造血及出生后造血。

(1) 胚胎期造血　胚胎期造血首先出现在卵黄囊，继之在肝、脾，最后在骨髓。故将此期分为3个阶段，即中胚叶造血期、肝脾造血期、骨髓造血期(图4-6-1)。

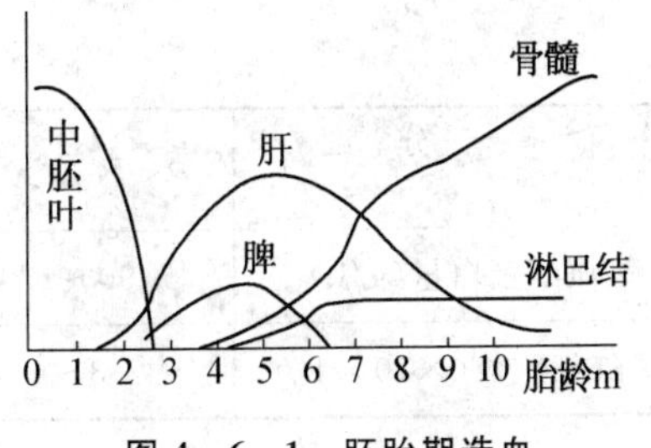

图4-6-1　胚胎期造血

(2) 出生后造血

1) 骨髓造血：出生后主要是骨髓造血。婴幼儿所有骨髓均为红髓(有活动性造血功能)，全部参与造血，以满足生长发育的需要。5～7岁时长骨中的红髓逐渐被脂肪细胞(黄髓)所代替，至18岁时红髓仅限于扁平骨及长骨骺端。黄髓仍有潜在造血功能，当造血需要增加时，可转变为红髓，恢复造血功能。

小儿在出生后头几年，由于缺少黄髓，造血潜力较差，需要增加造血时，则出现骨髓外造血。

2）骨髓外造血：在正常情况下，骨髓外造血极少。出生后，尤其在婴儿期，当严重感染或贫血等需要增加造血时，肝、脾、淋巴结恢复到胎儿时期的造血状态，表现为肝、脾、淋巴结肿大，同时外周血可出现有核红细胞和（或）幼稚中性粒细胞。这是小儿造血器官的一种特殊反应，称为骨髓外造血。感染及贫血纠正后即恢复正常。

2. 血液特点　不同年龄小儿血象有所不同。

（1）红细胞数与血红蛋白量　由于胎儿期处于相对缺氧状态，红细胞数及血红蛋白量较高，出生时红细胞数约为（5.0～7.0）$\times10^{12}$/L，血红蛋白量约为150～220g/L。出生后随着自主呼吸建立，血氧含量增加，红细胞生成素减少，骨髓造血功能暂时性降低；胎儿红细胞寿命较短，且破坏较多（生理性溶血）；婴儿生长发育迅速，循环血量增加等因素，红细胞数及血红蛋白量逐渐降低，至2～3个月时，红细胞数降至3.0$\times10^{12}$/L，血红蛋白量降至110g/L左右，出现轻度贫血，称为“生理性贫血”。此种贫血在早产儿发生更早，程度更重。“生理性贫血”呈自限性，3个月后，红细胞数和血红蛋白量又缓慢增加，于12岁达成人水平。

（2）白细胞数与分类　出生时白细胞总数为（15～20）$\times10^9$/L，生后6～12小时达（21～28）$\times10^9$/L，之后逐渐下降，婴儿期维持在10$\times10^9$/L左右，8岁后接近成人水平。白细胞分类特点主要反映在中性粒细胞与淋巴细胞比例的变化。出生时中性粒细胞占约65%，淋巴细胞约占30%；生后4～6天，两者比例约相等；至1～2岁淋巴细胞约占60%，中性粒细胞约占35%，之后中性粒细胞比例逐渐上升，至4～6岁时两者比例又相等；以后白细胞分类与成人相似。

（3）血小板数　与成人相似，约为（150～250）$\times10^9$/L。

（4）血红蛋白种类　出生时，血红蛋白以胎儿血红蛋白（BbF）为主，约占70%。出生后HbF迅速被成人型血红蛋白（HbA）代替，1岁时HbF<5%，2岁后达成人水平，HbF<2%。

（5）血容量　相对较成人多，新生儿血容量约占体重的10%，儿童约占体重的8%～10%，成人约占体重的6%～8%。

（二）小儿贫血分类

贫血（anemia）是指外周血中单位容积内红细胞数和（或）血红蛋白量低于正常。据世界卫生组织（WHO）资料，血红蛋白的低限值：6个月～6岁<110g/L，6～14岁<120g/L，为贫血诊断标准。6个月以内婴儿由于生理性贫血等因素，血红蛋白值变化较大，目前尚无统一标准，我国小儿血液学会议（1982）暂定：新生儿Hb<145g/L，1～4个月Hb<90g/L，4～6个月Hb<100g/L者为贫血。海拔每升高1000m，血红蛋白上升4%。

1. 程度分类　根据外周血血红蛋白含量或红细胞数可将贫血分为轻、中、重、极重4度（表4-6-1）。

表4-6-1　贫血的分度

分　度	轻　度	中　度	重　度	极重度
血红蛋白量（g/L）	90～120	60～90	30～60	<30
红细胞数（$\times10^{12}$/L）	3～4	2～3	1～2	<1

2. 病因分类

（1）红细胞及血红蛋白生成不足　① 造血物质缺乏：如缺铁性贫血、巨幼红细胞性贫血等；② 骨髓造血功能障碍：如再生障碍性贫血（原发性及继发性）；③ 感染性、炎症性及癌症性贫血，慢性肾病所致的贫血等。

（2）溶血性贫血　可由红细胞内在异常或外在因素引起。如遗传性球形细胞增多症、G-6-PD缺陷症、珠蛋白生成障碍性贫血，以及感染、化学物质等及免疫性溶血性贫血。

（3）失血性贫血　包括：① 急性失血：如创伤大出血；② 慢性失血：如溃疡病、钩虫病、鲜牛乳过敏等。

3. 形态分类　根据红细胞平均容积（MCV）、红细胞平均血红蛋白（MCH）、红细胞平均血红蛋白浓度（MCHC）的值将贫血分为4类（表4-6-2）：

表4-6-2　贫血的细胞形态分类

	MCV(fl)	MCH(pg)	MCHC(%)
正常值	80～94	28～32	32～38
大细胞性	＞94	＞32	32～38
正细胞性	80～94	28～32	32～38
单纯小细胞性	＜80	＜28	32～38
小细胞低色素性	＜80	＜28	＜32

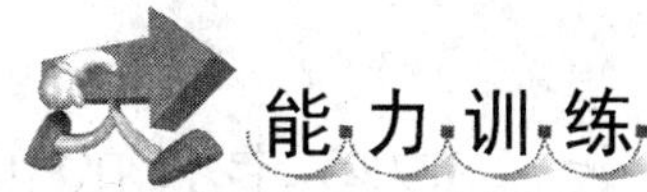

一、单项选择题

1. 男婴，7个月，因近两个月来肤色苍白、食欲减退入院。生后一直人工喂养，未加辅食。体检：营养差，皮肤、黏膜苍白，心前区有Ⅱ级收缩期杂音，肝肋下3cm，脾肋下1cm，化验：血红蛋白及红细胞均低于正常，白细胞、血小板及网织红细胞均正常。患儿最可能的诊断是 ……………………………………………………（　）

   A. 海洋性贫血　　B. 营养性巨幼红细胞性贫血
   C. 失血性贫血　　D. 营养性缺铁性贫血
   E. 溶血性贫血

2. 患儿，8个月，单纯母乳喂养，从未添加辅食，近来面色蜡黄，表情呆滞，舌面光滑，有轻微震颤，肝于肋下4cm，血常规检查：Hb90g/L，RBC2×10^{12}/L，血清维生素B_{12}降低。

   （1）患儿可能发生的疾病是 ……………………………………………（　）
   A. 营养性巨幼红细胞性贫血　　B. 营养性缺铁性贫血
   C. 营养性混合性贫血　　D. 溶血性贫血
   E. 感染性贫血

   （2）该患儿最适宜的治疗是给予 ………………………………………（　）
   A. 抗生素　　B. 铁剂＋维生素C
   C. 维生素B_{12}＋叶酸　　D. 泼尼松
   E. 钙剂

   （3）预防该疾病应 ……………………………………………………（　）

A. 预防感染　　B. 多晒太阳

C. 按时添加辅食　　D. 培养良好饮食习惯

E. 加强体格锻炼

二、名词解释

1. 缺铁性贫血

2. 生理性贫血

3. 骨髓外造血

三、案例分析

小儿,男,18 个月,足月顺产,出生体重 3.2kg,,生后母乳喂养,因小儿经常腹泻,故未如期添加各种辅食,现以糖粥为主,平时食欲差,喜食烟丝。不爱活动,精神委靡不振。体检:T37.0℃,P90 次/分,R22 次/分。面色、口唇、甲床均苍白,两肺听诊无异常,心音有力,律齐。腹平软,肝肋下 3.0cm,脾肋下 2.0cm,血象 Hb75g/L,MCV75fl,MCH26pg,MCHC0.28,血涂片中红细胞变小,中央淡染区扩大,网织红细胞正常,白细胞和血小板正常,骨髓象显示有核红细胞增高。

问题:该患儿最有可能的诊断是什么?应首选最有效的措施是什么?如何为患儿及其家长进行饮食指导和健康教育?

(陶　然)

任务七　皮疹患儿的护理

学习目标

知识目标

- 掌握各类疾病的皮疹特点、治疗要点及护理措施。
- 熟悉各类皮疹性疾病的病因、发病机制及流行病学特点。
- 熟悉小儿出疹性疾病的鉴别。

能力目标

- 学会不同传染病皮疹的鉴别及护理。
- 能指导家长及儿童采取正确的预防措施。
- 能应用正确的方法加强小儿传染病的护理与管理。

一、工作任务描述

案例展示:莉莉,女,2 岁,高热 4 天,1 天来全身皮肤出疹,为红色粟粒大小斑丘疹,疹间皮肤正常,精神食欲差,伴有流涕、畏光、咳嗽重。初步诊断:麻疹。

作为责任护士应该如何运用护理程序对患儿进行入院护理?如何运用专业知识与患儿家长进行沟通并对患儿进行健康评估?

二、护理工作过程

(一) 护理评估

1. 健康史　询问发病之前有无出疹性传染病患者接触史、麻疹疫苗接种史，既往有无麻疹或其他慢性疾病（如结核、营养不良等）史，评估皮疹的出疹时间、出疹部位和出疹顺序等。通过询问病史发现：患儿为社区生活幼儿，未按时接种疫苗，既往无慢性疾病史。

2. 身体评估　观察患儿上呼吸道卡他症状、有无口腔黏膜斑，评估患儿皮疹的颜色、分布等，同时还应注意评估患儿的生命体征，如发热的程度、有无呼吸困难、发绀、肺部啰音，有无肝、脾肿大等。通过评估发现：患儿 T39.5℃，P140 次/分，精神食欲差，全身皮肤出疹，为红色粟粒大小斑丘疹，疹间皮肤正常，伴有流涕、畏光、咳嗽重，无呼吸困难、发绀、肺部啰音，无肝、脾肿大。

3. 心理及社会评估　出疹性传染病患儿需要隔离治疗，年龄小不能正确认识疾病，甚至认为是因自己犯错误受到惩罚，产生孤独、恐惧、紧张心理，患儿常常表现出大哭大闹、拒食、拒绝治疗甚至逃跑等，影响疾病的康复。多数麻疹、水痘等传染病患儿需要在家护理，应注意评估家长对疾病的认知程度和护理能力，有无恐惧及焦虑。传染病流行期间，评估社会人群对相应疾病的认知程度，是否有躲避甚至歧视患儿家庭现象，患儿及家庭是否有孤独和无助感，能否得到社会支持。通过评估发现：患儿家属对疾病缺乏认知，比较紧张、忧虑。

4. 诊断检查评估　可采用血常规、病原学及血清学检查，病毒性传染病多显示血白细胞总数减少，淋巴细胞相对增多。若中性粒细胞增多提示继发细菌感染，如淋巴细胞严重减少，常提示预后不良。若从呼吸道分泌物中分离出麻疹病毒或检测到麻疹病毒可作为麻疹的特异性诊断，而酶联免疫吸附试验检测血清中麻疹 IgM 抗体，对麻疹有早期诊断价值。通过评估发现：由于该患儿急诊入院，实验室检查结果未出。

(二) 护理诊断

1. 有传播感染的危险　与呼吸道排出病毒有关。

2. 体温过高　与病毒血症、继发感染有关。

3. 有皮肤完整性受损的危险　与皮肤出疹并有瘙痒有关。

4. 潜在并发症　肺炎、喉炎、脑炎。

(三) 护理目标

1. 患儿体温恢复正常。
2. 患儿流涕、畏光、咳嗽等症状消失。
3. 患儿全身皮疹逐渐消退。
4. 不发生并发症。

(四) 护理措施

1. 一般护理

(1) 休息　绝对卧床休息至皮疹消退、体温正常。保持室内空气新鲜，避免对流风，室温保持在 18～22℃，湿度 50%～60%。衣被厚薄适宜，忌捂汗，出汗后及时擦干并更换衣被。

(2) 降温　处理麻疹高热时需兼顾透疹，不宜用药物及物理方法强行降温，尤其禁用冷敷及乙醇擦浴，因体温骤降可引起末梢循环障碍而使皮疹突然隐退。如体温升至 40℃以上，可给予物理降温，如少盖衣被、温湿毛巾敷于前额或用温水擦浴，慎用退热剂。

(3) 饮食护理　发热期间给予清淡、易消化的流质饮食，如稀粥、豆浆、蒸蛋等，少量多餐，以增加食欲，利于消化。鼓励患儿多饮水，以利排毒、退热、透疹。恢复期应给予高蛋白、高维生素的食物。

2. 病情观察 出疹期如透疹不畅、疹色暗紫、持续高热、咳嗽加剧、发绀、肺部湿啰音增多等，可能并发了肺炎，重症肺炎可致心力衰竭；患儿如出现频咳、声嘶、吸气性呼吸困难、三凹征等，可能并发了喉炎；患儿如出现嗜睡、惊厥、昏迷等，可能并发了脑炎。如出现上述并发症应及时报告医生并配合急救及予以相应护理。

3. 治疗护理 预防感染的传播。

(1) 按要求隔离 对患儿宜采取呼吸道隔离至出疹后5天，有并发症者延至出疹后10天。接触过患儿的易感儿须隔离观察3周，若接触后接受过被动免疫者则延至4周。

(2) 防止病原传播 病室要注意通风换气及进行空气消毒，患儿衣被及玩具需暴晒2小时以上。医护人员接触患儿后，必须在日光下或流动空气中停留30分钟以上，才能再接触其他患儿。减少不必要的探视，预防继发感染。

(3) 加强易感儿的保护 易感儿接触麻疹后5天内注射血清免疫球蛋白可预防发病。

(4) 皮肤护理 在保暖的情况下，每日用温水擦浴、更衣1次(忌用肥皂)，腹泻患儿注意臀部清洁，勤剪指甲以防抓伤皮肤继发感染。如出疹不畅，可用鲜芫荽煎水服用并抹身，以促进血液循环和出疹，但需防止烫伤。

4. 心理护理 由于麻疹传染性强，为控制疾病的流行，应向家长介绍麻疹的流行特点、病程、隔离时间、早期症状、并发症和预后，使其有充分的心理准备，积极配合隔离、消毒、治疗和护理。

5. 健康教育

(1) 指导家长对患儿居室定期紫外线消毒，保持室内清洁，空气新鲜，阳光充足。用过的餐具煮沸处理，玩具、用物定期拿到阳光下暴晒。

(2) 指导家长做好患儿口、眼、鼻部的护理，多喂白开水，可用生理盐水或2%硼酸溶液洗漱，保持口腔清洁、舒适。常用生理盐水清洗双眼，再滴入抗生素滴眼液或眼膏，可服用维生素A预防干眼。及时清洗鼻痂，保持气道通畅。

(3) 对哭闹、不合作的患儿，指导家长耐心劝导，为患儿安排游戏活动，如看电视、画报、玩喜欢的玩具等，鼓励患儿适量活动，保持良好情绪，促进疾病康复。

(4) 向家长及社区群众介绍预防麻疹的措施，如保持室内空气流通、阳光充足，麻疹流行期间尽量避免易感儿去公共场所。托幼机构应加强晨间检查，8个月以上未患过麻疹的小儿应接种麻疹减毒活疫苗。

(五) 护理评价

患儿体温正常，流涕、畏光、咳嗽消失，全身皮疹明显消退。患儿得到足够的营养，体重维持在正常范围。患儿家长能用正确的态度对待疾病，主动配合各项治疗和护理，对护理工作满意。

三、背景知识

(一) 麻疹

麻疹是麻疹病毒所致的小儿常见的急性呼吸道传染病。临床以发热、上呼吸道炎(咳嗽、流涕)、结膜炎、口腔麻疹黏膜斑(又称柯氏斑，Koplik's spot)及皮肤特殊斑丘疹为主要表现，任何季节均可发病，以冬春季节多见。好发于6个月至5岁的小儿。自麻疹疫苗普遍接种以来，发病的周期性消失，发病年龄后移，青少年及成人发病率相对上升，育龄妇女患麻疹增多，导致先天麻疹和新生儿麻疹发病率上升。

1. 疾病概要　麻疹病毒属副黏液病毒，呈圆颗粒状，抗原性稳定。病毒不耐热，对日光和消毒剂均敏感，但在低温下能长期存活。

该病传染性极强，人群普遍易感，易感者接触后90%以上发病，但病后能获持久免疫。病人是最主要的传染源，病毒存在于前驱期和出疹期患儿的眼结膜、口、咽及气管等分泌物中。患儿自出疹前5天至出诊后5天内均有传染性，如合并肺炎，传染期可延长至出疹后10天。带病毒的飞沫经呼吸道吸入为主要传播途径，污染的生活用品、玩具、衣服等有可能间接传播。

典型麻疹临床表现可分为以下四期：

(1) 潜伏期　一般为6～18天，平均为10天左右。在潜伏期末可有轻度发热、精神差、全身不适等。

(2) 前驱期　也称发疹前期，一般为3～4天。主要表现有发热、上呼吸道炎和麻疹黏膜斑。发热为首发症状，多为中度以上发热。发热同时出现咳嗽、流涕、喷嚏、咽部充血等其他症状，眼结合膜充血、流泪、畏光及眼睑水肿是本病的特点。在发疹前24～48小时在下臼齿相对应的颊黏膜上，可出现0.5～1.0mm大小的白色麻疹黏膜斑，周围有红晕(出疹后1～2天逐渐消失)。同时常伴有精神委靡、食欲下降、呕吐及腹泻等。

(3) 出疹期　一般为3～5天。皮疹多在发热3～4天后按一定顺序出现。皮疹初见耳后发际，2～3天渐延及面、颈、躯干、四肢，最后达手掌与足底，2～5天遍及全身。开始为淡红色的斑丘疹，压之退色，直径约2～4mm，散在分布，皮疹痒，疹间皮肤正常。出疹高峰期皮疹增多，部分融合，呈暗红色。此时全身中毒症状加重，高热、精神委靡、嗜睡，重者有谵妄、抽搐，咳嗽加剧，肺部可闻及湿啰音。

(4) 恢复期　一般3～5天。皮疹按出疹顺序消退，并有米糠样脱屑及褐色色素沉着，经1～2周消退。此期体温下降，全身情况好转。

在麻疹病程中，患儿易并发肺炎、喉炎、中耳炎、气管及支气管炎、心肌炎、脑炎、营养不良和维生素A缺乏，并可使原有的结核病恶化。其中肺炎是麻疹最常见的并发症。

2. 治疗要点　主要是对症治疗和预防感染。注意补充维生素，尤其是维生素A和维生素D；保持水、电解质及酸碱平衡，必要时静脉补液。体温超过40℃者酌情给予小剂量(常用量的1/3～1/2)退热剂，伴有烦躁不安或惊厥者给予镇静剂。也可用中药治疗，前驱期以辛凉透表为主，出疹期以清热、解毒、透疹为主，恢复期则以养阴清余热、调理脾胃为主。

案例展示： 患儿小明，男，4岁，4天前患儿身上出现小红点，由胸部、腹部，再扩展至全身。小红点变大，成为有液体的水泡，2天前，水泡破裂、结成硬壳或疙瘩。伴发热，体温38℃，食欲欠佳。幼儿园同班小朋友有类似症状。测T38℃，P120次/分，R30次/分。入院诊断：水痘。

作为责任护士应该如何运用护理程序对新入院患儿和家长进行入院护理？如何运用专业知识与患儿和家长进行沟通并对患儿进行健康评估？

(二) 水痘

水痘是由水痘-带状疱疹病毒引起的急性传染病，该病毒在外界抵抗力弱，不耐热和酸，对乙醚敏感，在痂皮中不能存活。人是已知的自然界中唯一的宿主。

1. 流行病学特点

(1) 传染源　水痘病人是唯一的传染源。

(2) 传播途径　病毒存在于患儿上呼吸道鼻咽分泌物及疱疹液中，经飞沫或接触传播。出疹前1～2日至疱疹全部结痂之前均有传染性。

(3) 易感人群　一般为1～6岁，传染性极强，接触后90%发病。

(4) 本病一年四季均可发生，以冬春季高发。

水痘带状疱疹病毒经口、鼻侵入人体，首先在呼吸道黏膜内增殖，2～3天后入血，产生毒血症，并在单核-吞噬细胞系统内增殖后再次入血，产生第二次毒血症，并向全身扩散，导致器官病变。其主要损害部位在皮肤，较少累及内脏。皮疹分批出现，与间隙性病毒血症相一致。通常在皮疹出现后1～4天，特异性抗体产生，病毒血症消失，症状也随之缓解。

2. 疾病概要　水痘的皮肤病变主要在表皮棘细胞层，呈退行性和水肿，组织液渗入形成水痘疱疹，内含大量病毒。水疱液开始透明，继之上皮细胞脱落及炎性细胞浸润，疱内液体减少变混浊。如有继发感染，可变为脓疱。最后上皮细胞再生，结痂后脱落，一般不留瘢痕。潜伏期多为2周，有时达3周。典型水痘表现如下：

(1) 前驱期　婴幼儿常无症状或症状轻微，年长儿可有低热、头痛、乏力、食欲不振、咽痛等上呼吸道感染症状，持续1～2天。

(2) 出疹期　发热第一天就可出疹，皮疹性状按红色斑疹、丘疹、疱疹(感染时为脓疱)、结痂的顺序演变，其特点为：① 皮疹分批出现，开始为红色斑疹或斑丘疹，迅速发展为清亮、椭圆形小水疱，3～5mm大小，周围有红晕，无脐眼。经24小时疱液由透明变为浑浊，疱壁薄易破，瘙痒感重，2～3天开始干枯结痂，愈后多不留瘢痕。由于皮疹分批出现，故同一时间内可见上述三种形态皮疹，这是水痘皮疹的重要特征。② 皮疹呈向心性分布，躯干多，四肢少，这是水痘皮疹的又一特征。③ 黏膜疱疹可出现在口腔、咽、眼结膜、生殖器等处，破溃后形成溃疡，疼痛明显。

水痘为自限性疾病，一般10天左右自愈。少数体质很弱或正在应用肾上腺糖皮质激素的小儿如果感染水痘，可发生出血性和播散性皮疹，表现为高热，皮疹分布广泛，可融合形成大疱型疱疹或出血性皮疹，可继发感染甚至引起败血症，病死率高。新生儿患先天性水痘综合征是因母亲妊娠期发生水痘所致，偶可引起胎儿畸形；若母亲临近产期感染水痘，新生儿病情多严重，病死率高。

水痘患儿常继发皮肤细菌感染、肺炎和脑炎，少数病例可发生心肌炎、肝炎等。

3. 治疗要点　主要采取对症治疗。皮肤瘙痒时可局部应用炉甘石洗剂及口服抗组胺药，高热时给予退热剂。阿昔洛韦为目前首选抗水痘-带状疱疹病毒药物，治疗越早越好，一般在水痘发病后48小时内应用才有效。此外，尚可酌情选用干扰素。

4. 护理要点

(1) 皮肤护理　① 室温适宜，衣被不宜过厚，勤换内衣，保持皮肤清洁，防止继发感染；② 剪短指甲，婴幼儿可戴并指手套，以免抓伤皮肤，继发感染或留下瘢痕；③ 因皮肤瘙痒吵闹时，设法分散其注意力，或用温水洗浴、局部涂0.25%冰片炉甘石洗剂或5%碳酸氢钠溶液，亦可遵医嘱口服抗组织胺药物。疱疹破溃时涂1%甲紫，继发感染者局部用抗生素软膏，或遵医嘱给抗生素口服控制感染。

(2) 病情观察　注意观察精神、体温、食欲及有无呕吐等，及早发现并发症，并予以相应的治疗及护理。如有口腔疱疹溃疡影响进食，应予补液；如有高热可用物理降温，避免使用阿司匹林。

5. 预防　无并发症的患儿多在家隔离治疗，至疱疹全部结痂或出疹后 7 日止。托幼机构中若发现水痘患儿应检疫 3 周。体弱、应用大剂量激素或免疫缺陷者，应在接触水痘后 72 小时内给予水痘-带状疱疹免疫球蛋白或恢复期血清肌肉注射，可起到预防或减轻症状的作用。目前国内开始使用水痘-带状疱疹病毒减毒活疫苗效果满意，接种疫苗后可获得持久免疫。

四、知识拓展

(一) 皮肤黏膜淋巴结综合征

皮肤黏膜淋巴结综合征（mucocutaneous lymphnode syndrome，MCLS）又称川崎病(Kawasaki disease)，是一种以变态反应性全身小血管炎为主要病理改变的结缔组织病。临床特点为急性发热、皮肤及黏膜病损和淋巴结肿大。该病自 1997 年由日本川崎富首次报道以来，世界各国均可见到，有地区流行趋势，以亚裔人发病率为高。四季均可发病，以冬、春季发病较多。婴幼儿多见，1～2 岁为高发年龄，5 岁以下占 80%，男女比例约为 1.5∶1。我国近年来该病的发病率明显增高，多数自然康复，心肌梗死是本病的主要死亡原因。目前该病发病率已超过风湿热，为儿童后天性心脏病发病首位。

1. 疾病概要　本病病因尚未十分明确，可能与感染、环境污染、药物、化学剂、清洁剂等因素有关。本病是宿主对多种病原(细菌、病毒、寄生虫、药物等)的一种局部过敏坏死反应。荧光抗体检查可见心肌、脾脏、淋巴结的动脉壁上均有免疫球蛋白 IgG 沉着，患者血循环中免疫复合物(CIC)增高，血清中 IgM、IgG、IgE IgA 升高。现今多认为川崎病是易患宿主对多种病原触发的一种免疫介导的全身性血管炎，急性期存在明显的免疫调节异常。基本病理改变是中小血管的变态反应性坏死性血管炎，受累的血管内皮细胞坏死，弹力纤维和肌层断裂，管腔内有血栓形成，尤其以冠状动脉受累最明显，因此可导致冠状动脉瘤和心肌梗死。此外还可引起心肌炎、心包炎、心内膜炎、肝炎、肾炎、脑炎等病变。

病程多为 6～8 周，有心血管症状时可持续数月至数年。临床表现有：

(1) 发热　为最早出现的症状，体温多达 39℃以上，常呈稽留热或弛张热，多持续 1～2 周，抗生素治疗无效。

(2) 皮肤黏膜表现　皮肤和黏膜损害为特征性改变，对确诊有重要意义。① 皮疹：在发热同时或发热后 2～3 天出现，呈向心性、多形性、弥漫性红斑，荨麻疹样、深红麻疹斑丘疹或猩红热样皮疹，与正常皮肤有明显分界线，无水疱或结痂，约一周消退。部分病人肛周皮肤发红、脱皮。在卡介苗的接种瘢痕处可重新出现红斑，此点具有诊断价值。② 肢端变化：为本病特征，在急性发热早期，手足皮肤呈现广泛性硬性水肿，指、趾关节呈梭形肿胀，并有疼痛和关节强直，继之掌跖部和指趾尖端出现红斑，病后 2～3 周体温渐降时，手足硬性水肿和红斑也随之消退，同时出现指、趾端膜状脱皮，即指、趾甲与皮肤交界处出现大片状脱皮，重者指、趾甲亦可脱落。③ 黏膜表现：双侧结膜充血，无脓性分泌物和流泪，持续于整个发热期。口唇干燥、潮红、皲裂、出血和结痂是本病非常重要的体征。常见舌乳头突起，呈杨梅舌，口腔、咽部黏膜呈弥漫性充血。

(3) 淋巴结肿大　于发热后 3 天内出现颈部淋巴结一过性、非化脓性肿大，多为单侧，质硬，轻压痛，表面皮肤不发红。有时枕后或耳后淋巴结亦可累及。

(4) 心血管症状和体征　其发生率虽远较上述症状少见,但很严重。可因冠状动脉炎伴有动脉瘤及血栓阻塞而引起猝死。心脏损害主要为冠状动脉损害,其次为心肌炎、心包炎和心内膜炎,查体可有心脏杂音、心音遥远、心律不齐和心脏扩大。常于发病 1～6 周出现症状,也可迟至急性期后数月甚至数年后才发生,约半数病人的动脉瘤可在 1 年内消散。

(5) 其他伴随症状　可出现脓尿和尿道炎、关节痛和关节炎,或腹痛、呕吐、腹泻,少数患儿可发生肝肿大、轻度黄疸和血清转氨酶升高等。

血液检查可有轻度贫血,外周血白细胞计数升高,以中性粒细胞增高为主,早期血小板数正常,以后升高。血沉增快,C 反应蛋白增高,为炎症活动指标。部分病例血清转氨酶、胆红素增高。心电图主要为 ST 段和 T 波改变、P-R 间期和 Q-T 间期延长、低电压、心律失常等。超声心动图是诊断及随访冠状动脉病变的最佳方法,安全、可靠、方便、重复性好。可见冠状动脉扩张、冠状动脉瘤、冠状动脉狭窄,于病程的第 2～3 周检出率最高,多在病程 1～2 年恢复。急性期可有心包积液,可有脑脊液白细胞增高,以淋巴细胞增高为主,尿沉渣中白细胞数增多,轻度蛋白尿等。

2. 治疗要点　本病尚无特效治疗,除对症、支持疗法外,主要是减轻血管炎症和抗血小板凝集。

(1) 阿司匹林　由于冠状动脉血栓是导致本病死亡的主要原因,故首选阿司匹林,用于抗炎、抗凝,防止血栓形成。持续用药至症状消失,血沉正常,共约 1～3 个月。也可与其他抗血小板药物如双嘧达莫(潘生丁)合用。

(2) 大剂量丙种球蛋白静脉滴注　早期(病程 10 天以内)应用可迅速退热,明显减少冠状动脉病变的发生,尤其适用于具有发生动脉瘤高危因素者(男性婴儿,发热超过 14 天,C 反应蛋白明显增高者,血沉超过 100mm/h,贫血,白细胞总数在 30×10^9/L 以上,血浆白蛋白减低)。

(3) 其他　应用抗生素控制继发感染;有心肌损害者可用 ATP、辅酶 A 等。

(二) 过敏性紫癜

过敏性紫癜(anaphylactoid purpura),又称舒-享综合征(Schonlein-Henoch syndrome, Henoch-Schonlein purpura, HSP),是一种主要侵犯毛细血管的变态反应性疾病,临床上以对称性分布的皮肤紫癜为特征,有时伴有关节肿痛、腹痛、便血和血尿等,学龄期儿童多见,男女发病比例约为 2∶1,病程迁延反复,但预后良好。

1. 疾病概要　目前病因尚未明确,虽然食物(鱼、虾、蟹、蛋、牛奶等)、药物(抗生素、磺胺药、阿司匹林等)、病原微生物(细菌、病毒或寄生虫等)、花粉吸入、昆虫叮咬、疫苗注射等与过敏性紫癜发病有关,但均无确切证据。发病机制可能为:各种刺激因子,包括感染原和过敏原作用于有遗传背景的个体,使机体发生超敏反应,形成免疫复合物沉积于小血管,引起广泛的毛细血管炎,严重时引起坏死性小动脉炎,血管壁通透性增加,导致皮肤、黏膜、内脏器官、关节等部位出血和水肿。

多数患儿起病较急,病前 1～3 周常有上呼吸道感染史。除低热、乏力、精神委靡、食欲不振等一般症状外,临床主要表现为皮肤、关节、消化道和肾脏等部位受累的症状。

(1) 皮肤紫癜　反复出现皮肤紫癜为本病特征。常为首发症状,好发于双侧下肢和臀部,尤以下肢伸侧为重,常对称分布,可累及上肢、躯干等部位,面部较少见。为针尖到黄豆大小或更大的淤点或淤斑,数目多少不定,微高出皮面,压之不退色,可有轻度痒感,成批陆续出现,新旧出血点并存。少数重症患儿紫癜可融合成大疱状,可伴有出血性坏死。

(2) 消化道症状　约 2/3 的患儿反复出现突发性腹痛，伴恶心、呕吐，严重时可便血。腹痛位于脐周或下腹部，伴肠鸣音亢进及腹部轻压痛，常无肿块，是由于肠道病变引起肠蠕动增强或痉挛所致。偶可发生肠套叠、肠穿孔及出血坏死性小肠炎。

(3) 关节疼痛及肿胀　约 1/3 的患儿出现关节症状，多累及膝、踝、肘、腕等大关节，肿胀、疼痛，活动受限，呈游走性，可单发亦可多发，主要是由于关节内的浆液渗出所致。关节症状多为一过性，数日内消退，不遗留关节畸形。

(4) 肾脏症状　约 1/3～2/3 的患儿有肾脏损害表现，症状轻重不一。常在皮肤紫癜出现后 1～8 周内出现，亦可在病程更晚期于其他症状消失后出现。多数患儿出现血尿、蛋白尿及管型，伴血压增高和浮肿，称为紫癜性肾炎。少数呈肾病综合征表现。一般可完全恢复，预后良好。偶有发展为急性肾衰竭者，则预后不良。

(5) 其他　偶可见颅内出血、鼻出血、牙龈出血、咯血等表现。

约半数患儿的毛细管脆性试验阳性。外周血白细胞数正常或增高，中性粒细胞和嗜酸性粒细胞可增高。血小板计数、出血和凝血时间、血块退缩试验和骨髓检查均正常。尿液检查可有血尿、蛋白、管型尿。大便潜血试验可呈阳性。血沉可增快，血清 IgA 浓度往往增高，IgG、IgM 水平升高或正常。

2. 治疗要点　本病无特效疗法，主要采用支持和对症疗法。

(1) 一般治疗　急性发作期应卧床休息，积极控制感染，尽可能寻找并除去致病因素，对于怀疑可能引起本病的食物和药物均应避免食用和服用。腹痛者使用解痉剂，消化道少量出血者要限制饮食，大量出血时应暂禁食等。

(2) 止血　卡巴克洛可增加毛细血管对损伤的抵抗力；大量维生素 C 可改善毛细血管的脆性等。

(3) 脱敏　可应用抗组胺药物或静脉注射钙剂。

(4) 应用肾上腺皮质激素与免疫抑制剂　肾上腺皮质激素能有效缓解免疫损伤，减轻水肿，因此，对腹痛和关节症状有效，但不能缩短病程，不能防止复发，也不能减少肾脏损害的发生率。若并发肾炎且经激素治疗无效者，可试用环磷酰胺治疗，以抑制严重免疫损伤。

(5) 其他　近年有使用肝素、尿激酶、钙通道拮抗剂如硝苯地平的报道。

(三) 猩红热

猩红热(scarlet fever)为 A 组溶血性链球菌感染引起的急性呼吸道传染病。其临床特征为发热、咽峡炎、全身弥漫性鲜红色皮疹和疹退后明显的脱屑。少数患者患病后由于变态反应而出现心、肾、关节的损害。本病一年四季都有发生，尤以冬春之季发病为多。多见于小儿，尤以 5～15 岁居多。

1. 疾病概要　本病潜伏期 2～5 天，起病急剧，突然高热、头痛、咽痛、恶心、呕吐等。若细菌是从咽部侵入的，则扁桃体红肿，可有灰白色易被擦去的渗出性膜，软腭黏膜充血，有点状红斑及散在性淤点。发病初期，出疹之前即可见舌乳头红肿肥大，突出于白色舌苔之中，称为"白色杨梅舌"。3～4 天后，白色舌苔脱落，舌色鲜红，舌乳头红肿突出，状似杨梅，称"红色杨梅舌"，同时伴有颌下淋巴结肿大。

病后 1 天发疹，依次于颈、胸、躯干、四肢出现细小密集的红斑，压之退色，约 36 小时内遍及全身。肘弯、腋窝、腹股沟等皱褶处，皮疹更加密集而形成深红色或紫红色淤点状线条，称"帕氏线"。由于两颊及前额充血潮红，但无皮疹，口鼻周围呈现特征性口周苍白，称"口周苍白圈"。

皮疹出现 48 小时内达高峰，皮疹呈弥漫性猩红色，重者可有出血疹。皮疹持续 2～4 天后，按出现顺序消退。起病第 7～8 天开始脱屑，为全身性，尤其后掌、足跖为大片脱皮，呈手套、袜套状。重者有脱发。

本病的并发症主要有三种：

(1) 化脓性并发症　有扁桃体周围脓肿、颈淋巴结炎、鼻窦炎、中耳炎、乳突炎等。

(2) 中毒性并发症　心肌炎、心内膜炎等。

(3) 变态反应性并发症　在病后 2～3 周出现，如急性肾小球肾炎、风湿热等。

2. 治疗要点　青霉素是治疗猩红热和链球菌感染的首选抗生素，一般注射青霉素 G，疗程 7～10 天，停药后做咽培养。对青霉素过敏者可用红霉素口服，或头孢菌素类药物，疗程不得少于 7 天。重者可静脉给药或两种抗生素联合应用。

五、知识链接

(一) 流行性腮腺炎

流行性腮腺炎是由腮腺炎病毒引起的小儿时期常见的急性呼吸道传染病。其临床表现以腮腺肿大、疼痛为特征，大多有发热、咀嚼受限，并可累及其他腺体组织或脏器，系非化脓性炎症。主要发生于年长儿。本病一年四季均可发病，但以冬春季为主。本病为自限性疾病，大多数预后良好，极少发生死亡。

腮腺炎病毒为 RNA 病毒，存在于患者唾液、血液、尿液及脑脊液中。此病毒在外界抵抗力弱，加热至 56℃ 20 分钟或甲醛、紫外线等很容易使其灭活，但在低温条件下可存活较久。

早期患者和隐性感染者为传染源。腮腺肿大前 1 天到消肿后 3 天均有传染性。15 岁以下小儿是主要的易感者。在幼儿园中容易造成流行，感染后可获持久免疫。病毒主要通过直接接触、飞沫传播，也可经唾液污染的食具、玩具等传播。

1. 疾病概要　潜伏期 14～25 天，平均 18 天。部分患儿有发热、头痛、乏力、食欲不振等前驱症状。1～2 天后腮腺逐渐肿大，体温上升可达 40℃。通常一侧先肿大，2～4 天后又累及对侧，也有两侧同时肿大或始终限于一侧者。肿大的腮腺以耳垂为中心，向前后、下发展，局部不红，边缘不清，同时伴周围组织水肿，局部皮肤紧张、发亮、灼热，疼痛明显，咀嚼食物时疼痛加重。在上颌第二磨牙旁的颊黏膜处，可见红肿的腮腺导管口。腮腺肿大 3～5 天达高峰，1 周左右逐渐消退。颌下腺、舌下腺、颈部淋巴结可同时受累。

腮腺炎病毒有嗜腺体和嗜神经性，故病毒常侵入中枢神经系统及其他腺体或器官，可使患儿发生脑膜脑炎、睾丸炎、急性胰腺炎等。

2. 治疗要点　主要为对症处理和支持治疗。头痛和腮腺肿胀可应用镇痛药。睾丸胀痛可用棉花垫和“丁”字带托起。对重症或并发脑膜脑炎、心肌炎者，可用地塞米松每日 5～10mg，静脉滴注 5～7 天。发病早期可用利巴韦林每日 15mg/kg，静脉滴注，疗程 5～7 天。

(二) 原发性血小板减少性紫癜

原发性血小板减少性紫癜(idiopathic thrombocytopenic purpura，ITP)又称自身免疫性血小板减少性紫癜，是小儿常见的出血性疾病。其临床特点为皮肤、黏膜自发性出血，血小板减少，骨髓巨核细胞数正常或增多，出血时间延长，血块收缩不良，束臂试验阳性。

1. 疾病概要　患儿在发病前常有急性病毒感染史，病毒感染使机体产生相应的抗体，这类抗体可与血小板膜发生交叉反应，使血小板受到损伤而被单核巨噬细胞系统所清除。此外，在病毒感染后，体内形成的抗原-抗体复合物可附着于血小板表面，使血小板易被单核巨噬细胞系统吞噬和破坏而导致血小板减少。患儿血小板相关抗体(PAIgG)含量比正常小儿明显增高。附有PAIgG的血小板主要在脾、肝内被阻滞而遭单核巨噬细胞系统吞噬和破坏,导致血小板减少。脾脏也是自身抗体合成的主要部位。临床上可分为急性及慢性两种类型。

(1) 急性型　多发于2～8岁儿童,性别无差异。多在冬、春季节发病,病前1～3周多有病毒感染史,如上呼吸道感染、风疹、麻疹、流行性腮腺炎、水痘等,偶见于疫苗接种后发生。起病急骤,可有发热。以自发性皮肤、黏膜出血为突出表现,往往较严重,皮肤出血呈大小不等的淤点,分布不均,以四肢为多。常伴有鼻出血、牙龈出血,消化道大出血少见,少数患儿结膜下和视网膜出血、脊髓或颅内出血。病程多为自限性,85%以上患儿于病后2～6周自然痊愈,少数可病程迁延转为慢性。

(2) 慢性型　多为20～50岁女性,女男比为3∶1,病程超过6个月。起病隐袭,出血症状较急性型轻,主要为皮肤、黏膜出血,可为持续性出血或反复发作性出血,如反复鼻出血或月经过多。反复发作者脾脏常轻度肿大。

实验室检查血小板明显减少,失血较多者可有贫血。骨髓巨核细胞数正常或增多,多为幼稚型。血小板相关抗体(PAIgG)增高程度与血小板计数负相关。出血时间延长,血块收缩不良,束臂试验阳性。

2. 治疗要点　急性型及重症者应住院治疗,限制活动,加强护理,避免外伤。禁用阿司匹林等一切影响血小板聚集的药物,以免加重出血。

肾上腺皮质激素可降低毛细血管通透性,抑制血小板抗体产生,抑制单核巨噬细胞系统的吞噬作用,为首选药物。常用泼尼松,每日1.5～2mg/kg,分3次服,用药至血小板数回升至接近正常水平即可逐渐减量,疗程一般不超过4周。停药后如有复发可再用泼尼松。

大剂量丙种球蛋白静脉滴注的升血小板效果与激素相似。对复发的难治性病例,治疗上可考虑采用免疫抑制剂(如长春新碱、环磷酰胺等)、雄激素(达那唑)、干扰素或脾切除。急性大出血危及生命时,输血小板和红细胞。

(三) 手足口病

手足口病对婴幼儿普遍易感。大多数病例症状轻微,主要表现为发热和手、足、口腔等部位的皮疹或疱疹等,多数患者可以自愈。疾控专家建议,养成良好卫生习惯,做到饭前便后洗手、不喝生水、不吃生冷食物,勤晒衣被,多通风,可减少感染机会。托幼机构和家长发现可疑患儿,要及时到医疗机构就诊,并及时向卫生和教育部门报告,及时采取控制措施。轻症患儿不必住院,可在家中治疗、休息,避免交叉感染。主要做好这些方面的控制。

手足口病传播途径多,婴幼儿和儿童普遍易感。做好儿童个人、家庭和托幼机构的卫生是预防本病染的关键。

(四) 小儿出疹性疾病的鉴别(参见表4－7－1)

表4－7－1　小儿出疹性疾病的鉴别

疾　病	病　原	临床特征	皮疹特点	发热与皮疹关系
麻疹	麻疹病毒	全身症状重,呼吸道症状明显,有结膜炎,发疹前24～48小时口腔出现麻疹黏膜斑	红色斑丘疹,自耳后发际→面部→颈→躯干→四肢,退疹后有色素沉着及米糠样脱屑	发热3～4天出疹,出疹期热更高,热退疹渐退

续表

疾 病	病 原	临床特征	皮疹特点	发热与皮疹关系
风疹	风疹病毒	全身症状轻,耳后、枕部淋巴结肿大并触痛	淡红色斑丘疹,2～3 天消退,无色素沉着及脱屑	发热后半天至 1 天出疹
幼儿急疹	人疱疹病毒 6 型	全身症状轻,耳后、枕部淋巴结亦可肿大	红色斑丘疹,颈、躯干部多见,1 天出齐,次日消退	高热 3～5 天,热退疹出
猩红热	乙型溶血性链球菌	全身症状明显,高热,有明显咽痛、杨梅舌、口周苍白圈	皮肤弥漫充血,上有密集针尖大小丘疹,持续 3～5 天退疹,1 周后全身大片脱皮	发热 1～2 天出疹,出疹时高热
水痘	水痘-带状疱疹病毒	典型水痘全身症状轻,表现为发热、全身不适、食欲不振等。重症水痘可出现高热及全身中毒症状	皮疹分批出现,按红色斑疹、丘疹、疱疹(感染时为脓疱)、结痂的顺序演变。上述几种皮疹常同时存在	发热第一天可出疹

能力训练

一、单项选择题

1. 麻疹的主要传播途径是 ……………………………………………………………… (　　)
   A. 呼吸道传播　B. 虫媒传播　C. 消化道传播　D. 血液传播
   E. 皮肤接触传播
2. 早期发现麻疹最有价值的依据是 ………………………………………………………… (　　)
   A. 呼吸道卡他症状　B. Koplik spots 斑
   C. 颈部淋巴结肿大　D. 1 周前有麻疹接触史
   E. 躯干有皮疹
3. 降低麻疹发病率的关键措施是 …………………………………………………………… (　　)
   A. 早发现、早治疗、早隔离　B. 易感儿按时接种麻疹减毒活疫苗
   C. 接触后注射麻疹免疫球蛋白　D. 患儿停留过的病室通风 3 小时
   E. 流行期间易感者不到人群密集场所去
4. 麻疹最常见的并发症是 …………………………………………………………………… (　　)
   A. 肺炎　B. 喉炎　C. 心肌炎　D. 脑炎
   E. 结核
5. 典型麻疹的皮疹特点是 …………………………………………………………………… (　　)
   A. 鲜红色粟粒疹　B. 疹间无正常皮肤
   C. 出血性斑丘疹　D. 暗紫色斑丘疹
   E. 红色斑丘疹
6. 对接触过麻疹患儿的易感儿,宜隔离观察 ……………………………………… (　　)
   A. 3 天　B. 5 天　C. 1周　D. 2 周
   E. 3 周
7. 关于水痘的叙述,错误的是 ……………………………………………………………… (　　)

A. 是由水痘-带状疱疹病毒引起的　　B. 以全身出现疱疹为特征
C. 感染水痘后可持久免疫　　D. 水痘痂皮有传染性
E. 冬春季发病率高

8. 水痘患儿限制使用的药物是 ……………………………………………………（　　）
A. 阿昔洛韦　　B. 炉甘石洗剂
C. 肾上腺糖皮质激素　　D. 丙种球蛋白
E. 抗生素

9. 水痘的主要治疗措施是 ……………………………………………………………（　　）
A. 补充营养　　B. 应用抗生素　　C. 对症治疗　　D. 中药治疗
E. 抗病毒治疗

10. 流行性腮腺炎患儿，出现上腹剧痛，有压痛和肌紧张，伴发热、寒战、呕吐、腹胀、腹泻或便秘等，提示可能发生了 ……………………………………………………（　　）
A. 肠炎　　B. 胰腺炎　　C. 脑膜脑炎　　D. 阑尾炎
E. 胆囊炎

11. 流行性腮腺炎患儿常见的并发症是 ……………………………………………（　　）
A. 脑膜脑炎　　B. 肺炎　　C. 喉炎　　D. 化脓性胰腺炎
E. 胆囊炎

12. 腮腺炎患儿隔离时间为腮腺消肿后 ……………………………………………（　　）
A. 1 天　　B. 2 天　　C. 3 天　　D. 2 周
E. 3 周

13. 流行性腮腺炎的临床表现不包括 ………………………………………………（　　）
A. 急性起病　　B. 可能并发脑膜脑炎
C. 腮腺肿大以耳垂为中心　　D. 腮腺导管口有脓液溢出
E. 腮腺周围组织水肿

14. 下列哪项不是过敏性紫癜皮肤改变的特点 ……………………………………（　　）
A. 常为首发症状
B. 好发于双侧下肢和臀部，尤以下肢伸侧为重
C. 常对称分布
D. 为针尖到黄豆大小或更大的淤点或淤斑
E. 压之退色

15. 原发性血小板减少性紫癜，血小板重度减少时，最严重的后果是 …………（　　）
A. 大量鼻出血　　B. 肉眼血尿　　C. 大量咯血　　D. 颅内出血
E. 消化道出血

16. 血小板减少性紫癜出血严重时可输注 …………………………………………（　　）
A. 新鲜血　　B. 免疫球蛋白
C. 凝血因子Ⅷ浓缩剂　　D. 凝血酶原复合物
E. 血小板

17. 下列哪项不是过敏性紫癜的特点 ………………………………………………（　　）
A. 大便隐血试验可呈阳性
B. 毛细血管脆性试验阳性

C. 血清 IgA 及补体 C_3 降低

D. 血小板计数、出凝血时间及血块退缩时间正常

E. 尿液检查可有血尿、蛋白尿及管型

18. 患儿，女孩，8 岁，右侧膝关节肿痛、两下肢及臀部出血性皮疹 2 天。查体：发育营养良好，两下肢及臀部有出血性皮疹，突出皮面。肺清，心率 95 次/分，律齐。腹软，无压痛。右侧膝关节肿痛，活动受限。实验室检查：Hb 115g/L，WBC 12×10^9/L，N 72%，L 27%，plt 245×10^9/L。毛细血管脆性试验阳性。大便潜血试验阴性。

发生冠状动脉病变高危因素除外 ……………………………………………………（　　）

A. 男性　　B. 1 岁以内

C. 发热超过 14 天　　D. C 反应蛋白明显增高

E. 血小板 < 200×10^9/L

19. 以下川崎病的临床表现，哪项除外 ……………………………………………（　　）

A. 发热，体温达 38～40℃以上　　B. 皮疹呈向心性、多形性，可见水疱

C. 手足皮肤广泛硬性水肿　　D. 双眼结膜充血

E. 口腔黏膜充血，唇干红皲裂

20. 18 个月男孩，确诊川崎病后出院，2 个月后猝死于家中，死前无明显诱因，其死因可能为 ……………………………………………………………………………（　　）

A. 脑出血　　B. 心肌炎

C. 脑栓塞　　D. 冠状动脉瘤破裂

E. 心包炎

21. 下哪项不是川崎病患儿的护理问题 …………………………………………（　　）

A. 体温过高　　B. 皮肤完整性受损

C. 疼痛　　D. 口腔黏膜改变

E. 潜在并发症：心脏受损

二、案例分析

男孩，5 个月，因高热 5 天余入院。查体：发育营养好，结膜充血，咽红，唇较干红，右颈部淋巴结 1.0cm×1.5cm，皮肤可见多形性红斑样皮疹，心肺(—)，腹软。实验室检查：WBC 20×10^9/L，N 78%，L 22%，Plt 200×10^9/L，ESR 50mm/h，CRP 80mg/L。

根据以上资料：要求：① 疾病诊断是什么？② 列出护理诊断；③ 根据护理诊断，给出相应的护理措施。

（盛蕾）

项目五　儿童常见急症护理

任务一　惊厥患儿的护理

学习目标

知识目标

- 熟悉化脓性脑膜炎、病毒性脑炎、结核性脑膜炎的病因、临床表现、治疗原则。
- 熟悉小儿神经反射、热性惊厥、癫痫、急性颅内压增高的临床特点。
- 掌握不同病原脑膜炎的脑脊液特点。
- 掌握化脓性脑膜炎、病毒性脑炎、结核性脑膜炎的护理措施。

能力目标

- 能正确判别不同病原脑炎的脑脊液特点。
- 能设计化脓性脑膜炎、病毒性脑炎、结核性脑膜炎患儿的护理方案。
- 能运用护理程序对化脓性脑膜炎、病毒性脑炎、结核性脑膜炎患儿实施整体护理。

一、工作任务描述

案例展示：患儿，男性，2 个月，因“发热 3 天、呕吐 1 天、抽搐 1 次”入院。体检发现该患儿精神委靡，少哭少动，刺激后哭声微弱，拒奶，前囟饱满、张力高，T39.1℃，P148 次/分，R42 次/分。

根据以上资料，该患儿的初步诊断是什么？还需完善哪些检查？你作为责任护士应该如何运用护理程序对该患儿实施整体护理？如何运用专业知识帮助患儿家长来接受检查与治疗？

二、护理工作过程

（一）护理评估

1. 健康史　评估患儿发病前有无呼吸道、消化道或皮肤感染史，新生儿应询问其母亲的生产情况，有无脐带感染史。还应询问有无中耳炎、鼻窦炎、先天发育畸形（如脑脊膜膨出）、颅脑外伤及手术等病史及其表现。通过询问病史了解：患儿半月前有上呼吸道感染病史，近三天出现发热，体温维持在 39℃左右，精神较软弱，食欲差，门诊输注抗感染药物效果欠佳。今起出现呕吐，呈喷射状，量较多，下午突然抽搐 1 次，表现为意识丧失、四肢不自主抖动，持续数秒钟后缓解，为进一步诊治收住院。个人史、生产史无殊。

2. 身体评估 测量体温、脉搏、呼吸，检查患儿有无头痛、发热、惊厥、呕吐、嗜睡及昏迷等表现。注意精神状态及面色、前囟门是否隆起或紧张，有无脑膜刺激征。通过评估发现：患儿 T39.1℃，P148 次/分，R42 次/分，精神软弱、烦躁不安，前囟饱满、张力高，颈强直(＋)，初步诊断为化脓性脑膜炎。

3. 心理及社会评估 婴幼儿化脓性脑膜炎的病死率仍较高，在我国可达 80%，后遗症也较多，因此，应注意评估家属对疾病的了解程度、护理知识的掌握程度；评估患儿生病后对家庭的影响，有无焦虑或恐惧、内疚等心理反应。通过评估发现：患儿父母为城镇居民，高中文化，经济条件好，主要担心患儿的预后，存在焦虑、恐惧心理。

4. 诊断检查评估 及时为患儿送检血液、脑脊液、头颅 CT 等检查，根据检查结果分析临床意义。通过评估发现：患儿相关的血液、脑脊液、头颅 CT 未行检查。

(二) 护理诊断

1. 体温过高 与细菌、病毒等感染有关。

2. 合作性问题 与颅内高压征、昏迷有关。

3. 有受伤的危险 与抽搐或意识障碍有关。

4. 营养失调：低于机体需要量 与高热消耗增多、摄入不足、呕吐有关。

5. 焦虑恐惧 与疾病重、预后不良有关。

(三) 护理目标

1. 患儿体温恢复正常。
2. 患儿的意识维持在清醒状态，颅内压能维持正常水平。
3. 患儿无窒息、外伤等意外受伤事件发生。
4. 患儿的营养能满足机体的需要，维持正常体重。
5. 患儿家长能用正确的态度对待疾病，主动配合各项治疗和护理，恐惧、焦虑感减轻。

(四) 护理措施

1. 一般护理

(1) 高热护理 保持室内安静，空气新鲜，温、湿度适宜。每 4 小时测体温一次，观察热型及伴随症状。体温超过 38℃时，及时给予物理降温；如超过 39℃，按医嘱及时给予药物降温，以减少大脑氧的消耗，防止发生惊厥。大量出汗后应及时更衣，体温不升时要注意保暖。

(2) 休息体位 绝对卧床休息，保持安静，减少哭吵，减少用力及搬动。给予舒适体位，颅内压高者可适当抬高头部 15°～30°，保持中位线，避免扭曲颈部，以利于头部血液回流，降低颅内压力。有脑疝发生时，应选择平卧位。呕吐时须将头侧向一边，防止窒息。

(3) 饮食护理 保证足够营养供应，满足患儿机体对能量的需求，鼓励多饮水。神志清醒者给予易消化、高营养的流质、半流质饮食，母乳喂养儿少量多次喂哺。意识障碍者应及早鼻饲。呕吐频繁者可采取静脉补液的方式，以保证热量和液体的摄入，维持水、电解质平衡。

(4) 基础护理 卧床期间协助患儿洗漱、进食、大小便及个人卫生。昏迷患儿取平卧位，一侧背部稍垫高，头偏向一侧，以利于分泌物排出。协助患儿翻身，做好皮肤护理，适当使用气圈、气垫等，预防压疮。做好口腔护理，呕吐后帮助患儿漱口，保持口腔清洁，及时清除呕吐物，减少不良刺激。

(5) 安全护理 注意患儿安全，惊厥发作时应头偏向一侧，给予口腔保护，以免舌咬伤。

拉好床档，避免躁动及惊厥时受伤或坠床。及时清理患儿呕吐物，保持呼吸道通畅，防止误吸。针对患儿存在的幻觉、定向力错误的现象采取适当措施，为患儿提供保护性的看护。

(6) 促进脑功能的恢复　减少刺激，去除影响患儿情绪的不良因素，创造良好的环境。控制惊厥，保持安静，减少哭闹与烦躁，减轻脑缺氧。必要时给予氧气吸入。

2. 病情观察

(1) 监测生命体征　密切观察患儿的生命体征及面色、神志、瞳孔、囟门等变化。若患儿出现意识障碍、囟门和瞳孔改变、躁动不安、频繁呕吐、四肢张力增高等，提示有脑水肿、颅内压升高的可能；若呼吸节律不规则，深而慢，瞳孔忽大忽小或两侧不等大、对光反应迟钝，血压升高，应注意脑疝及呼吸衰竭的存在。经常巡视，详细记录，以便及早发现，并给予急救处理。

(2) 并发症的观察　如患儿在治疗中发热不退或退而复升，反复惊厥发作，前囟门饱满，颅缝裂开，呕吐不止，提示有硬脑膜下积液、脑积水等并发症的存在，应及时报告医生，可做头颅 CT 扫描检查，以便及早确诊并及时处理。

3. 治疗护理　遵医嘱应用镇静剂、抗菌药、抗病毒药、激素、能量合剂等，促进脑功能恢复。了解各种药物的使用要求及副作用，注意静脉用药的配伍禁忌。静脉注射镇静药(地西泮)时密切观察呼吸情况，一旦抽搐控制，立即停止静脉推注，以免抑制呼吸。静脉滴注甘露醇须快速，注意避免药物渗出血管外，如有外渗须及时处理，可用 50%硫酸镁湿敷。除甘露醇外，其他液体静脉输注速度不宜太快，以免加重脑水肿。本病疗程长，需有计划地使用和保护静脉，静脉点滴过程中注意加强巡视，保持输液通畅。准确记录 24 小时出入量。

4. 心理护理　对患儿及家长给予安慰、关心和爱护，提供心理支持，树立战胜疾病的信心。及时解除患儿不适，取得患儿及家长的信任。耐心做好病情、环境介绍，给予关心、爱护，减轻患儿的不安与焦虑，增强患儿自我照顾能力和信心。

5. 健康教育　根据患儿和家长的接受程度，向他们介绍病情、用药原则及护理方法，使其主动配合，并鼓励患儿和家长共同参与制订护理计划。向家长解释腰穿是诊断脑膜炎必不可少的检查，让家长懂得：脑脊液每小时可产生 20ml 左右，抽出 2ml 脑脊液不会影响机体的功能，腰穿后平卧 2 小时，禁食 2 小时即可，以解除患儿及家长的顾虑。指导家长掌握肢体瘫痪恢复期功能训练的方法，鼓励和指导家长坚持智力训练。详细介绍恢复期用药方法、定期复诊的时间及联系方法。积极锻炼身体，预防上呼吸道感染，接种各种疫苗，增强机体免疫力。

(五) 护理评价

患儿体温正常，颅内压维持在正常水平，意识清醒，惊厥控制，无窒息、外伤等意外事件发生。患儿得到足够的营养，体重维持在正常范围。患儿家长能用正确的态度对待疾病，主动配合各项治疗和护理，对护理工作满意。

三、背景知识

(一) 化脓性脑膜炎

化脓性脑膜炎(purulent meningitis，简称化脑)，是由各种化脓性细菌引起的中枢神经系统急性感染性疾病。临床上以急性发热、头痛、呕吐、惊厥、意识障碍、脑膜刺激征和脑脊液改变为特征。

1. 疾病概要　常见的致病菌有脑膜炎球菌、流感嗜血杆菌及肺炎链球菌等。细菌大多从呼吸道侵入，也可由皮肤、黏膜或新生儿脐部侵入，经血液循环透过血脑屏障到达脑膜。少数化脓性脑膜炎可因鼻窦炎、中耳炎、乳突炎、皮样囊肿通道、眼眶蜂窝织炎、颅或脊柱脊髓炎、穿通样脑外伤和脑脊膜膨出感染扩散所致。

主要表现为感染中毒症状、颅内压增高表现及脑膜刺激症状。

(1) 感染中毒症状　起病急，高热、烦躁不安及进行性意识障碍。随着病情进展可发生嗜睡、昏睡和昏迷，患儿可有反复惊厥发作。脑膜炎双球菌感染易有淤斑、淤点和休克。

(2) 颅内压增高表现　剧烈头痛、喷射性呕吐，婴幼儿表现躁动不安、尖声哭叫、前囟饱满、张力增高，颅缝增宽，头围增大。合并脑疝时有呼吸不规则、突然意识障碍加重、瞳孔不等大等征兆。

(3) 脑膜刺激征　颈强直、克匿格(Kering)征和布鲁津斯基(Brudzinski)征阳性，以颈强直最常见。

(4) 年龄小于3个月的婴儿和新生儿表现多不典型，体温可高可低，可不发热或体温不升；颅内压增高表现可不明显，可能仅有吐奶、尖叫或颅缝裂开；惊厥可不典型，如仅见面部、肢体局灶性或肌阵挛等发作；脑膜刺激征不明显。

(5) 部分患儿在病程中可并发脑膜下积液、脑性低钠血症、脑室管脑炎、脑积水、癫痫等。

(6) 实验室及辅助检查　白细胞总数及中性粒细胞明显增加，分类以中性粒细胞为主。病程早期血培养可帮助确定病原菌。脑脊液检查异常。颅脑CT可见脑水肿、脑膜炎、脑室扩大、硬脑膜下积液等。小婴儿可通过前囟门B超发现脑室扩大及硬脑膜下积液。

2. 治疗要点　主要是抗生素治疗，还包括对症、支持治疗和并发症治疗。

(1) 抗生素治疗　早期、足量、联合、足疗程静脉给药。应及早选用对病原菌敏感、易于透过血脑屏障的抗生素。病原菌尚未明确时主张选择能快速在脑脊液中达到有效灭菌浓度的第三代头孢菌素，包括头孢曲松(100mg/kg·d)或头孢噻肟(200mg/kg·d)。病原菌明确后根据药敏试验选择抗生素。抗生素疗程10～14天，金黄色葡萄球菌和革兰阴性杆菌脑膜炎应在21天以上，若有并发症，还应适当延长。

(2) 肾上腺皮质激素　应用肾上腺皮质激素可抑制炎症因子产生，降低血管通透性，减轻脑水肿，缓解颅内高压症状。常用地塞米松0.6mg/kg·d，分4次静脉注射。连续2～3天。

(3) 对症和支持治疗　及时处理高热、控制惊厥，减低颅内压，预防脑疝形成。维持水、电解质平衡，保证能量摄入。

(4) 并发症治疗　① 硬膜下积液：积液多时可进行穿刺放液，每侧不超过15ml；② 脑室管膜炎：可作侧脑室穿刺引流，并根据病原菌注入抗生素；③ 脑室低钠血症：适当限制液体入量，酌情补充钠盐；④ 脑积水：主要依赖手术治疗，包括脑脊液分流术、导水管扩张等。

(二) 病毒性脑炎

病毒性脑炎(viral encephalitis，meningitis)是由各种病毒引起的颅内急性炎症。80%以上由肠道病毒引起(如柯萨奇病毒、埃可病毒)，其次为虫媒病毒(乙型脑炎病毒)、腮腺炎病毒和疱疹病毒等。

1. 疾病概要　发病前1～3周多有上呼吸道或胃肠道感染史、接触动物或被昆虫叮咬史。

(1) 病毒性脑膜炎　起病急，主要表现为发热、恶心、呕吐，精神软弱、嗜睡。年长儿可诉头痛,婴儿则表现为烦躁不安、易激惹。较少有严重意识障碍和惊厥,可有颈强直等脑膜刺激症状,但无局限性神经系统体征。

(2) 病毒性脑炎　起病急,但其临床表现因主要病理改变在脑实质的部位、范围和严重程度而有不同。

1) 多数患儿在弥漫性大脑病变基础上主要表现为发热、反复惊厥发作、不同程度意识障碍和颅内压增高症状。惊厥大多呈全部性,但也可有局灶性发作,严重者呈惊厥持续状态。患儿可有嗜睡、昏睡、昏迷,甚至去皮质状态等不同程度意识改变。

2) 病变主要累及额叶皮层运动区,临床则以反复惊厥发作为主要表现,伴或不伴发热。

3) 病变主要累及额叶底部、颞叶边缘系统,则主要表现为精神情绪异常,如躁狂、幻觉、失语以及定向力、计算力与记忆力障碍等,伴或不伴发热。

(3) 病程　大多2～3周,多数完全恢复,但少数遗留癫痫、肢体瘫痪、智能发育迟缓等后遗症。

(4) 实验室及辅助检查　脑脊液化验异常。脑电图典型改变为多发性、弥漫性的高频或低频慢波为特征,少数伴有棘波、棘-慢综合波。

2. 治疗要点　本病无特异性治疗。主要包括:

(1) 对症治疗　如降温,控制惊厥,降低颅内压,维持水、电解质平衡与合理营养,改善脑微循环和抢救呼吸、循环衰竭。

(2) 抗病毒治疗　常选用利巴韦林、干扰素。疱疹病毒性脑炎应尽早给予阿昔洛韦,每次5～10mg/kg,每8小时1次,静脉滴注。

(三) 结核性脑膜炎

结核性脑膜炎(tuberculous meningitis)简称结脑,是结核菌侵犯脑膜所引起的炎症,是小儿结核病中最为严重的类型,多见于3岁以内的婴幼儿。结核杆菌主要通过血行-脑脊液的途径侵入脑膜。软脑膜呈弥漫性特异性改变,充血、水肿、炎症渗出,蛛网膜下腔积有大量炎性渗出物,尤以脑底部最明显,引起颅神经功能障碍症状,严重者脑实质多有受累。

1. 疾病概要　典型结脑起病较缓慢,临床大致分为3期:

(1) 早期(前驱期)　约1～2周。早期症状为性情改变,如精神呆滞,对周围事物不感兴趣,易疲倦或烦躁不安、低热、厌食、盗汗、消瘦及不明原因呕吐,年长儿可诉轻微头痛。

(2) 中期(脑膜刺激期)　约1～2周。由于颅内压逐步增高,患儿出现持续性头痛,喷射状呕吐,感觉过敏,体温升高,两眼凝视,意识逐渐模糊,进入昏睡状态,并可有惊厥发作。

(3) 晚期(昏迷期)　约1～3周。上述症状加重,逐渐进入昏迷,痉挛性或强直性惊厥频繁发作。患儿极度消瘦,呈舟状腹,常出现水、电解质紊乱,最终因颅内压急剧增高导致脑疝死亡。

2. 治疗要点　一是抗结核治疗,二是降低颅内高压。

(1) 抗结核治疗　联合应用易于透过血-脑脊液屏障的抗结核杀菌药物,分阶段治疗。

1) 强化治疗阶段:联合使用异烟肼(INH)、利福平(RFP)、吡嗪酰胺(PZA)及链霉素(SM),疗程3～4个月。开始治疗的1～2周,将INH全日量的一半加入10%葡萄糖中静脉滴注,余量口服,待病情好转后改为全日量口服。

2) 巩固治疗阶段:继续用INH、RFP或乙胺丁醇(EMB)。RFP或EMB 9～12个月。抗结核药物总疗程不少于12个月,或待脑脊液恢复正常后继续治疗6个月。

(2) 降低颅内压

1) 脱水剂:常用20%甘露醇,一般剂量每次0.5～1g/kg,于30分钟内快速静脉注入,

4～6小时一次。脑疝时可加大剂量至每次 2g/kg。2～3 日后逐渐减量，7～10 日停用。

2）利尿剂：一般于停用甘露醇前 1～2 天加用乙酰唑胺，每日 20～40mg/kg，分 2～3 日口服，可减少脑脊液生成。

3）其他：视病情可考虑做侧脑室穿刺引流、腰穿减压、分流手术等。

（3）糖皮质激素的应用　早期应用可减轻炎症反应，降低颅内压，并减少粘连，防止或减少脑积水的发生。一般使用泼尼松，每日 1～2mg/kg（<45mg/d），1 个月后逐渐减量，疗程 8～12 周。

四、知识拓展

（一）小儿神经系统特征

神经系统的发育是小儿神经精神心理发育的基础。小儿处在生长发育的动态变化过程中，在不同年龄阶段，小儿神经系统的解剖、生理各具特征。

1. 脑　胎儿时期神经系统发育最早，尤其是脑的发育最为迅速。小儿由于大脑皮质发育较差，而皮质下中枢兴奋性较高，动作不自主，肌张力较高。

2. 脊髓　出生时发育已较成熟，功能基本具备，但与脊柱的发育不平衡。

3. 脑脊液　新生儿脑脊液量少，一般 50ml，压力低（0.29～0.78kPa），故脑脊液抽取较困难；随着年龄增长，脑脊液量逐渐增多，压力逐渐升高。正常脑脊液外观清亮透明，压力 0.69～1.76 kPa，细胞数不超过 10×10^6/L，糖 2.8～4.4mmol/L，氯化物 118～128 mmol/L，蛋白质<0.4g/L。

4. 神经反射

（1）出生时存在以后永不消失的反射　如角膜反射、结膜反射、瞳孔反射、咽反射和吞咽反射等，这些反射减弱或消失提示神经系统有病变。

（2）出生时存在但以后逐渐消失的反射　觅食反射、吸吮反射、拥抱反射、握持反射及颈肢反射等，这些反射出生时缺失或短期内消失或 4 个月后仍存在则为异常。

（3）出生时不存在但以后逐渐出现并永不消失的反射　腹壁反射、提睾反射和各种腱反射，新生儿期不易引出，到 1 岁时才稳定。这些反射该出现时不出现或减弱为异常。

（4）病理反射　包括巴宾斯基（Babinski）征、戈登（Gordon）征、奥本海姆（Oppenheim）征。2 岁以内巴宾斯基征阳性也可为生理现象。若单侧出现或 2 岁后出现为病理现象。

（5）脑膜刺激征　重点检查克匿格（Kering）征、布鲁津斯基（Brudzinski）征和颈项强直。小婴儿由于颅骨骨缝和前囟未完全闭合，可在一定程度上缓解增高的颅内压而使脑膜刺激征不明显或出现较晚，故应注意头围、头颅形状、前囟是否闭合及其张力等。

（二）几种不同病原脑炎的脑脊液特点（参见表 5-1-1）

表 5-1-1　几种不同病原脑炎脑脊液特点

	压力（kPa）	外观	潘氏试验	白细胞数 $\times10^6$/L	蛋白 g/L	糖 mmol/L	氯化物 mmol/L	其 他
正 常	0.69～1.96	清亮透明	—	0～10	0.2～0.4	2.2～4.4	117～127	
化脓性脑膜炎	不同程度增高	浑浊	++～+++	数百～数千，多形核为主	明显增高	明显减低	多数降低	涂片培养可见细菌

续　表

	压力（kPa）	外观	潘氏试验	白细胞数 $\times 10^6$/L	蛋白 g/L	糖 mmol/L	氯化物 mmol/L	其　他
结核性脑膜炎	常升高	微混毛玻璃状	＋～＋＋＋	数十～数百，淋巴为主	明显增高	明显减低	多数降低	涂片培养可见抗酸菌
病毒性脑炎	正常或增高	多清	—～＋＋	正常或数百，淋巴为主	正常或稍高	正常	正常	病毒抗体阳性

（三）急性颅内压增高

急性颅内压增高简称颅内高压，是由多种原因引起的脑实质和/或颅内液体量增加所致的一种临床综合征。重者迅速发展形成脑疝而危及生命。正常情况下颅内压保持相对恒定（60～160mmH_2O），当脑脊液压力超过 180mmH_2O（1.76kPa），即为颅内高压。

引起颅内高压的最常见原因有感染、脑缺血缺氧、颅内占位性病变以及由于脑外伤、脑积水、先天畸形所致脑脊液产生过多或循环受阻等引起的脑脊液动力学障碍。

主要临床表现为头痛、呕吐、双侧视神经盘水肿、生命体征改变。一般血压先升高，以收缩压为主，继而脉搏变慢，呼吸变慢且不规则，若不能及时治疗，可发生脑疝。小脑幕切迹疝表现为四肢肌张力增高，意识障碍加深，同侧瞳孔先缩小继而扩大，对光反射减弱或消失，两侧瞳孔不等大。其中两侧瞳孔不等大是早期诊断小脑幕切迹疝的一项可靠依据。枕骨大孔疝表现为患儿颈项强直，逐渐出现四肢强直性抽搐，突然出现中枢性呼吸衰竭或呼吸骤停，双侧瞳孔先缩小后扩大、眼球固定、昏迷加深。

五、知识链接

（一）热性惊厥

热性惊厥是婴幼儿最常见的惊厥类型，单纯由发热诱发，多发生于急性上呼吸道感染初期。其特点：① 主要发生在 6 月～3 岁之间的小儿，5 岁后发作少见；② 惊厥大多发生在疾病早期，体温骤升至 39℃或更高时，突然发生；③ 惊厥多呈全身强直-阵挛性发作，持续时间短暂，数秒至 10 分钟不等，较少连续发作；④ 发作后意识恢复快，除原发病的表现外，一切如常，无神经系统异常体征；⑤ 在一次热性疾病中，大多只发作一次；⑥热退后 1 周脑电图正常。

（二）癫痫

癫痫是由于大脑神经元异常放电所引起的发作性脑功能异常现象，发作时间多较短暂且呈自限性。癫痫的发病与遗传因素和脑内结构异常有关。根据痫性发作的类型可分为局灶性发作和全部性发作两大类型。全部性发作包括强直-阵挛发作、失神发作、肌阵挛发作、失张力发作、痉挛等不同表现。脑电图是确诊癫痫最重要的检查手段，典型可显示棘波、尖波、棘-慢复合波等癫痫样波。

（三）惊厥持续状态

惊厥持续状态是指惊厥持续 30 分钟以上，或两次发作间歇期意识不能完全恢复者。惊厥持续状态为惊厥危重型，多见于癫痫大发作、破伤风、严重颅内感染、代谢紊乱、脑瘤等。由于惊厥时间过长，可引起缺氧性脑损害、脑水肿甚至死亡，因此必须尽快控制惊厥发作。常用止惊药物：① 地西泮为首选药物，0.3～0.5mg/kg，缓慢静脉注射，5 分钟内起效，但作用短暂，必要时 30 分钟后可重复使用；② 苯巴比妥，新生儿惊厥首选（除外新生儿破伤风），

15～30mg/kg 静脉注射，起效慢，作用持续时间长，不良反应少；③ 10％水合氯醛，每次0.5ml/kg，最大不超过10ml，加等量生理盐水保留灌肠；④ 苯妥英钠，适用于惊厥持续状态或其他药物无效时应用。

能力训练

一、单项选择题

1. 出生时存在、并保持终身的反射是 ……（ ）
   A. 拥抱反射 B. 握持反射 C. 角膜反射 D. 吸吮反射
   E. 觅食反射
2. 小儿惊厥最常见的病因是 ……（ ）
   A. 低钙 B. 高热 C. 脑炎 D. 癫痫
   E. 中毒
3. 脑膜刺激征阳性是指 ……（ ）
   A. 克匿格征阳性 B. 颈项强直
   C. 巴宾斯基征阳性 D. 布鲁津斯基征阳性
   E. 腱反射亢进
4. 下列哪项是早期诊断小脑幕切迹疝的一项可靠依据 ……（ ）
   A. 呼吸不规则 B. 意识障碍加深
   C. 四肢强直性抽搐 D. 颈项强直
   E. 两侧瞳孔不等大
5. 以下关于病毒性脑炎脑脊液改变的描述错误的是 ……（ ）
   A. 外观清亮 B. 压力正常或增高
   C. 糖和氯化物一般正常 D. 白细胞数增多，以中性粒细胞为主
   E. 蛋白质多正常或轻度增高
6. 诊断癫痫最重要的辅助检查是 ……（ ）
   A. 头颅CT B. 脑电图 C. 脑脊液 D. 血生化
   E. 以上都是
7. 化脓性脑膜炎患儿出现呼吸节律不规则、突然意识障碍加重、瞳孔不等大应考虑 ……（ ）
   A. 补液不足 B. 抗生素剂量不足
   C. 合并脑疝 D. 正常反应
   E. 以上均有可能
8. 化脓性脑膜炎典型的临床表现是 ……（ ）
   A. 中枢性运动障碍
   B. 注意力缺陷、活动过度
   C. 感染中毒症状、颅内高压表现、脑膜刺激征阳性
9. 病毒性脑炎和脑膜炎最常见的致病病毒是 ……（ ）
   A. 单纯疱疹病毒 B. 腺病毒 C. 肠道病毒 D. 腮腺炎病毒

E. 乙型脑炎病毒

10. 小儿结核性脑膜炎早期症状的特点是 ……………………………………………（　）

A. 明显头痛、呕吐　　B. 性情改变

C. 惊厥　　D. 脑膜刺激征

E. 咳嗽

二、多项选择题

1. 化脓性脑膜炎常见的并发症有 ………………………………………………………（　）

A. 硬脑膜下积液　　B. 脑性低钠血症

C. 脑积水　　D. 癫痫

E. 脑室管膜炎

2. 化脓性脑膜炎致病菌侵入人体的途径有 ……………………………………………（　）

A. 临近组织感染扩散　　B. 呼吸道感染

C. 新生儿脐部感染　　D. 消化道感染

E. 昆虫叮咬

3. 出生时存在、以后逐渐消失的反射有 ………………………………………………（　）

A. 结膜反射　　B. 觅食反射　　C. 角膜反射　　D. 拥抱反射

E. 吞咽反射

4. 颅内高压的表现有 ……………………………………………………………………（　）

A. 头痛　　B. 呕吐　　C. 视神经盘水肿　　D. 血压增高

E. 呼吸减慢

5. 病毒性脑膜炎和脑炎脑脊液的特点有 ………………………………………………（　）

A. 外观清亮　　B. 压力正常或增高

C. 糖和氯化物一般正常　　D. 白细胞正常或轻度增高

E. 蛋白质多正常或轻度增高

三、填空题

1. 脑膜刺激征包括（　　　）、（　　　）、（　　　）。

2. 病毒性脑炎发病前常有（　　　）史，接触（　　　）或（　　　）史。

3. 结核性脑膜炎的分期（　　　）、（　　　）和（　　　）。

4. 小儿惊厥的首选药物是（　　　），惊厥持续状态时首选的止痉药物是（　　　），新生儿惊厥时的首选药物是（　　　）。

5. （　　　）是小儿最常见的惊厥，多见于（　　　）小儿。

四、名词解释

1. 颅内高压

2. 惊厥持续状态

3. 化脓性脑膜炎

五、简答题

1. 简述病毒性脑炎和化脓性脑膜炎的脑脊液的区别。

2. 简述小儿惊厥发作时的应急措施。

六、案例分析

患儿，男性，2岁，因“抽搐2次伴意识丧失”入院。T39.6℃，P128次/分，R36次/分，嗜睡状，抽搐时双眼凝视，四肢抽动。脑脊液检查：压力升高，外观清亮。白细胞 200×10^6/L，以淋巴细胞为主，糖和氯化物正常，蛋白质轻度增高。1 周前曾有上呼吸道感染。

根据以上资料，要求：① 该患儿可能的诊断是什么？② 该患儿有哪些护理诊断？相关因素是什么？③ 应采取哪些护理措施？

（陈菊萍）

任务二　心跳、呼吸骤停患儿的护理

学习目标

知识目标

- 掌握心跳、呼吸骤停的复苏步骤。
- 掌握小儿心外按摩及人工呼吸的频率。
- 熟悉心脏复苏成功的标志。

能力目标

- 能正确应用 CPR 程序对心跳、呼吸骤停的患儿进行复苏。
- 能应用护理程序对心跳、呼吸骤停患儿实施整体护理。

一、工作任务描述

案例展示：患儿，男，4 岁，因触电后被家人发现送入急诊室。入院时患者神志不清，心跳呼吸停止，血压测不出；面色青紫，双侧瞳孔散大固定，对光反射消失，右手拇指，食指各有 1cm 大小的电灼伤痕。诊断为心跳呼吸骤停。目的：① 目前疾病状况及转归；② 希望得到本病的相关知识，以便更好地配合治疗。

作为责任护士应该如何运用护理程序对该患儿进行整体护理？如何运用专用知识帮助患儿解除痛苦早日康复出院？

二、护理工作过程

（一）护理评估

1. 健康史　先作紧急处理，待心肺复苏后再收集资料，应仔细询问引起心跳、呼吸骤停各种可能的病因及心跳、呼吸骤停的时间。通过询问病史了解：触电后 5 分钟被家人发现送入医院。

2. 身体评估　监测患儿生命体征，评估意识、瞳孔、大动脉（颈部或腹股沟）或心前区搏动、呼吸、面色等情况。通过评估发现：患儿神志不清，心跳、呼吸停止，血压测不出。面色青紫，双侧瞳孔散大固定，对光反射消失，右手拇指，食指各有 1cm 大小的电灼伤痕。

3. 心理与社会评估　心跳、呼吸骤停患儿濒临死亡，应注意评估家长有无恐惧和焦虑心理，是否产生急躁不安情绪而妨碍医护人员的抢救。通过评估发现：家长对疾病预后极其恐惧，异常焦虑，情绪也很急躁。

4. 诊断检查评估 心电监护。

(二) 护理诊断

1. 生命体征改变 与呼吸、循环障碍，脑缺氧有关。

2. 有受伤的危险 与心肺复苏不当有关。

3. 有感染的危险 与异物吸入、长期机械呼吸有关。

4. 恐惧 与患儿濒临死亡有关。

(三) 护理目标

1. 使患儿恢复自主呼吸、心跳。
2. 住院期间尽量减少并发症的发生。
3. 无继发性感染发生。
4. 患儿家长对本病的病因、治疗、及预后有所了解，并采取积极的态度配合治疗和护理。

(四) 护理措施

使心跳、呼吸骤停患儿迅速恢复呼吸、循环功能所采取的抢救措施称为心肺复苏(CPR)。复苏开始越早，抢救的成功率越高。心肺复苏的过程包括基础生命支持、高级生命支持和持续生命支持。

1. 基础生命支持(BLS) 即现场抢救，通过一系列连续操作可以从外部支持心跳、呼吸停止患儿的血液循环和通气，为心、脑和其他重要脏器供氧。主要措施包括：A 开放气道，B 人工呼吸，C 胸外心脏按压。目前最新复苏步骤为 CAB，顺序不能颠倒。

首先确定患儿的反应：先通过摇动其双肩或大声呼叫或刺激患儿人中、合谷穴位判断有无反应，同时检查颈动脉有无搏动及瞳孔反射等，判断是否有心跳骤停，单人抢救者应呼唤他人帮助并呼叫急救电话，绝不能离开患儿去呼叫医生，或取抢救器材。以上操作在 5～10 秒内完成。

(1) 心脏按压，建立血循环 ① 心脏按压部位：儿童取乳头连线中央；新生儿及婴儿取乳头连线下方一横指，或胸骨中、下 1/3 交界处。② 按压方法：儿童可用双手掌法，幼儿用单手掌法，婴儿可用双拇指重叠环抱按压法，新生儿可用环抱法(如图 5-2-1)或单手食指、中指按压法(如图 5-2-2)。③ 按压频率：新生儿 120 次/分，通气比为 3∶1，婴幼儿及儿童 100 次/分。④ 按压深度：儿童 2～3cm，婴幼儿 1～2cm。胸外心脏按压与工人通气之比双人操作为 15∶2，单人操作 30∶2。心脏按压时，防止用力过猛或部位不正确而发生肋骨骨折或内脏损伤(心、肺撕裂，气胸，胸腔和心包积血等)。按压时尚应注意防止胃内容物流出造成窒息。

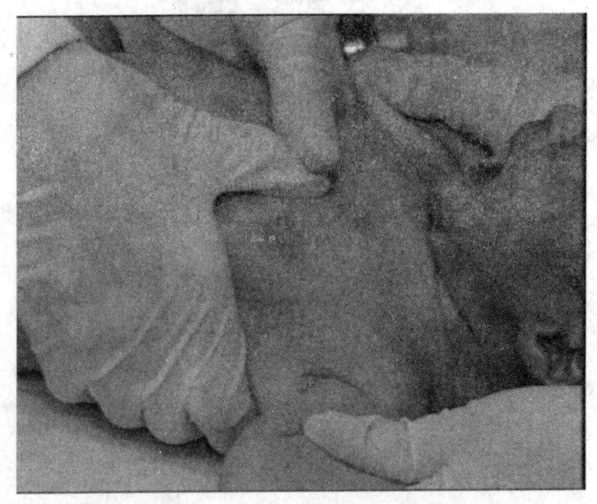

图 5-2-1 双拇指重叠环抱按压法

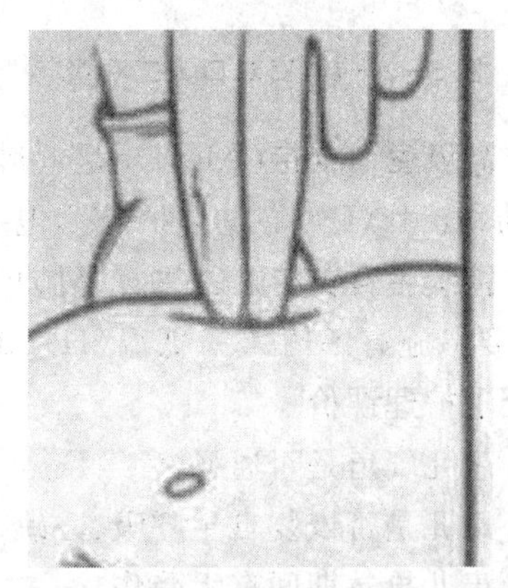

图 5-2-2 单手食指、中指按压法

心脏复苏成功的标志：① 扪到颈、肱、股动脉跳动，测得血压>8kPa；② 听到心音，心律失常转为窦性心律；③ 瞳孔收缩，这是组织灌流量和氧供给量足够的最早指征；④ 口唇甲床颜色转红。

(2) 建立通畅气道　置仰卧位，救治者将一手放在患儿前额上，手掌用力向后压，使头尽量后仰，将另一手的手指放在靠近颏部的下颌骨下方，将颏部向上举起，气管伸直(如图5－2－3)，迅速清除口、咽腔和气管内分泌物后立即做人工呼吸。

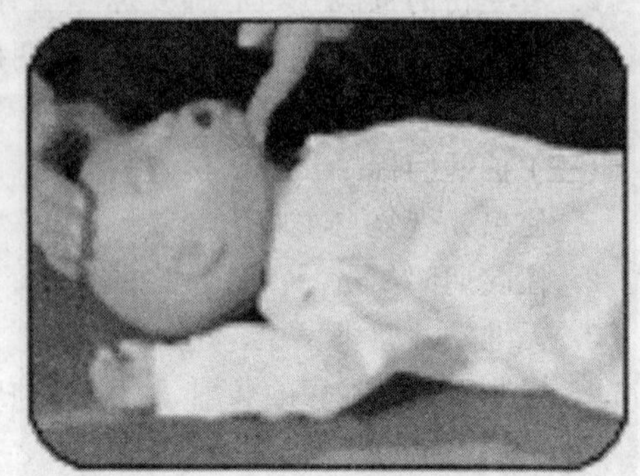

图 5－2－3　心肺复苏体位

(3) 人工呼吸　最好采用口对口呼吸。用按于前额一手的拇指与食指捏紧其鼻翼下端，把患儿的鼻孔捏闭，抢救者深吸气后，对准患儿口内做快而深的吹气(如图 5－2－4)，吹气时先迅速连续吹 2 次，以便打开阻塞的气道和小肺泡。每次吹气 1～1.5 秒，直到患儿胸部稍膨起，则停止吹气，张口并放松鼻孔，让患儿肺部气体排出；如为幼婴，可以口对婴儿的口鼻一并吹气，牙关紧闭者可采用口对鼻孔吹气。吹气与排气的时间之比应为 1∶2，人工呼吸频率在儿童为 15 次/分，婴幼儿为 20 次/分，次数过多不利于静脉血回流。对婴幼儿吹气不可用力过猛，以免肺泡破裂。尽快用简易呼吸器(如图 5－2－5)或气管插管，插管后接呼吸机，有利于加压给氧和辅助通气。进行 2 次吹气后，立即检查脉搏，一般婴儿检查肱动脉，儿童可触摸颈动脉，如果触摸不到，可以确定患儿心跳已停止，应立即建立人工循环。

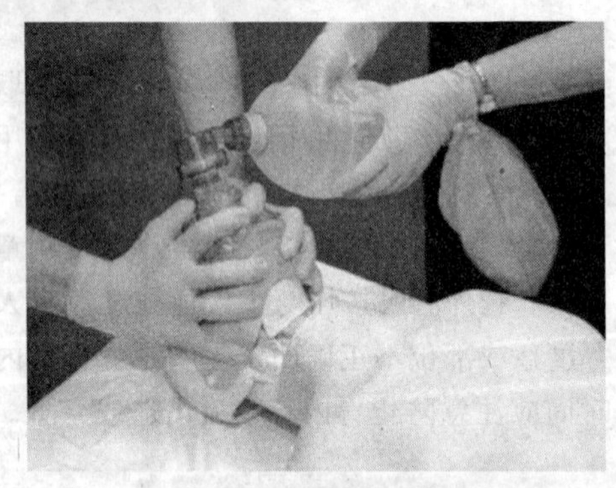

图 5－2－4　口对口人工呼吸

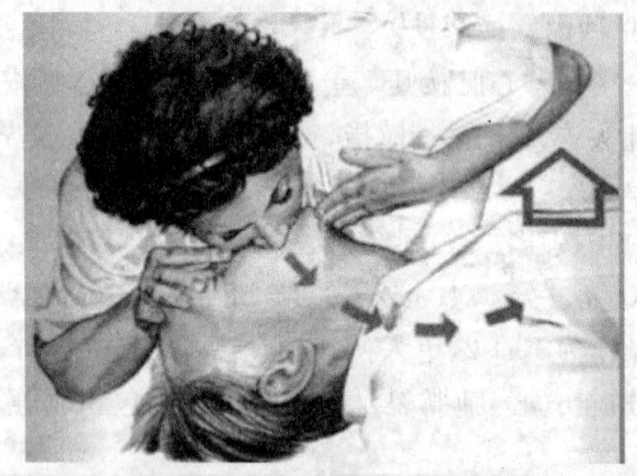

图 5－2－5　简易呼吸器

2. 高级生命支持(ALS)　是心肺复苏的第二阶段，包括继续基础生命支持，建立静脉通道，药物治疗(D)，心电监护(E)，电除颤(F)，气管插管及机械呼吸。

3. 持续生命支持　其重点是脑保护、脑复苏及复苏后疾病的防治，防治多器官功能衰竭。主要措施有评估(G)、低温(H)、密切监护(I)。

(五) 护理评价

1. 患儿气道是否通畅。
2. 患儿是否恢复自主呼吸、心跳。
3. 患儿抢救期间有无受伤。

4. 患儿住院期间有无继发感染的发生。

5. 家长对患儿的病因、治疗、及预后的了解程度。

三、背景知识

心跳呼吸骤停(cardiac and respiratory arrest)是临床上最危重的急症,表现为呼吸、心跳停止,意识丧失或抽搐,脉消失,血压测不出,此时患儿面临死亡,如及时抢救可起死回生。

1. 病因 心跳呼吸停止主要是由于婴幼儿严重缺氧或二氧化碳在体内浓度过高引起的。其直接原因:

(1) 窒息 如被窝闷窒,异物或乳汁呛入气管,以及各种原因所致的婴幼儿窒息。

(2) 突然意外事件 如溺水、触电、严重创伤、大出血等。

(3) 心脏疾患 如急性心肌炎、心肌病、急性心包压塞等。

(4) 药物中毒和过敏。

(5) 医源性因素 如手术或机械性刺激,引起心脏骤停。

(6) 电解质紊乱及酸碱平衡失调 血钾过低或过高、低钙喉痉挛。

(7) 婴儿猝死综合征。

2. 临床特点 主要症状:神志突然丧失,出现昏迷、抽搐、面色苍灰或青紫;瞳孔散大;腱反射消失;心音消失、心音微弱或心动过缓,年长儿心率 30 次/分,婴幼儿 80 次/分,新生儿 100 次/分;颈动脉和股动脉搏动消失,血压测不到,心脏停搏 30～45 秒后,呼吸遂停止。

3. 治疗要点 现场分秒必争地实行心肺复苏抢救,通过一系列连续操作可以从外部支持心跳、呼吸停止患儿的血液循环和通气,为心脑和其他重要脏器供氧。抢救措施可归纳为 ABCDEF 六点:A(airway)气道通畅、B(breathing)人工呼吸、C(circulation)胸外心脏按压、D(drugs)药物治疗、E(ECG)心电监护、F(defibrillation)电除颤。抢救顺序为 CABDEF,新生儿窒息按 ABCDEF 顺序,不能颠倒。抢救过后还需脑复苏及复苏后疾病的防治,防治多器官功能衰竭。

能力训练

一、单项选择题

1. 心肺复苏后组织灌流量和氧供给量足够的最早指征是 ……………………… (　　)

A. 瞳孔收缩　　B. 口唇、甲床颜色转红

C. 扪到颈、股、肱动脉跳动　　D. 听到心音

E. 呼吸建立

2. 为婴儿行心肺复苏术建立人工呼吸时,术者吹气频率为每分钟 …………… (　　)

A. 20 次　　B. 30 次　　C. 40 次　　D. 50 次

E. 60 次

3. 呼吸心跳骤停首先导致机体 ………………………………………………… (　　)

A. 二氧化碳潴留　　B. 缺氧

C. 呼吸性酸中毒　　D. 呼吸性硷中毒

E. 脑水肿

4. 对心跳呼吸骤停的新生儿进行胸外心脏按压，正确的部位是 ……………… (　　)

A. 胸骨上 1/3 处　　B. 胸骨中 1/3 处

C. 胸骨下 1/3 处　　D. 胸骨 1/2 处

E. 胸骨下 1/4 处

5. 患儿男，8 岁，因游泳时溺水，被大人发现送入急诊室抢救。查体：呈昏迷状，心跳、呼吸停止，瞳孔散大，面色青紫。此患儿诊断为 …………………………………… (　　)

A. 小儿惊厥　　B. 急性颅内压增高

C. 心跳呼吸骤停　　D. 休克

E. 急性呼吸衰竭

6. 现应为上述患儿实施的首要抢救措施是 …………………………………………… (　　)

A. 止惊　　B. 降低颅内压

C. 心肺复苏　　D. 扩充血容量

E. 呼吸机辅助呼吸

7. 当一人进行心肺复苏时，呼吸与心脏按压的合适比例为 ………………… (　　)

A. 1∶4　　B. 1∶5　　C. 2∶8　　D. 2∶10

E. 2∶15

8. 对于 6 个月龄的婴儿，胸外心脏按压的合适频率为 ……………………… (　　)

A. 60～70 次/分　　B. 70～90 次/分

C. 90～110 次/分　　D. 110～130 次/分

E. 140～160 次/分

二、名词解释

1. 心跳呼吸骤停
2. 心肺复苏(CPR)
3. 基础生命支持(BLS)

三、案例分析

患儿，女、56 天，因"发现面色苍白、呼之不应 5 分钟"于 2011 年 1 月 2 日急诊入院。患儿昨晚 11 时许吃奶后和父母同床入睡，晨 5 时许，母亲发现患儿在床中央，面色苍白，呼之不应，口鼻中有奶汁。打的急诊送入医院。入院查体：心跳呼吸停止，血压测不出。面色青紫，刺激无反应，双侧瞳孔散大固定，对光反射消失，四肢肌张力松弛。诊断为心跳呼吸骤停、闷被综合征。

请问：① 对该患儿复苏的步骤是什么？② 该患儿有哪些护理诊断？

(王小萍)

参 考 文 献

1. 胡亚美,江载芳. 诸福棠实用儿科学. 第7版.北京：人民卫生出版社,2005
2. 沈晓明,王卫平.儿科学.第7版,北京：人民卫生出版社,2008
3. 崔 焱.儿科护理学.第4版,北京：人民卫生出版社,2006
4. 朱念琼.儿科护理学.北京：湖南科学技术出版社,2005
5. 马宁生.儿科护理学.上海：同济大学出版社,2007
6. 梅国建.儿童护理.北京：人民卫生出版社,2005
7. 范 玲,儿科护理学.北京：人民卫生出版社,2006
8. 黄力毅.儿科护理学.北京：人民卫生出版社,2004
9. 王令仪.儿童保健学.北京：科学出版社,1997
10. 薛辛东.儿科学.北京：人民卫生出版社,2005
11. 马宁生.儿童护理 浙江：浙江科学技术出版社,2004
12. 洪黛玲.儿科护理学.北京：北京医科大学出版社,2000
13. 周莉莉.儿科护理学.北京：高等教育出版社,2003
14. 邹 恂.现代护理诊断手册.第3版,北京：北京大学医学出版社,2004
15. 李文益.儿科学.北京：人民卫生出版社, 2001